女30代からのなんだかわからない

体の不調を治す本

成城松村クリニック 院長
松村圭子

東京書店

はじめに

Introduction

今この本を手にされたあなたは、体のどこかに不調を抱えて悩んでいらっしゃるのでしょう。現代では誰もが、多少の違いはあっても、公私ともにさまざまなストレスにさらされて暮らしています。女性の体のメカニズムは、それらのストレスを強く受けて日々揺らいでいるので、不調が起きます。

また、30代、40代ともなれば、職場や家庭、地域においてそれなりの責任が求められる世代です。仕事で達成感を得たり、子育てに喜びを感じたりする一方で、体は少々不調でもそれがあたりまえになってしまっていて、がまんしたり、見過ごしている人が少なくありません。

私のクリニックにも、そんな不調が高じた末に「どうにもつらくて……」と受診される女性が大勢います。お話を伺うと、心身のバランスを崩して、病気になる一歩手前でいらっしゃることがわかります。きっと、体が悲鳴を上げるまで、無理をされていたのでしょう。

どうか、あなたの体が発するシグナルを見逃さないでください。病気ではない、ただの不調だからとそのままにしたり、あきらめてしまったりしないでください。

この本は、不調を抱えて悩んでいる多くの女性が、ご自分の体と向き合って、元気を取り戻してほしいという思いでつくった一冊です。

さあ、本書の方法を実践し、一緒に不調を改善していきましょう。

成城松村クリニック 院長
松村圭子

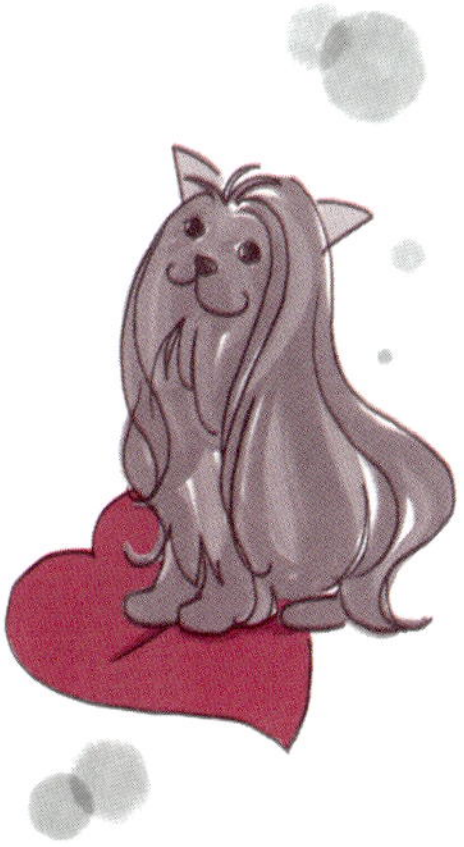

もくじ

第3章 食習慣を整える

第4章 運動習慣を整える

第5章 睡眠習慣を整える

第6章 メンタル習慣を整える

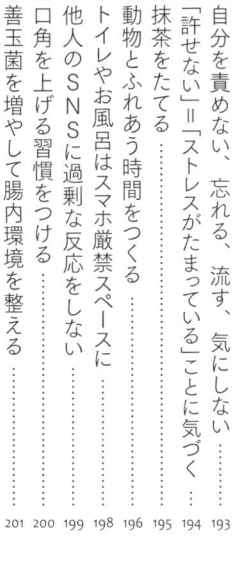

本書の使い方

本書は、不調の症状別に改善法を紹介した第1章と、生活習慣別に改善法を紹介した第2章〜第6章で構成しています。読む順番に決まりはないので、気になる症状や習慣からお読みください。また、付録の基礎体温シートは体調の把握や管理に役立つツールです。測定は毎朝起床時におこないましょう。

こんな悩みを抱えていませんか？

自分でもどうかしたのかと思うくらい、イライラする。

寝ているはずなのに、疲れがとれない。

不安感がいつもつきまとう。

マッサージに通っても、肩こりがよくならない。

頭痛が治まらない。

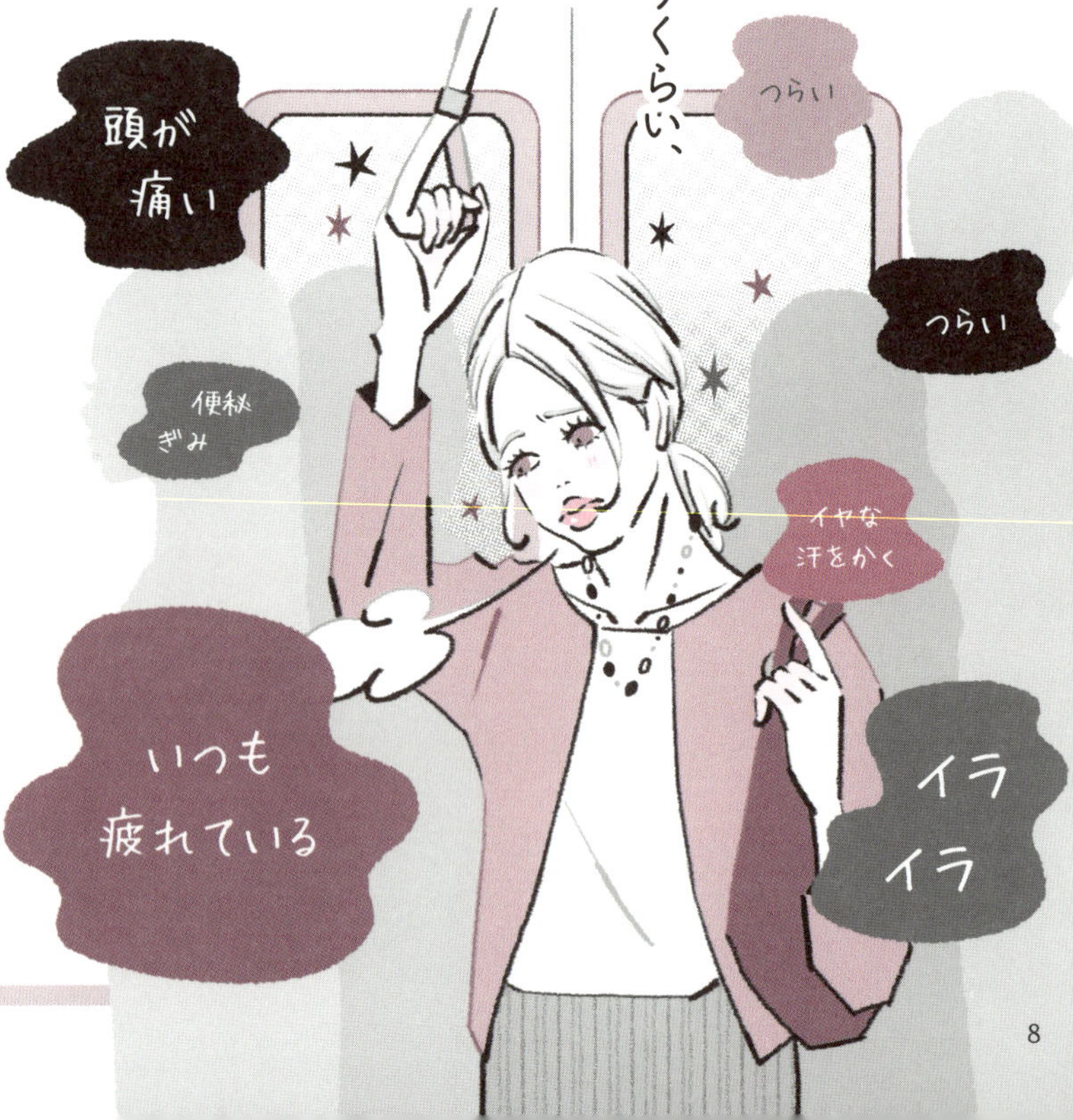
つらい
頭が痛い
つらい
便秘ぎみ
イヤな汗をかく
イライラ
いつも疲れている

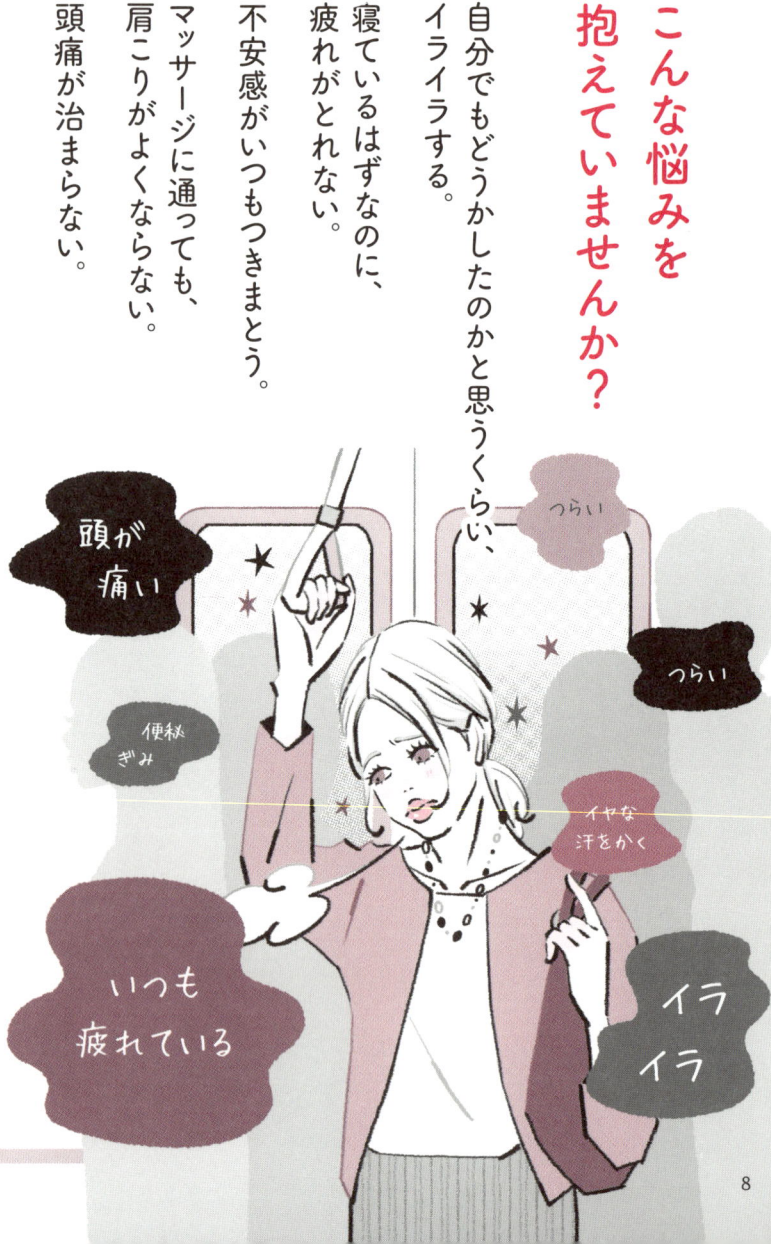

冬でも変な汗をかく、夏なのに手足が冷える。

そんな不調に耐えきれず、
なんとか時間をつくり病院を受診、
これで「きっと原因がわかる」
「薬をもらってラクになれる」
と思ったら、
「特に異常はありません」!?
30代〜40代、そんな、
原因のよくわからない体の
不調に、日々悩まされている
女性が今、増えています。
この体の不調は
何なのでしょうか。

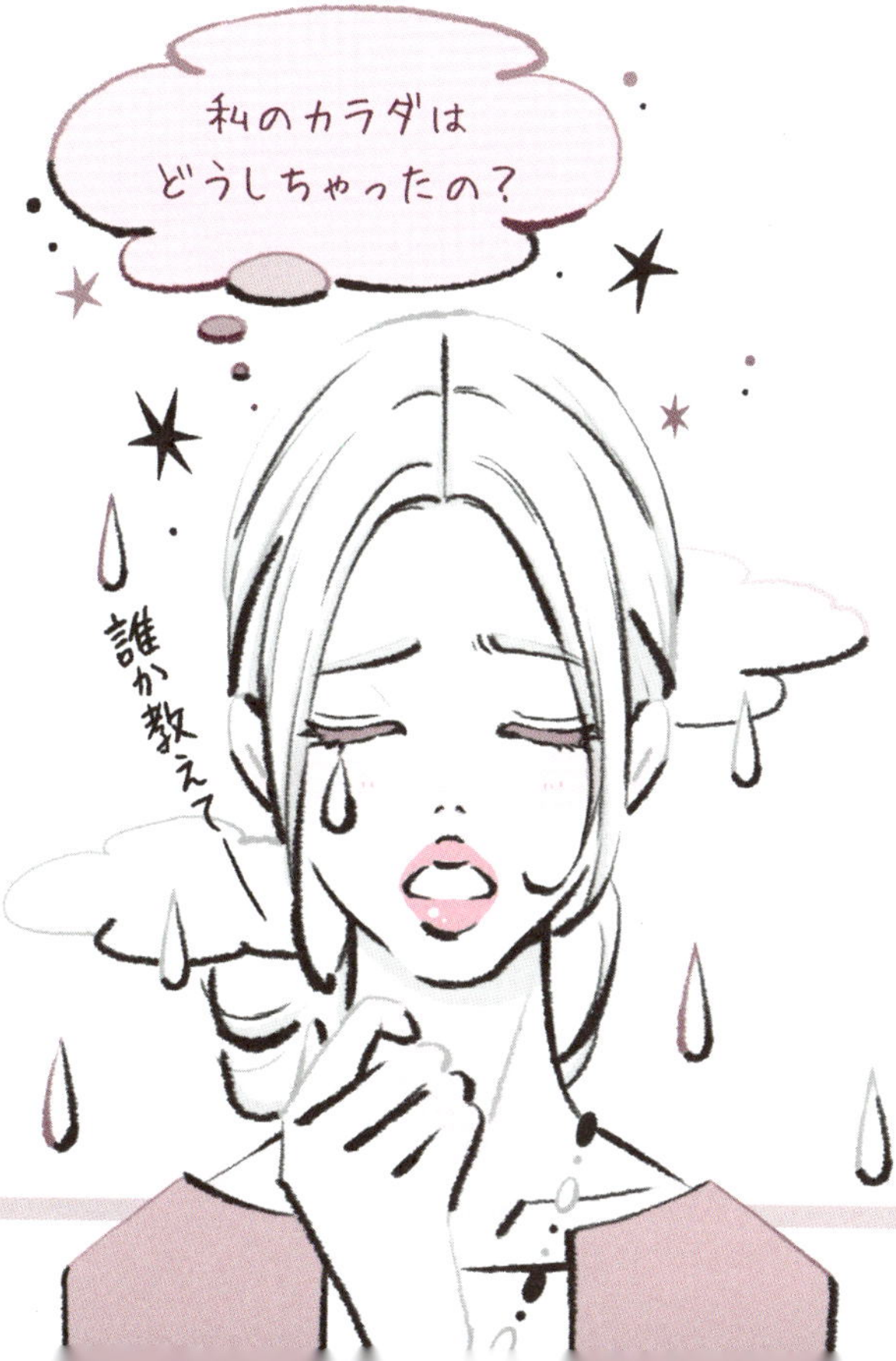

女性の体は病気ではなくても不調になります

女性の体には、病的な状態とは言えないまでも、不調は起こるものだといえます。
代表的なものでは「PMS」、「自律神経の乱れ」や「更年期」による不調など。
あなたのそのつらさや不調は、何に起因しているのでしょうか。

生理の約1週間前から生理開始までの時期に不調が集中しているなら、「PMS」かもしれません。

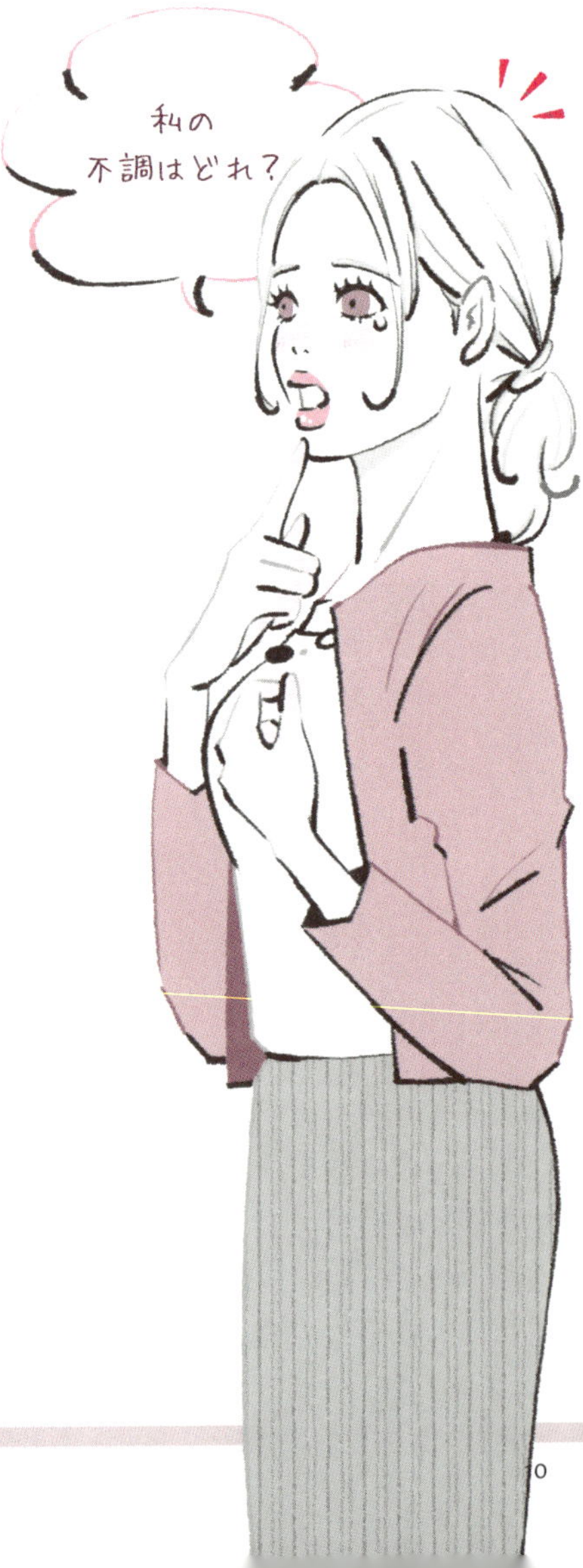

年齢が40代中盤以降であれば、
体が「更年期」を受け入れる準備に入っていこうとしているのかもしれません。
でも、更年期にはまだ早い30代～40代前半なのに
よくわからない不調に悩まされているのであれば、
「自律神経の乱れ」であることが多いのです。

PMS（ピーエムエス、Premenstrual Syndrome=月経前症候群）

排卵後～生理前にかけて女性ホルモンが急変動することが引き金となり起こる不調のことです。頭痛やむくみなどの体の不調のほかにも、脳内物質セロトニンの低下によって思考がネガティブになるなどの症状があらわれることもあります。生理が始まると治まるのが特徴です。

自律神経の乱れ

過労や食生活のかたより、不規則な生活、睡眠不足などによる心身のストレスが自律神経を乱し、その結果、更年期の症状に似た不調が起こります。また、妊娠でもないのに生理が来ないケースなどは、ホルモン異常の可能性があるので婦人科の受診をオススメします。

更年期

加齢による女性ホルモン（エストロゲン）の急激な減少によって、けんたい感、ホットフラッシュ（のぼせ）や動悸、めまいなどのさまざまな不調があらわれうる時期。閉経の平均年齢である約50歳の前後各5年で、症状に個人差はあっても女性なら誰もが通る道です。

乱れると不調が起こる「自律神経」について

自律神経は、交感神経と副交感神経の相反する二つの神経から成り立っています。
この二つの神経が、心拍数の高進と低下、消化の抑制と促進、血管の収縮と拡張といった、
体のあらゆる機能の調整をしているのです。
交感神経が優位に働くと、脳と体が活動的になります。
逆に副交感神経が優位に働くと、脳も体も休息します。
この二つの神経のバランスを崩すと
夜はぐっすり眠りたいのに眠れない、
日中は働いたり遊んだり活動的に動きたいのに、
だるい、やる気が出ない、などの不調となってあらわれます。
また、自律神経、ホルモン、免疫は三位一体で、お互いの影響を受けやすく、
自律神経が乱れるような生活をしていればホルモンバランスも崩れ、免疫力も低下してしまいます。
放置したままでいると、心身の病気の引き金になる可能性があるので、早めに治しましょう。

自律神経・ホルモン・免疫は三位一体

自律神経、ホルモン、免疫。この3つがしっかり整い、うまくバランスがとれてこそ心身の健康が成り立ちます。ひとつでも崩れると、ほかも引きずられるように崩れ始めてしまうのです。

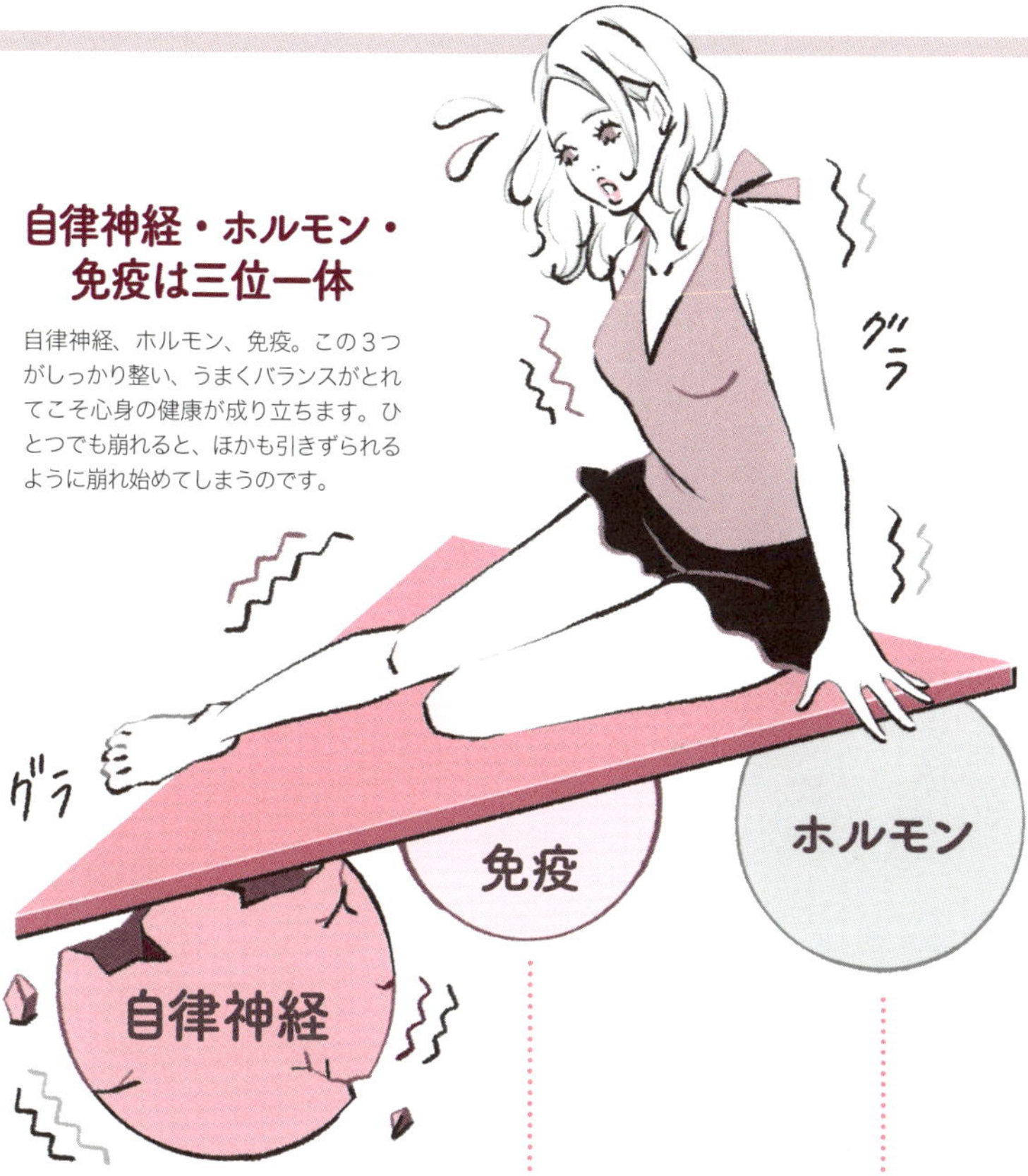

体温、心拍、消化などの生命維持活動を担う

心拍数や体温を調節したりと、生命を維持する基本的な活動を担っているのが「自律神経」です。機能に不具合が生じ、それが修復できないと、自覚的な「不調」となってあらわれます。

細菌やウイルスから身を守る抵抗力

細菌やウイルスといった外敵から守ってくれるのが「免疫」です。ストレスや疲労で免疫力が低下すると、体が弱り風邪をひきやすくなります。逆に、異物に対して免疫機能が過剰反応を起こして暴走すると、花粉症などのアレルギー疾患を引き起こします。

臓器に働きかけて体を上手に機能させる

体内を巡る情報伝達物質で、100種類以上もあるといわれています。体の各部位に届き、健康維持のために働きます。そのため、ホルモンの分泌がうまくいかないと、心身にさまざまな不調や病気が起こります。

「自律神経の乱れ」は生活習慣が整えば改善します

乱れた自律神経を整えるには、
どうすればよいのでしょうか。
それは、「生活リズムを整えること」
「生活環境を整えること」、
そして「活動のオン・オフをしっかり切り替えること」です。
そのためには、仕事・食・運動・睡眠・メンタルの
5つの生活習慣を見直し、少しずつ、
よい習慣へと変えていくことが大切なのです。
ひとつ習慣が変わるごとに
少しずつ自律神経が整っていきます。
続けるうちに、いつの間にか不調が消えていることでしょう。

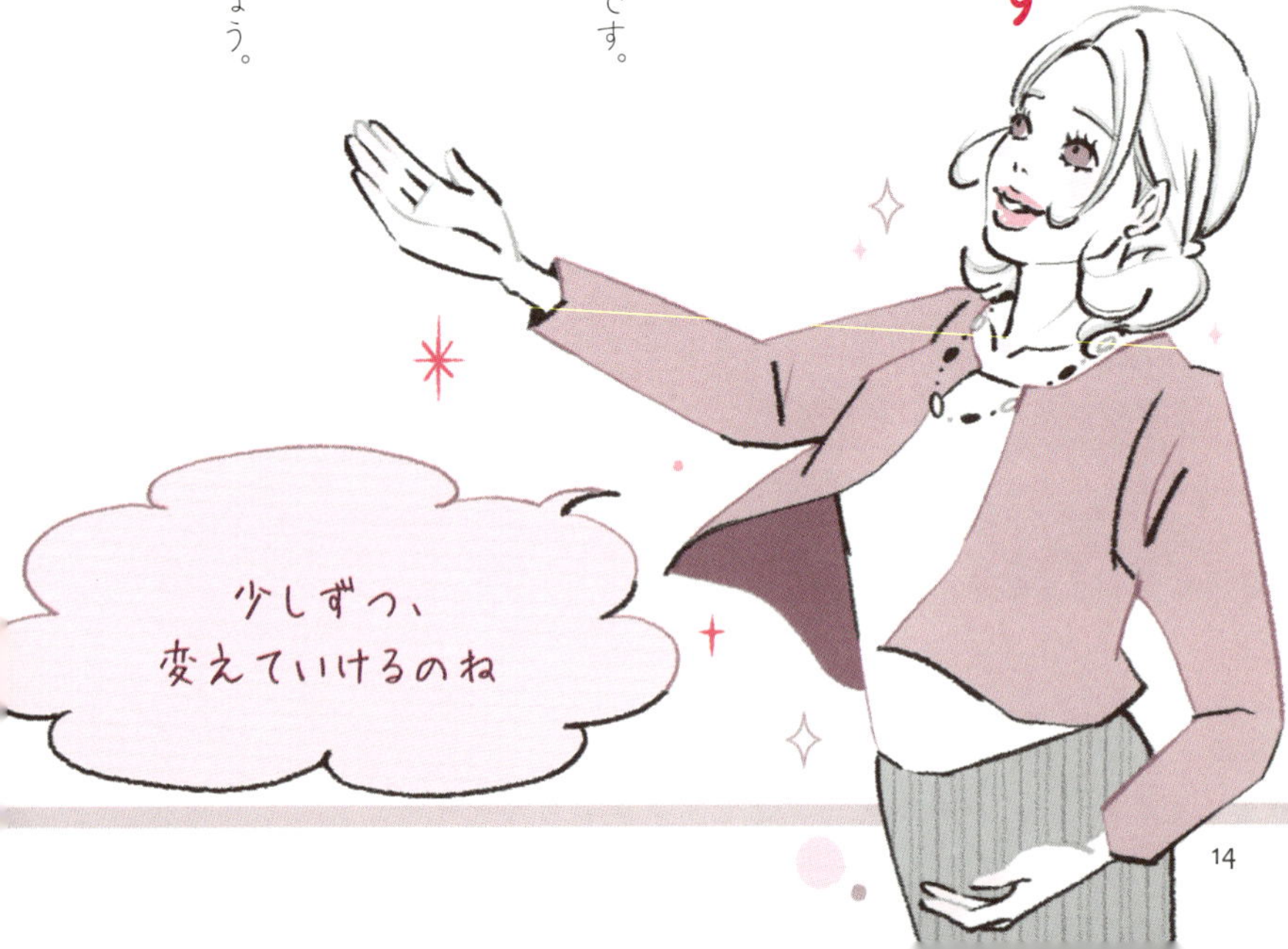

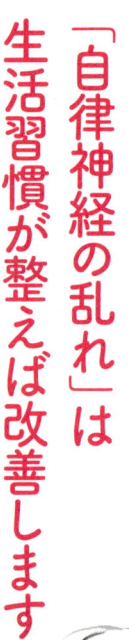

「自律神経を整える」=「5つの生活習慣を整える」

仕事

仕事の合間に休息を取り入れ、活動と休息のメリハリをつくることで自律神経のオン、オフがうまく作用するようになり、自律神経が乱れづらくなります。

食

栄養素がバランスよくとれると、自律神経と密接な関係がある腸の働きを正常にするほか、神経伝達物質の合成が高まり、強い体がつくられます。

運動

日常の適度な運動は血流をよくし、酸素を全身にいきわたらせ、自律神経を整えます。

睡眠

睡眠は、心身を修復させる効果があります。朝日をしっかり浴びた日の夜は、メラトニンという眠りを誘うホルモンが分泌され質のよい睡眠を得られ、不調の改善につながります。

メンタル

ストレスを回避するコツや、発散する方法を身につけると、交感神経と副交感神経のバランスが改善され、メンタルを健康に保つことができます。

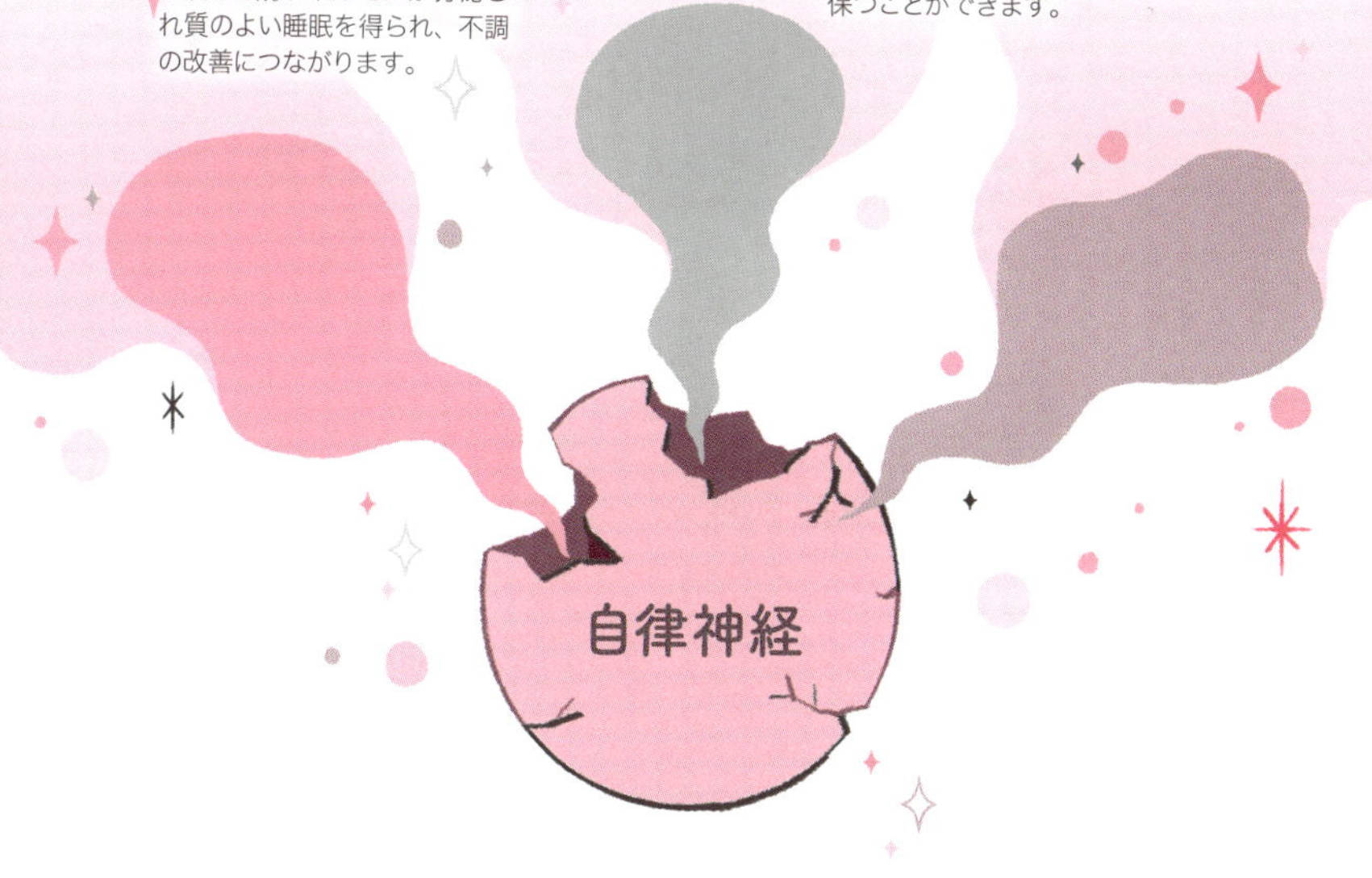

さあ、今から実践できることから始め、
不調を治していきましょう。
自律神経が整うと、それに伴って免疫力も高まるため、
ウイルスなどの病気の原因に対しても強い体になります。
ホルモンバランスも整ってくることで健康的な美しさも手に入ります。
不調が治る以外にも心身にうれしい変化があることでしょう。

まずは、今つらいと感じる
不調と向き合って、
元気を取り戻し、
そして5つの習慣を、
できるところから
見直していきましょう。

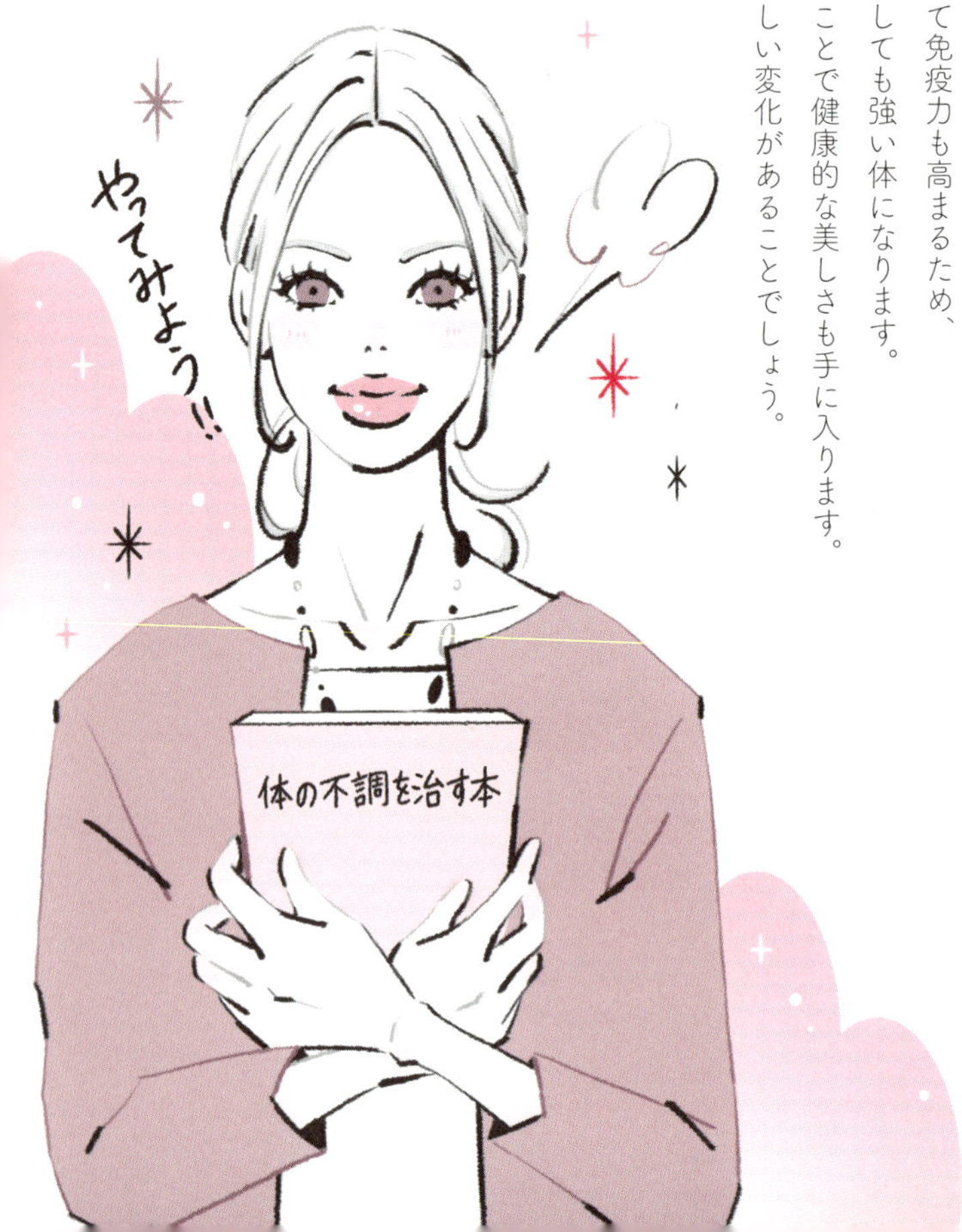

第1章

今つらい「不調」と向き合う

頭痛　肩こり　眠れない　イライラする

PMS　冷える　のぼせる

便秘　疲れやすい　気分が落ち込む　めまい・立ちくらみ

動悸・息切れ　肌の調子が悪い

自律神経が乱れると、
頭痛や肩こり、けんたい感、不眠など、
さまざまな不調を引き起こします。
まずは、今つらいと感じる症状を見きわめ、
原因と解消する方法をチェックしましょう。

TROUBLE

不調
1

頭が痛い

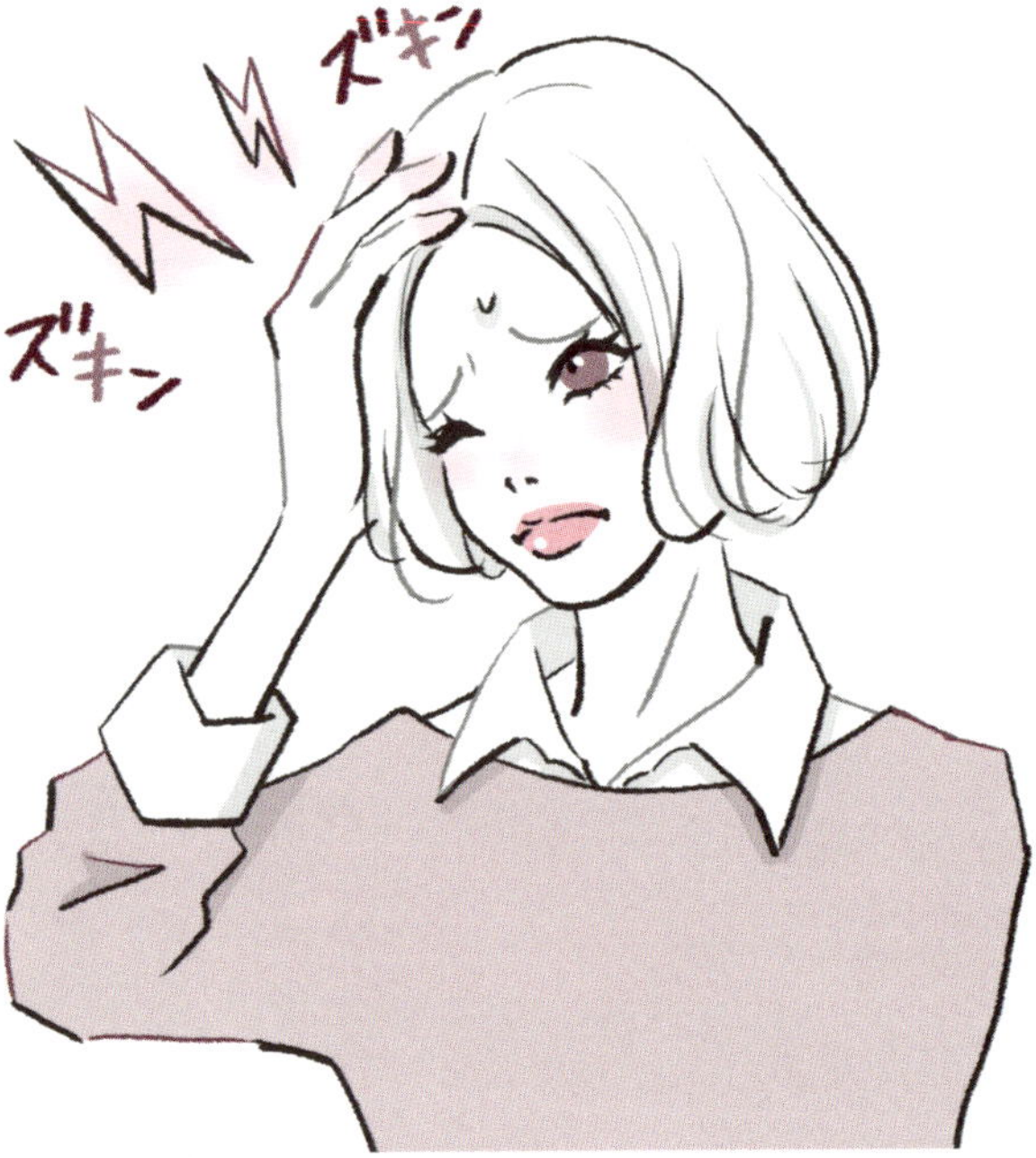

30代～40代の女性を悩ませる頭痛には、主に「片頭痛」「緊張型頭痛」「混合型頭痛」があります。

「片頭痛」は、脳の血管が拡張することで周囲の神経が刺激を受けて起こる痛みと言われていて、「緊張型頭痛」は、首や肩などの筋肉が緊張し、血液の流れが悪くなったときに起こる痛みです。「混合型頭痛」は、この2つが混ざりあって起こるものです。

これらの頭痛は対策が異なるので、頭痛だからと一緒くたに対処してはいけません。左ページのチェックリストで自分の頭痛タイプを把握し、症状に合ったケアをしましょう。

CHECK LIST

当てはまる方にチェックをつけましょう。

□ 毎日のように痛くなる	頻度	□ 月1～2回、多いときは週1～2回
□ しめつけられるように痛む	痛み方	□ ズキンズキンと脈打つように痛む
□ 頭全体あるいは、後頭部や首すじ	部位	□ 頭の片側あるいは両側
□ どうにか日常を過ごせる	日常生活は	□ 痛くて動くことができない
□ 軽くなる	動くと痛みは	□ 悪化する
□ 背中や肩がひどくこる、めまいがする	随伴症状	□ 吐き気がする、光や音に過敏になる
□ 温めるとラクになる	痛みがラクになるのは	□ 冷やすとラクになる

結果

左のブロックに
多く当てはまるなら…
緊張型頭痛
の可能性あり

左右のブロックに
同じくらい当てはまるなら…
混合型頭痛
の可能性あり

右のブロックに
多く当てはまるなら…
片頭痛
の可能性あり

←セルフケアの方法は次のページをご覧ください。

◆片頭痛

月に1~2度、多ければ週に1~2度ぐらい起こり、数時間から3日間ほど続きます。脈拍に合わせてズキンズキンと痛むのが特徴です。頭の片側だけに起こることが多いようですが、必ずしも決まっておらず、両側に痛みが出る場合もあります。

痛みが起こる10~60分前に、特有の前兆症状が起こることもあります。視界が欠ける、光がチカチカして見える、ギザギザしたものが見えるなどの症状です。

片頭痛は、何らかの原因で頭の血管が拡張して、神経を圧迫することで起こります。また、生理周期における女性ホルモン分泌の変化（生理前、生理中）や、アルコール、特に赤ワインやチョコレート、チーズなど特定食品の摂取が原因になる場合もあります。

鎮めるには安静が第一

暗く静かな部屋で安静にすると、痛みがやわらぎます。こめかみのあたりを冷やしたりするのも痛みの軽減に効果的です。逆に温めると悪化してしまうので気をつけてください。

◆緊張型頭痛

毎日のように起こり、30分~7日間ほど続きます。頭のまわりを何かでしめつけられるような痛みが特徴で、たとえると小さなヘルメットをかぶらされたような感覚です。午後から夕方にかけて悪化しやすく、背中や肩、首筋がこり、目が痛むこともあります。

原因は主にストレスによる緊張です。人間関係や仕事のプレッシャーといった精神的ストレスのほか、姿勢やかみ合わせの悪さ、目の疲れ、骨格の歪みなど、肉体的ストレスも大きな要因です。

寝込むほどではなくとも、放っておくと慢性化してしまう場合があるので、日常生活のなかで改善策を講じることが必要です。

筋肉をほぐしましょう

筋肉の緊張をほぐすことで痛みがやわらぎます。ストレッチやマッサージのほか、湯船につかってよく体を温めて血の巡りをよくしましょう。冷やすと痛みが強まるので注意が必要です。

◆混合型頭痛

片頭痛と緊張型頭痛が混ざるケースが混合型頭痛です。いつもしめつけられるような痛みがある一方で、時々ズキズキと激しく痛みます。冷やしても温めても治まらず、つらい状態が日常的に続きます。

がまんせず専門医へ

症状が軽いときは市販の頭痛薬でも効果は期待できますが、症状が重いようならがまんせず、専門医を受診して、適切な治療を受けましょう。

from doctor

突然、後ろからハンマーで殴られたような激しい頭痛が起きたら、くも膜下出血の可能性があります。命の危険に関わる場合もあるので、ただちに受診してください。その際、いつどのように痛み始め、どのくらい続いたか、初めてか、他に症状はないかなどを伝える必要があります。

不調原因解決ナビ

頭痛はストレスとの上手なつき合い方がポイント

原因解消は第2章・第4章へ

TROUBLE

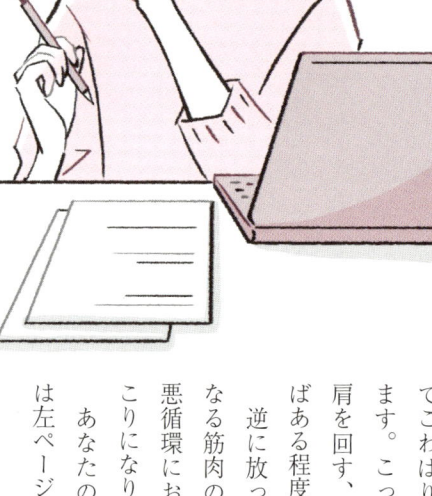

不調 2

肩がこる

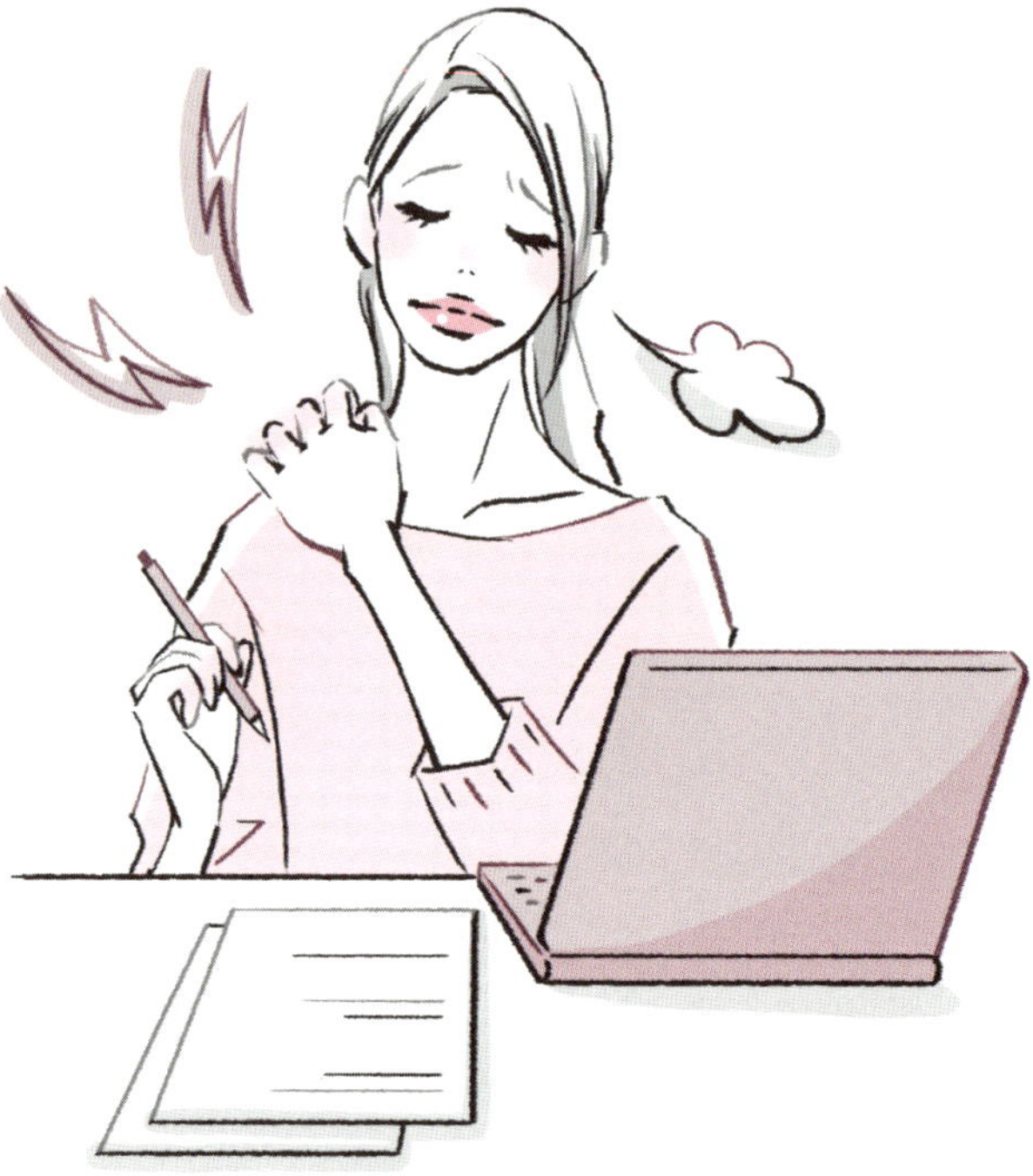

肩こりは、首から肩まわりの筋肉の緊張によってこわばりや重苦しさ、痛みといった症状が出ます。こったな、と感じたときに、十分に腕や肩を回す、温めるなどして、筋肉の緊張をとればある程度改善されます。

逆に放っておくと肩の血流が悪くなり、さらなる筋肉の緊張へとつながります。そしてこの悪循環におちいると、頭痛なども伴う頑固な肩こりになります。

あなたの肩こりがどの程度のレベルか、まずは左ページでチェックしてみましょう。

CHECK LIST

当てはまる方にチェックをつけましょう。

□ 肩や首の一部	肩こりの範囲は？	□ 首・肩・腕・背中にも及ぶ
□ とても改善する	入浴や睡眠で？	□ あまり改善しない
□ 一時的	期間は？	□ 常時
□ とても改善する	マッサージすると？	□ あまり改善しない
□ とても改善する	運動すると？	□ あまり改善しない
□ ない	腕が上がらないなど、とれない姿勢は？	□ ある
□ ない	しびれ、頭痛、めまいなどの症状は？	□ ある

結果

右ブロックのチェックが多いほど慢性化に向かっています。
生活習慣を見直すなどの早い対処が必要です。

◆原因は姿勢の悪さと冷え

肩は、4~6キログラム前後の頭と、合計5キログラム以上の両腕、さらに女性の場合は乳房の重みを支えています。また、多くの現代人は猫背ぎみですが、この背中を丸めた姿勢は、肩まわりに多大な負荷をかけます。

猫背のままで長時間パソコン画面を見続けたりすれば、筋肉の緊張が解けることがありません。これでは肩こりを起こして当然といえるでしょう。

最近では、うつむきながら手元のスマホを注視し続けることで生じる「スマホ巻き肩」による肩こりも増えています。腕や手、指先を酷使することもあわせて、スマホの長時間の使用は肩こりの大きな要因となります。

また、電話するときやテレビを見るときの姿勢にも気をつけましょう。携帯電話を、同じ側の耳に当て、首をかたむけたまま長時間会話を続けることのないように、ときどき左右を交代する、両耳で聞けるイヤホンを使用して話すなど工夫しましょう。

テレビ画面を、いつも決まった椅子やソファなどから同じ角度で長時間見るのが習慣になっていたら、座る場所や角度を時折変えるようにしましょう。

このほか冷えによる影響も少なくありません。冷えると筋肉がこわばりますが、それが血行不良につながり、肩こりを引き起こすこともあります。

まめに動かす、冷やさない

肩こりの改善や予防はまず、姿勢を正すことです。また、立ち仕事、デスクワークに限らず、日常生活のなかで同じ姿勢をとり続ける時間を短くすることも大事です。

1時間に1度程度は意識して体をほぐしましょう。首を左右に倒したり、両肩をぎゅっと上げて力を入れ、そのあと一気にストンと落として脱力するといった動かし方もいいですし、肩を大きく回し、肩甲骨まわりをほぐすストレッチなどが効果的です。

通勤時などは、バッグを一方の手だけで持ち歩かないように意識しましょう。これだけでも肩への負担は軽くなります。バッグをリュックタイプにして、両肩に負荷を分散させるのもよい方法です。

冷え対策としては、首と肩を意識してカバーしましょう。夏場であっても、冷房の効いた室内で長時間過ごす場合は、ストールやショールなどを巻いて、肩まわりの冷えを防止するようにしましょう。また、冬場はもちろん夏場でも入浴はシャワーで済まさず、湯船につかって肩まわりをしっかり温めましょう。

なお、PMSの時期はホルモンの変化で血行が悪くなり、それが肩こりにつながることもありますので、特にケアを心がけてください。

from doctor

肩こりは主に生活習慣を見直していきます。まずは仕事習慣、運動習慣を見直していき、睡眠やメンタルの習慣も要因になる場合があるので見直すといいでしょう。また、動作や姿勢、生理とは無関係に肩や腰の痛みがある場合は、内臓疾患の疑いもあるので早めの受診を。

不調原因解決ナビ

肩こりはこまめに体を動かして血行をよくすることがポイント

原因解消は第2章・第4章へ

TROUBLE

不調

3

眠れない

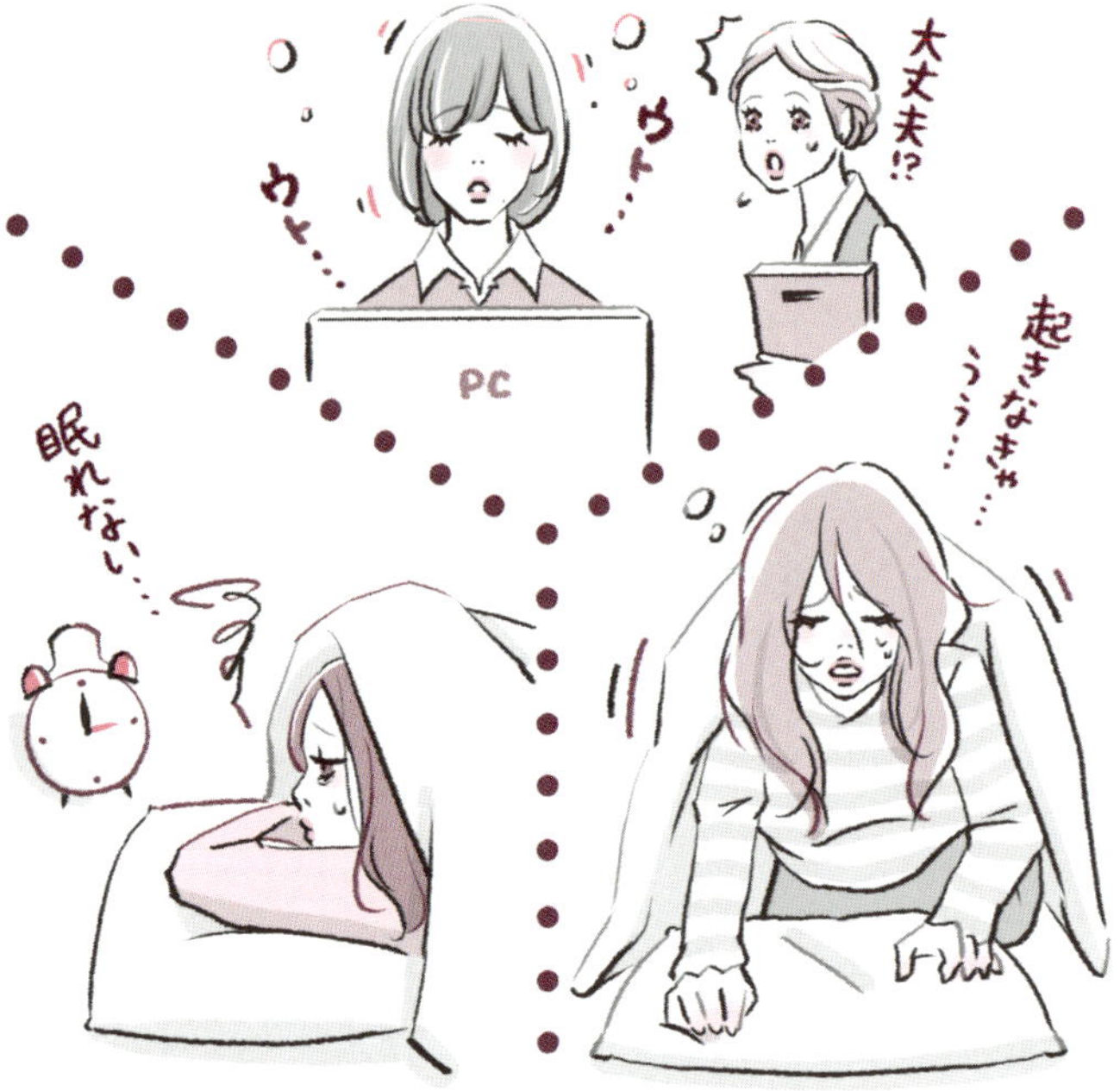
ウト…
ウト…
大丈夫!?
PC
起きなきゃ…うう…
眠れない…

睡眠は心身を回復させる大切なものです。眠れないと、疲れがとれず、イライラや頭痛など、さまざまな不調を引き起こします。

なかなか寝つけない、眠りが浅いなどの原因には、主に2つのことが挙げられます。

ひとつは、自律神経の乱れによるもので、もうひとつは、女性ホルモンの分泌バランスの乱れです。自律神経と女性ホルモンは互いに影響しあっていて、一方が乱れると、もう一方も乱れてしまい、症状がひどくなってしまうので、早めにケアしましょう。まずは左のリストで、質のよい睡眠がとれているかどうか確認してみてください。

CHECK LIST

当てはまる項目にチェックをつけましょう。

- □ 夜中に何度か目が覚めることがある
- □ 寝床に入って眠りにつくまで30分以上かかる
- □ 起きたときに「寝足りない、スッキリしない」と感じることが多い
- □ 用がなくても早く目が覚める
- □ 昼間、昼食後などとても眠いことがある

結果

上記5つのうち、ひとつでも当てはまるときは睡眠の質が低下しているかもしれません。睡眠習慣をひとつずつ見直していきましょう。

◆自律神経の乱れによる不眠

眠るためには、交感神経から副交感神経へのスムーズな切り替えが必要です。通常、昼間は交感神経が優位に働き体温は高く、夜に近づくにつれてその働きが弱まります。代わりに副交感神経が優位へと切り替わって体温が低くなり、体が眠る体制になるのです。ところが、昼間に過度のストレスを受けたり、ひどく疲れたり、生活リズムが乱れていたりすると、この2つの切り替えがうまくいかず、布団に入っても交感神経が働いてしまって眠れない、もしくは眠りが浅い状態に陥ってしまうのです。

入浴やストレッチでよりよい眠りを

しっかり眠るためには体温が高い状態から低い状態へと移ることが必要です。就寝1～2時間前に体温を上げて布団に入るようにしましょう。たとえば、ぬるめのお風呂に20分から30分ゆっくり入るのは、副交感神経を優位にしてリラックスできるのでオススメです。アロマオイルなどを湯船に垂らすのもよいでしょう。半身浴にする時は、肩が冷えないようにバスタオルなどをかけるとよいでしょう。

ストレッチなど軽く運動をするのも効果的です。あまり激しく動くと体や脳が覚醒してしまい、かえって眠れなくなるので注意しましょう。

◆ホルモン分泌バランスの乱れによる不眠

生理前に眠れない、日中眠くて仕方がないという悩みは、女性ホルモンが影響します。

生理前になると、黄体ホルモン（プロゲステロン）の分泌量が増え卵胞ホルモン（エストロゲン）の分泌量が減ります。黄体ホルモンには体温を上げる働きがあります。ホルモンバランスが乱れ、黄体ホルモンが優位になると、夜になっても体温がスムーズに下がりにくい状態を引き起こします。そのため、深い睡眠をとれなくなってしまうのです。

また、卵胞ホルモンの分泌が減ると、神経伝達物質であるセロトニンの分泌も減ります。セロトニンは、メラトニンという眠りを促すホルモンの原料になるので、眠りの質の低下をまねきます。

朝しっかり光を浴び、夜は浴びない習慣を

メラトニンには、体内時計からの指令で自然な眠りを誘う作用があります。生理前は特にメラトニンの分泌を促進する生活を送るといいでしょう。

メラトニンは主に光によって分泌が調節されます。朝日をしっかり浴びることと、夜に明るい光を浴びないようにすることが大事です。

また、メラトニンの原料のトリプトファンを含む食物をとることも有効です。トリプトファンは肉類や牛乳に多く含まれますが、特にオススメなのが栄養のバランスがよいバナナです。朝食にバナナをとることでメラトニンの分泌量を増やすことができ、良質な睡眠が期待できます。

from doctor

「就寝まで1時間以上かかる」「途中で目が覚めてその後眠れない」「寝足りないと強く感じる」「昼間仕事に支障があるほど集中力が低下する」などの状態が、ひとつでも2週間以上続くときは不眠症かもしれません。心療内科や睡眠外来などを受診しましょう。

不調原因解決ナビ

就寝前に副交感神経を優位にしよう

原因解消は第5章へ

TROUBLE

不調 4

イライラする

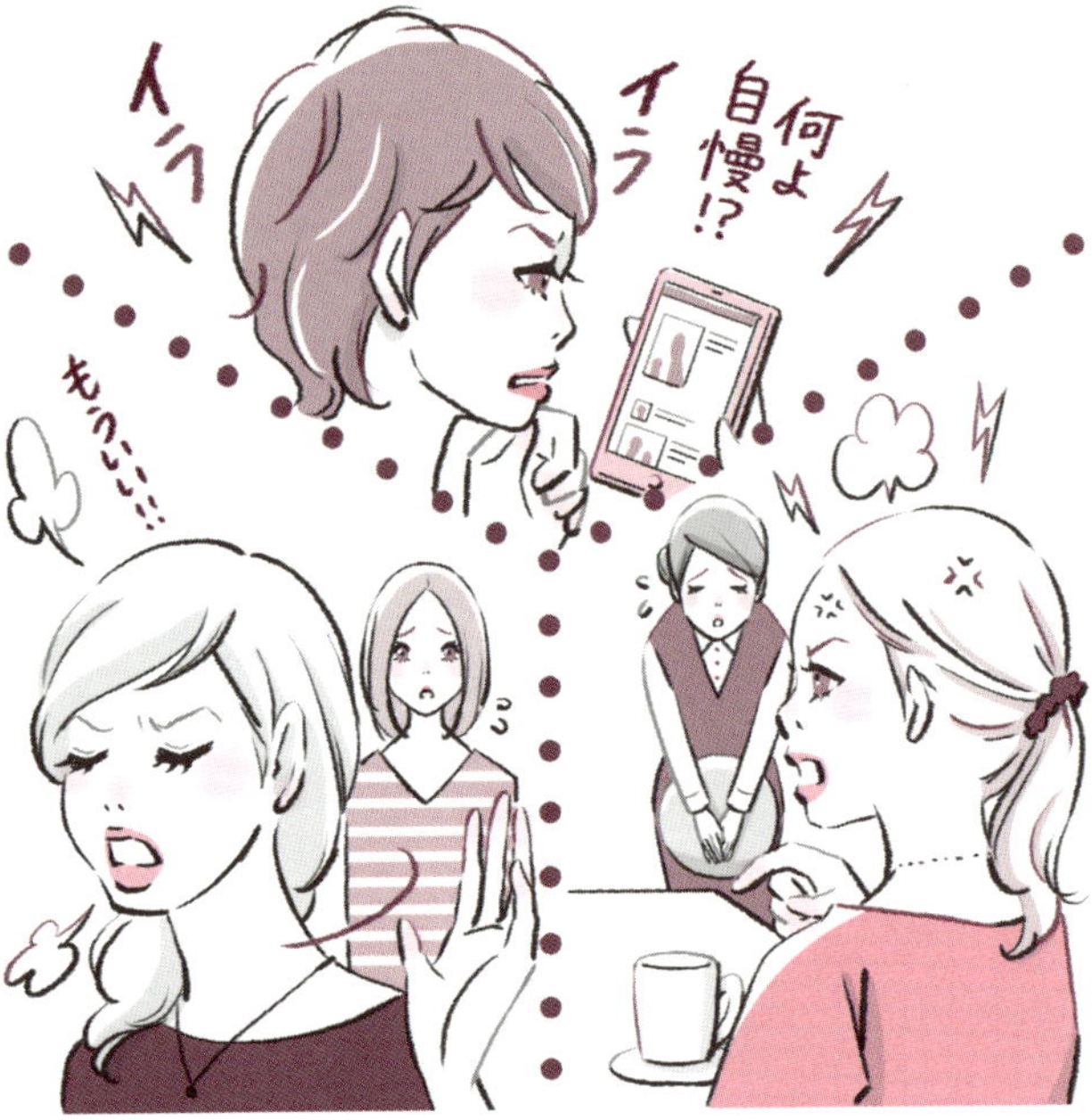

30代ともなると、職場などで責任のある立場となる女性も多いでしょう。仕事に追われいっぱいいっぱいになると、心拍や血圧を上げる交感神経の働きが優位になってしまうため、イライラや怒りの感情が抑えられなくなってきます。

家族や友人、職場の同僚のささいな言動や態度、さらには訪れたお店での応対に、イラッとしたり、カチンときたりするようになってはいませんか。また、ストレスがたまると無自覚に相手に対してつい声を荒げてとがめてしまうことも。左のチェックで、まずは今の状態を見つめてみましょう。

CHECK LIST

最近のあなたを振りかえって、
当てはまるものにチェックをつけてください。

- □ 必要がないのに高額なものを買ってしまう
- □ 友人との予定をウソの理由でキャンセルしてしまう
- □ 意味もなく、言葉をぶつけるような口調で話してしまう
- □ 会話の最中で「もういい」などと打ち切ってしまう
- □ スーパーのレジの混雑など、どうしようもないことにクレームをつけてしまう
- □ 投げたり蹴ったり、モノに当たってしまう
- □ 約束にじゅうぶん間に合う時間に出てもあせってしまう
- □ 必要以上にメールやLINEなどをチェックしてしまう
- □ 人のSNSを見てイラッとしたり反発を感じてしまう

結果

チェックをつけた項目が、生理の1週間くらい前から起こるならPMS（月経前症候群。34ページ参照）の可能性があり、生理周期とは関係なく起こるなら、自律神経のバランスが乱れている可能性があります。

◆イライラの原因を把握しよう

まず、31ページでチェックがついた項目と生理周期の関係に注目してみましょう。

生理の1週間くらい前からイライラが増え、生理が始まる頃にはすっかり気分が安定しているかイライラが軽減されているなら、PMS（＝月経前症候群。34ページ参照）の不調です。

その時期に予定をなるべく入れず、無理をしないようにして、イライラが過ぎ去るのを待ちましょう。

また、一瞬カッとなっても、「今がいちばんイライラしやすい時期だから…」とひと呼吸置くと、気持ちの余裕が生まれます。

生理周期と関係なく、ひとつでも項目が当てはまるならば、自律神経のバランスが乱れている状態かもしれません。該当する項目が多いほど、交感神経の働きが高進する傾向にあるといえるでしょう。常にプレッシャーにさらされたり、時間に追われた状態が続くなどで、心の余裕が失われているのです。

ひと息ついて神経を休めて

イライラのいちばんの対策は、休息です。緊張状態が続いて交感神経がオンになりっぱなしの心と体を、ちょっとの間でもオフにするのです。勤務の合間に目を覆って視神経を休める、頭の中をからっぽにしてボーッと道行く人を眺めるなどのほか、短時間でもマッサージを受けてつらいと感じるところをほぐしてもらうのもよいでしょう。

疲れた日は早めに寝よう

いつもよりなるべく早めに就寝しましょう。ぬるめのお風呂で体を温めてから寝床に入ると、副交感神経が優位になりやすくなるので、たまった疲れやストレスを減らすことができます。

別の感情に置き換える

イライラは、出口を求めて爆発してしまうことがあります。それが周囲の人を巻き込んでしまうと、人間関係に支障をきたしかねません。最近自分が怒りっぽいなと感じたり、イヤなことがあって腹の虫が治まらないようなときには、体を動かしたり、大声を出したりといった、怒りとは別の感情を揺り動かす行動をとることが効果的です。

たとえば、泣ける映画を見て思い切り泣く、カラオケで熱唱するなど、イライラを爆発ではなく「発散」させることで、感情が切り替わり、イライラが薄らいでいきます。

イライラをやわらげるには、ストレスを上手に発散する習慣を身につけることが大切です。まずは179ページ以降で紹介しているメンタル習慣の項目からできそうなものを実践してみましょう。そして、仕事、運動、睡眠習慣についてもぜひ試してみてください。

from doctor

妊娠4週前後という超初期に、ホルモンバランスが急激にかわることが原因で、イライラの症状が強く出ることが多くあります。心当たりのある場合はかかりつけの産婦人科を受診しましょう。

不調原因解決ナビ

イライラしたら気分転換しましょう

原因解消は第6章へ

TROUBLE

不調 5

PMS（月経前症候群）

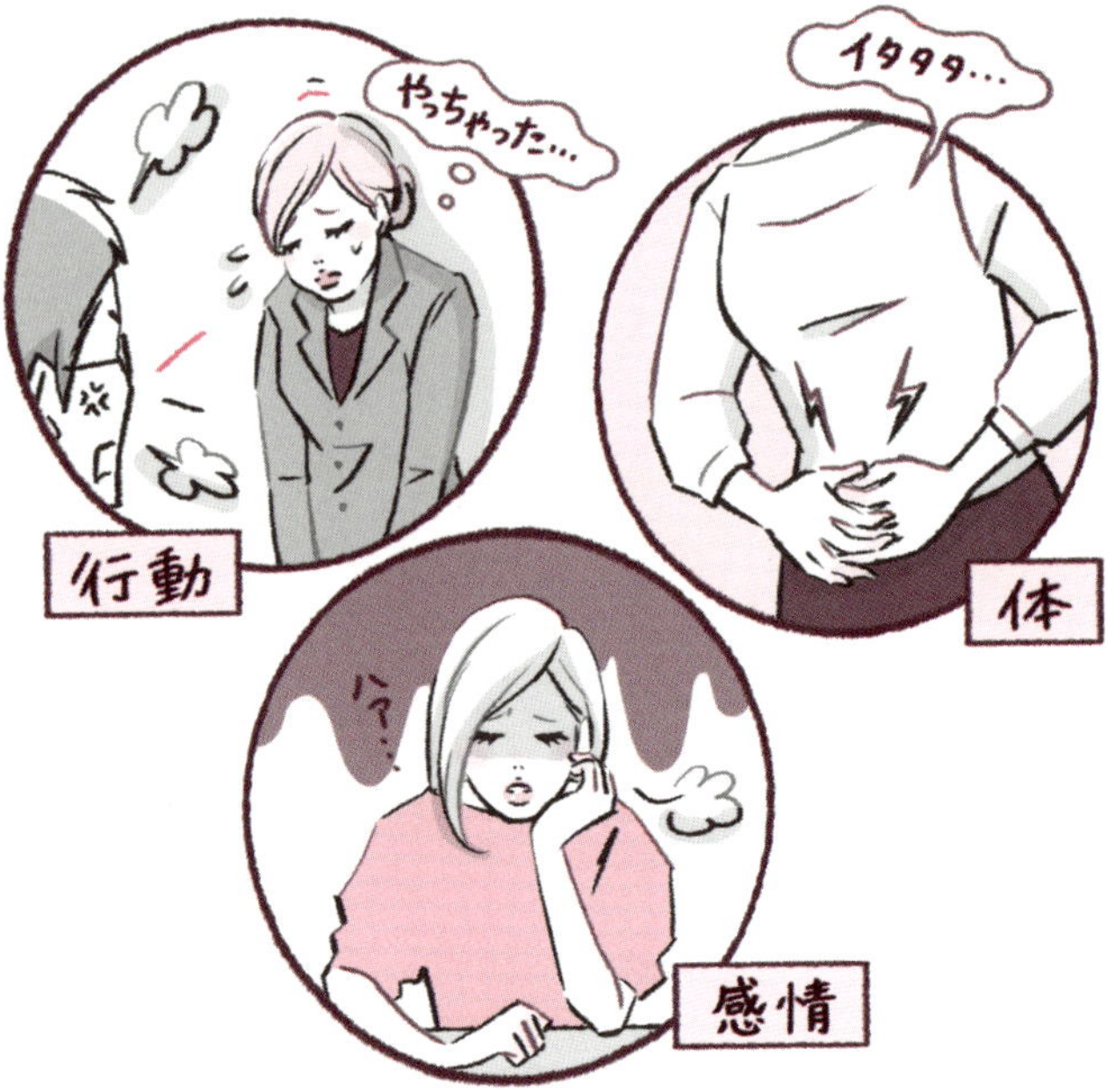

下腹部痛や腰痛などは、いわゆる生理中の痛みの症状として広く認知されてきました。しかし、生理の始まる1週間ほど前の時期に、これらに加え、頭痛や便秘、吐き気、イライラ、落ち込み、だるさや異常な眠気など、多くの不快な症状が出ることがあり、これらを総称してPMS（Premenstrual Syndrome ＝月経前症候群）と呼びます。人によって、またその月によっても症状はさまざまで、体だけでなく感情や行動にあらわれる場合もあります。自分のPMSが比較的どんなかたちで症状として出やすいか、あらかじめ把握しておくことは、体調管理のためにとても有益です。

CHECK LIST

あなたのPMSタイプの
当てはまるものにチェックをつけてください。

【体】

- □ 体がむくむ
- □ 下腹部痛がある
- □ 肌があれる、にきびができる
- □ 頭痛がする
- □ 首・肩・背中・腰が痛む
- □ 全身がだるくなる

【行動】

- □ 衝動買いをしてしまう
- □ 物忘れや仕事のミスが増える
- □ 食欲が抑えられない
- □ 感情を抑えることができない
- □ 何も食べたくなくなる
- □ 暴力をふるってしまう

【感情】

- □ 落ち込みやすくなる・くよくよする
- □ 涙もろくなる
- □ 自分を責める・自分がイヤになる
- □ 人に会いたくない・人と話したくない
- □ 仕事にいきたくない・やめたくなる
- □ 何をするのもつらくなる

結果

【体】の項目は、主に血行不良が原因なので、体を温めるなどして血流を改善することが大切。【行動】と【感情】の項目は、一過性のものなので、自分を責めず冷静に過ごすことを心がけましょう。

◆ホルモン分泌の急変動が引き起こすPMS

女性ホルモンには黄体ホルモン（プロゲステロン）と卵胞ホルモン（エストロゲン）があり、生理の周期に合わせて分泌されます。生理の1週間ほど前になると、2つのホルモンの分泌量が減少します。このようなホルモンバランスの急激な変化がPMSの不調を引き起こすのです。

PMSは軽くすむ人もいれば、寝込むほど重いという人もいます。そして、PMSの症状は、生理の開始とともに軽くなったり、ピタリと治まったりするのが特徴です。女性ホルモンは自律神経と密接な関係があるので、自律神経が乱れていると症状はより強く出てしまいます。

PMSの症状を悪化させる主な原因に、体の冷えとストレスが挙げられます。生理前は血液の巡りが悪くなりがちで、肩こりや頭痛、腰痛などの症状を引き起こします。また、冷え続けていると、自律神経の切り替えがうまくいかず、さらなる血行不良をまねき、イライラしがちになり、衝動的な行動にもつながります。ストレスがあるとさらに神経がたかぶり、心身がリラックスできずに疲れてしまい、けんたい感や気持ちの落ち込みを引き起こすこともあります。

生理の周期が安定している場合は、予測ができるので、事前に対策をするのがポイントです。自分のあらわれやすい症状が「体」なら、むくみの予防のために塩分を控えるなど、食生活を見直してみるとよいでしょう。体よりも「行動」や「感情」などメンタルに強く出る傾向がある場合、あらかじめその時期に人と関わる予定をなるべく入れないように調整したり、心身ともに休息したりゆっくり何かを楽しんだりしてください。いずれの場合も、PMSの時期にはハードな仕事を入れるのを避けるように工夫しましょう。

PMSをやわらげる対処法

症状を軽くするには心身ともにリラックスすることが大切です。軽い運動は血流をよくし、肩こりなどの症状をやわらげます。たとえば、仕事の行き帰りにひと駅分程度のウオーキングをしたり、寝る前にストレッチをするなどです。運動以外ならお風呂はシャワーでなく湯船につかることです。血行がよくなり、リラックスでき、副交感神経が優位になるので心が安定してきます。

食べものにも気を配りましょう。生理前は甘いものを食べたくなりがちですが、とりすぎると体がだるくなったり、体重増加や肌あれにもつながりますので注意しましょう。また、カフェインやアルコールも神経を刺激するのでこの時期は控えたいものです。

オススメなのは納豆、豆乳、きな粉など、大豆イソフラボンを含む食品です。イソフラボンはエストロゲンの調整作用があり、症状をやわらげてくれます。マグロやカツオなどに含まれるビタミンB6や、カボチャやナッツに含まれるビタミンE、アサリやレバーに豊富に含まれる鉄分もPMSには効果的です。

from doctor

セルフケアで比較的改善を期待できるPMSです。しかし、イライラが高じて人間関係に悪影響を及ぼすなど、日常生活に支障をきたすようなときは、がまんせず、早めに婦人科を受診して相談してみましょう。

不調原因解決ナビ

PMSは自分の周期を知って事前にケアすることがポイント

原因解消は第2章・第3章へ

TROUBLE

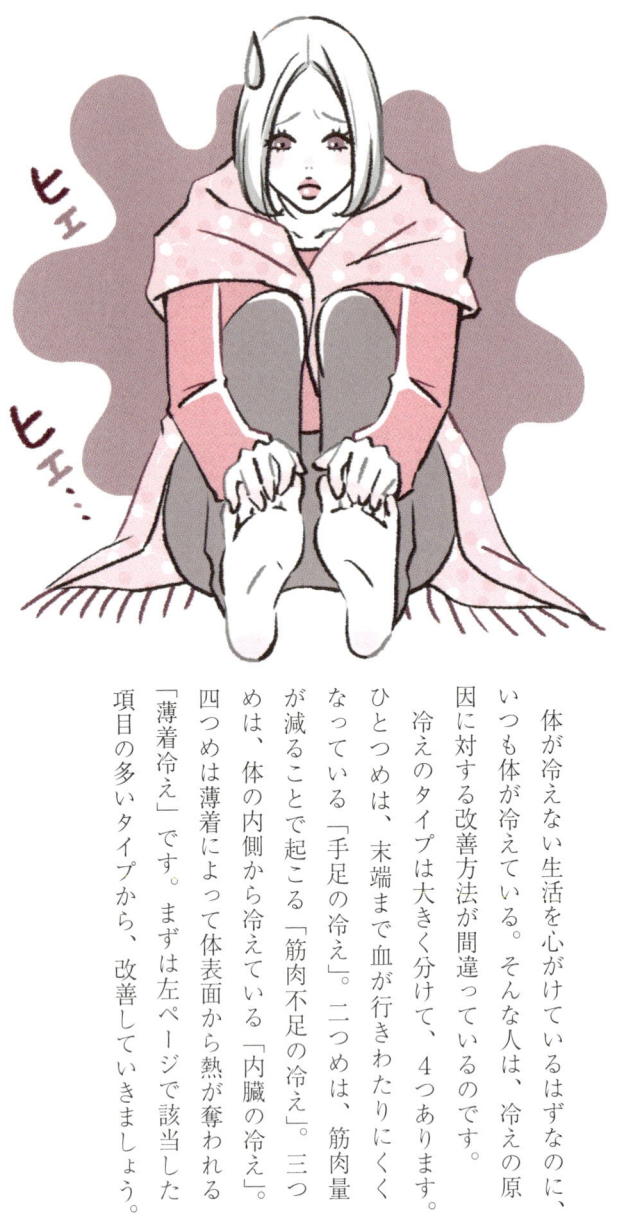

不調 6

冷える

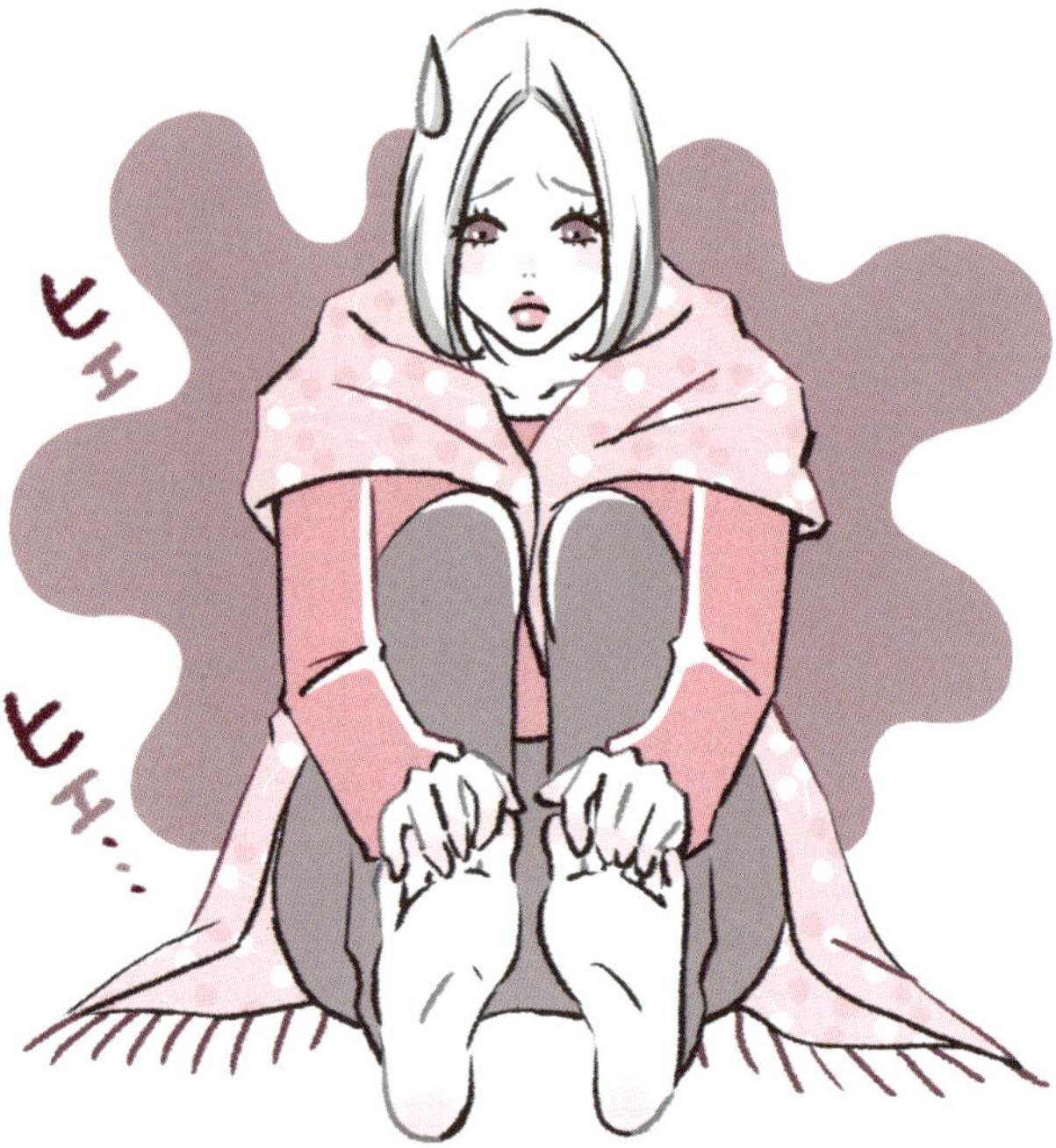

体が冷えない生活を心がけているはずなのに、いつも体が冷えている。そんな人は、冷えの原因に対する改善方法が間違っているのです。

冷えのタイプは大きく分けて、4つあります。ひとつめは、末端まで血が行きわたりにくくなっている「手足の冷え」。二つめは、筋肉量が減ることで起こる「筋肉不足の冷え」。三つめは、体の内側から冷えている「内臓の冷え」。四つめは薄着によって体表面から熱が奪われる「薄着冷え」です。まずは左ページで該当した項目の多いタイプから、改善していきましょう。

CHECK LIST

当てはまる項目にすべてチェックをつけましょう。

《A》

- □ 手の先は常に冷たい
- □ お風呂に入っても寝るころには足が冷たい
- □ 夏はほぼ冷房の効いた室内にいる
- □ 手の甲が荒れやすい
- □ 肌が乾燥しやすい
- □ 寝ているときに足がつる

《B》

- □ 疲れやすい
- □ 仕事はデスクワークが中心
- □ 運動は苦手
- □ 階段や坂道を上ると息切れする
- □ 休みの日は家にいることが多い
- □ むくみやすい

《C》

- □ 平熱が36.2度以下だ
- □ ワンシーズンに2回以上風邪をひく
- □ 氷入りの冷たいドリンクをよく飲む
- □ 湯船につかるよりシャワー派だ
- □ 腰まわりやおなかが冷えている
- □ だるくてやる気がでない

《D》

- □ 夏は素足にサンダル、冬でも薄手のストッキングにパンプスが多い
- □ 季節を問わず薄着が好き
- □ 生足やミニスカート、ショートパンツが好き
- □ 防寒のための重ね着はあまりしない
- □ 胸元の開いた服が好き
- □ 冬でもボトムスの下はショーツ1枚だ

結果

冷えのタイプは大きく4つに分かれます。Aは「手足の冷え」、Bは「筋肉不足の冷え」、Cは「内臓の冷え」、Dは「薄着冷え」。もっとも多くチェックがついたタイプの原因から改善していきましょう。

←改善の方法は次のページをご覧ください

◆寒暖の差が「手足の冷え」の原因に

血管は自律神経によって、寒いところでは収縮し、温かいところでは拡張します。通常ならば、毛細血管のすみずみまで血液が行きわたり、手足の先も冷えません。しかし、室内外の温度差が激しいと、自律神経の調節機能が乱れ血管の収縮拡張がうまくいかず、手足の冷えにつながります。

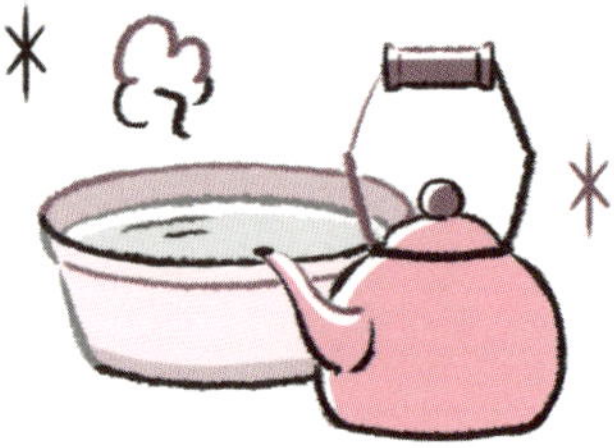

冷えたらすぐに温めましょう

寒い日の外出は、手袋、レッグウオーマーなどで手足の防寒対策をして、冷えないようにしましょう。足先が痛いほど冷えてしまったら足湯をするなど早めに温めてください。

◆全身の血流が滞るのが「筋肉不足の冷え」

脚は「第二の心臓」といわれていて、血液を強く押し出すポンプの役割を果たします。心臓が送り出した下半身の血液は、脚の筋肉の収縮により心臓に戻るので、筋肉の衰えは血行不良につながり、冷えの原因となります。また、筋肉は使うことで熱を発して全身を温める効果もあります。体を積極的に動かして筋肉をつくることが冷えない体づくりの第一歩です。

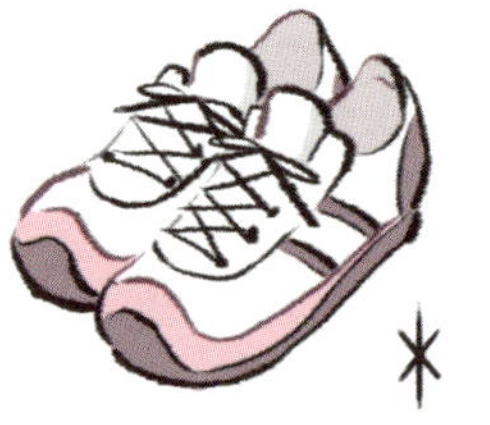

ウオーキングで下半身を鍛えよう

筋肉を増やすには、まず運動をする習慣を身につけることです。簡単で効果的なのがウオーキングです。下半身が鍛えられ、脂肪が効率よく燃焼されます。

◆「内臓の冷え」は冷たいもののとり過ぎから

冷たい飲みものや、体を冷やす食べものなどのとり過ぎが、内臓の冷えの主な原因です。また、運動不足による代謝の低下も、内臓の冷えの一因になります。

冷えているのは体の内側なので自覚しにくく、気づかぬ間に悪化させることも。便秘や下痢を引き起こす原因にもなるので注意しましょう。

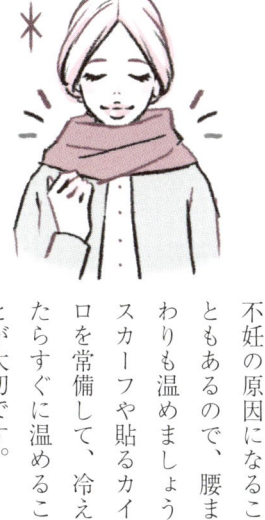

体を温める食材を食べよう

体の芯から温まる食事をとることを心がけましょう。血行促進効果のあるしょうが、にんにく、ネギの摂取が効果的です。また、白湯など温かいものも飲みましょう。

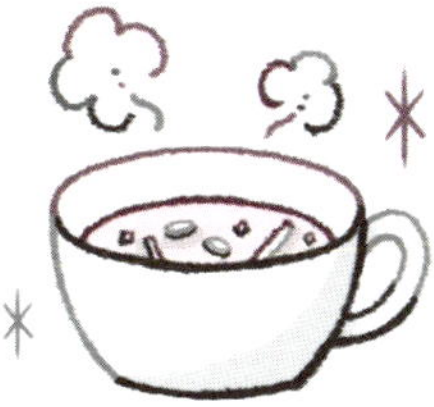

◆「薄着冷え」は熱を逃がし続ける

ファッション性を優先しすぎたり、着ぶくれするのがイヤで薄着ばかりしていると、皮膚の表面から体温がどんどん奪われて、体の芯まで冷えてしまいます。

「三つの首」を温めよう

体の浅い部分を太い動脈が通る首、手首、足首を温めれば、温血が巡り効率よく体を温めることができます。また、子宮や卵巣が冷えると不妊の原因になることもあるので、腰まわりも温めましょう。スカーフや貼るカイロを常備して、冷えたらすぐに温めることが大切です。

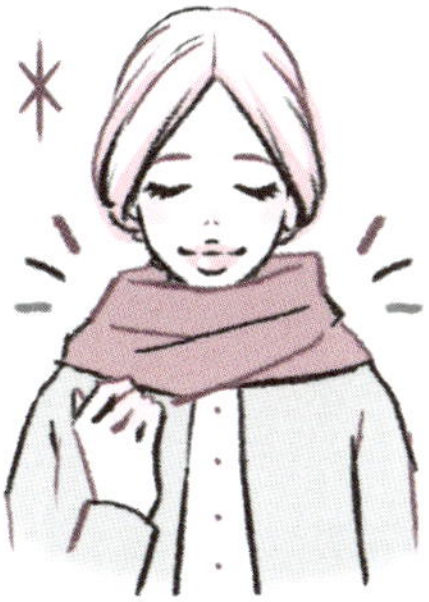

◆すべての冷えタイプに

「手足の冷え」「筋肉不足の冷え」「内臓の冷え」「薄着冷え」どのタイプも不調を引き起こしているのは血行不良です。共通して高いケア効果を期待できるのは、入浴の際に湯船につかって温まることです。

20分から30分、ゆっくりとぬるめの湯につかることで、温血が全身を巡り体を芯から温めます。気をつけたいのが入浴時間と温度です。41℃を超えると交感神経が刺激され、心身が活動モードになるので、就寝前につかった場合、眠れなくなることもあります。夜は湯を「じんわり汗が出るくらい」の40℃以下にしましょう。

また、湯船につかることは、汗腺トレーニングにもなり、体温調節機能がアップします。汗とともに老廃物が流れ、デトックス効果も期待できるので毎日の習慣にしてください。

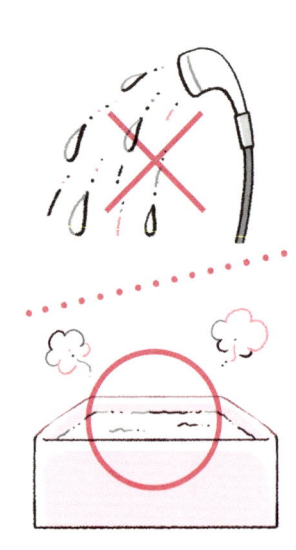

from doctor

冷えは、放っておくと慢性的な血行不良になってしまい、むくみや便秘、肩こりなどさまざまな不調につながります。まずは生活習慣を見直し、それでも改善しないなら、一度専門医を受診することもオススメします。

不調原因解決ナビ

体を温めたり動かして血行をよくしよう

原因解消は
第3章・第4章へ

TROUBLE

不調 7

のぼせる・ほてる・汗をかく

手足は冷えているのに顔がかーっと熱くなり、汗をたくさんかくのが特徴です。

◆血行不良が原因

上半身だけが妙に暑くなり、のぼせる、ほてる、汗をかくなどの不調が起こるのは、過労やストレスなどにより自律神経が乱れ、体温調節のための血管の拡張と収縮機能がうまく働いていないことが原因です。下半身は冷えているので温める必要があります。

血の巡りをよくすること

足湯や半身浴などで下半身を温め、血行をよくしましょう。血行がよくなるビタミンEや鉄分の摂取も効果的です。睡眠もしっかりとることを心がけてください。

from doctor

のぼせやほてりがひどく、大汗をかくような場合、甲状腺機能亢進症の疑いもあるので専門医の受診をオススメします。

不調原因解決ナビ

のぼせやほてり対策は下半身を温めることが先決

原因解消は第5章へ

TROUBLE

不調 8

便秘・おなかが張る

CHECK LIST

あなたの便秘に当てはまるのは？

便の回数
- □A 1～2日に1回
- □B 1週間に1～2回
- □C 1週間に1回未満

残便感
- □A 出ればスッキリ
- □B 少し残便感あり
- □C 残便感あり

排便時
- □A いきまずに出る
- □B ややいきむ
- □C いきむ・腹痛を伴う

おなか
- □A 張らない
- □B やや張る
- □C 常に張っている

便意
- □A 毎回感じる
- □B 時々感じる
- □C あまり感じない

出る量
- □A バナナ1本分くらい
- □B 少ない
- □C まちまち

便秘とは、一般的に排便が順調でない状態を指します。あなたの便秘は今どんな状態なのか、まずは上のチェックリストで把握してみましょう。

◆慢性化していない？

1～2日程度の便秘はよくあることです。しかし、腸のぜん動運動の低下やいきむ筋力の低下、はたまた排便の反射が弱くなって起きていることが原因の便秘などは、慢性化しているので正常にもどしていく努力が必要です。

排便リズムを正常にするセルフケア

まず胃腸の働きを整えるために、朝起きたと

便の形状

□A 便表面がなめらかなバナナ状
□B ヒビ割れたソーセージ状
□C ウサギのフンのようなコロコロ状

便の色

□A 黄土色
□B 茶色
□C こげ茶色

結果

8つすべてがAにチェックされるのが健康な便の状態といえます。ほとんどAだがBにもチェックがつく、あるいはBが多いようであれば食事と運動習慣を見直しましょう。Cに多くつく場合は専門医を受診することもオススメします。

きにコップ1杯の水を飲みましょう。そして朝食をきちんととり、朝食後便意が起きなくてもトイレに行くことを習慣づけます。また、便意をもよおしたらがまんしないようにしましょう。

食事は、食物繊維を多く含む野菜、海藻やきのこ類などを積極的にとるほか、意識的に水分の補給をしましょう。

運動は軽めのものを毎日行うようにしましょう。特にウエストをひねったり、腰を回したりする運動や、おなかを「の」の字にマッサージすることは、腸の働きを促します。

from doctor

便秘には、腸そのものの病変によって起こるものもあります。生活環境が急変したわけではないのに便秘になった、下剤を飲まないと排便がない、腹部にしぶるような痛みがあるなどの場合は早めに受診してください。

不調原因解決ナビ

便秘の改善は食物繊維をとることから始めましょう

原因解消は第3章・第4章へ

TROUBLE

不調 9

だるい・疲れやすい

疲れには、過度な運動などによる肉体的なものとストレスなどによる精神的なものがあります。どちらの疲れも解消できずに蓄積していくと、「だるい・疲れやすい」といった日々の不調としてあらわれます。今は病気ではなくても、疲れは心身のさまざまな病気の誘因となるので、がまんしたり無理したりせず、リフレッシュや休息を心がけましょう。

また、神経が張りつめたり、気力が充実しているときは、疲れに気づきづらく、知らないうちに蓄積し慢性化している場合があります。

下のリストで、疲れが慢性化していないか、チェックしてみましょう。

CHECK LIST

当てはまる項目にチェックをつけましょう。

- □ 朝起きたとき「疲れがとれていない」と感じる
- □ 休息を十分にとっても全身のだるさが残っている
- □ 頭がさえない、シャキッとしない
- □ 体を動かそう、外出しようという気にならない
- □ 食欲がわかず、少量しか食べられない
- □ 常に冷えを感じて、手足が冷たい

結果

項目にチェックが多くつくほど、疲れが慢性化しつつあります。休息を心がけ、栄養をとり、疲れを回復していきましょう。

◆血行不良と栄養不足が疲れを増長

十分な休息がとれず、体を酷使するような仕事が続くと、だるい、疲れやすいといった不調があらわれます。また、同時に血行が悪く、代謝が落ちていたり、栄養が不足して免疫力が低下していると、その不調を回復させることができません。この状態を放置してしまうと慢性的に疲れがとれない体になってしまいます。

また、体を酷使しているわけではないのにだるさを感じるという人は、人間関係のストレスなど精神的な疲れが、だるさとなって体にあらわれているといえます。

from doctor

「食べているのに体重が減る」「あまり食べていないのに太る」「運動していないのに動悸がする」「生理不順だ」「のどぼとけの下に違和感がある」などに心当たりがある場合、甲状腺機能に異変が起きている可能性があります。すぐに受診してください。

疲労回復力の高い体をつくろう

心身の疲れをとるには、まず、睡眠をしっかりとることです。第5章の睡眠習慣を見直しましょう。次にウオーキングやストレッチなどの運動を日常に組みこんで、血行を促しましょう。また、1日3食を規則的にとる習慣もつけ、体をつくるもととなる、魚や大豆、肉などのたんぱく質をとり、それらの代謝をスムーズにするビタミン、ミネラル、フィトケミカルも積極的にとりましょう（83ページ参照）。運動と食事に気を配ることで自律神経も整い、疲れのとれやすい体になっていきます。

不調原因解決ナビ

規則的な食事と運動が疲労回復力アップのポイント

原因解消は第3章・第4章へ

TROUBLE

不調 10

気分が落ち込みやすい

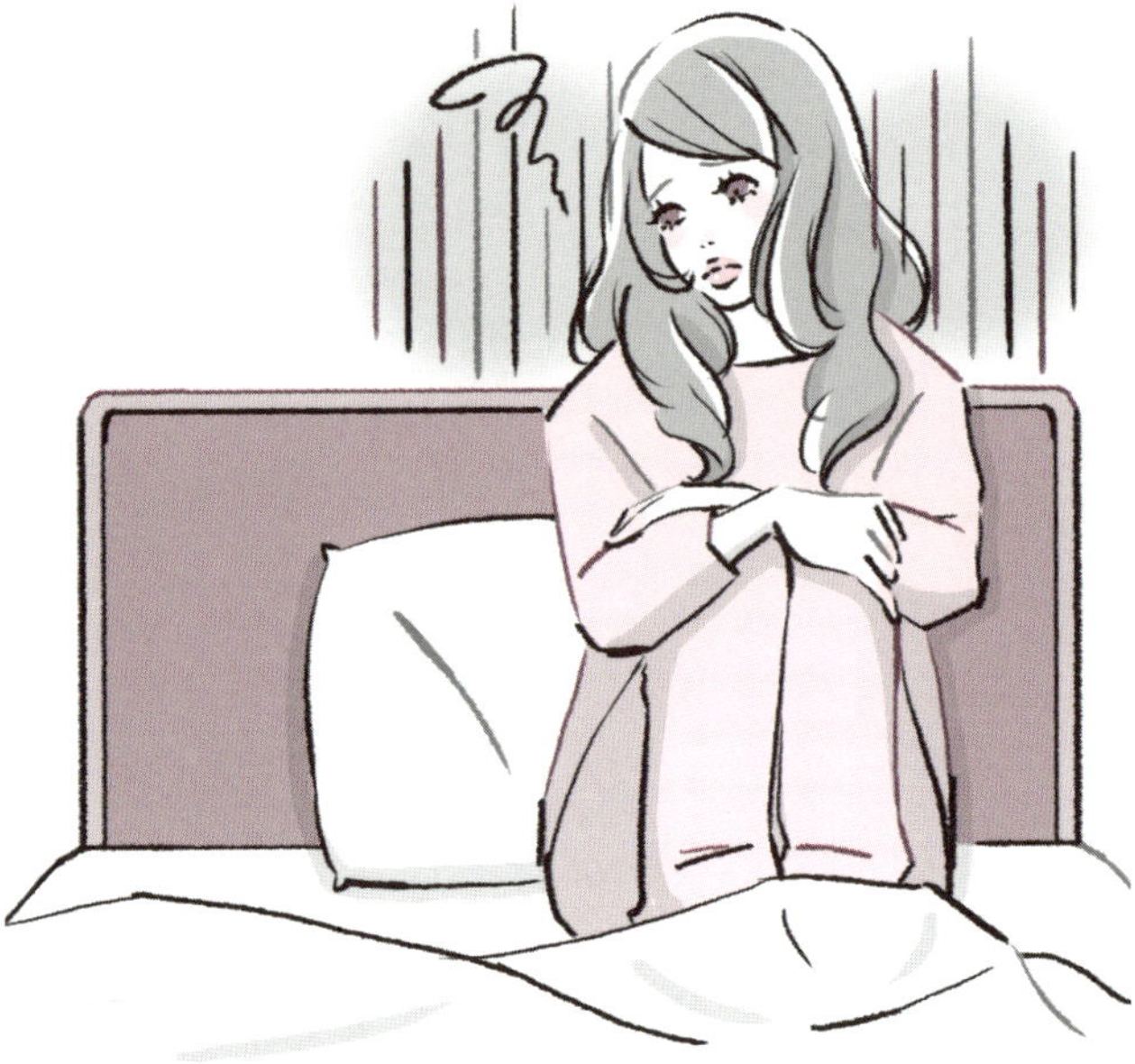

気分が落ち込むことは、多かれ少なかれ誰にでもあるものです。職場の人間関係、恋人や友達、家族とのいさかい、昔の出来事を思いかえしての後悔など、原因は人によってさまざまです。もしかしたら、ＰＭＳの症状のひとつかもしれません。

◆落ち込みの原因はなんだろう

その解決にたどり着くには、まず何が原因なのか探ってみることです。それが明らかになることで、現実的な対応がとれるようになり、心理的な葛藤がやわらいだりします。

ただし、考え込みすぎてはいけません。時には、開き直って時間の経過に身をまかせるくらいのおおらかさを持つことも大切でしょう。

モヤモヤするときは好きなことをいろいろやってみよう

ＰＭＳであれば、生理の開始とともにスッキリしてくるので、一区切りつけることができます。

しかし、具体的な原因が見当たらない場合、どうすればよいのでしょうか。漠然とした将来への不安や、立ち直れない自分への自己嫌悪などのモヤモヤは考えれば考えるほど悪循環にはまり込んでしまいます。それを長い間引きずると、自律神経の乱れも長期間に及んで、心身の不調を引き寄せてしまうことにもつながります。

そんなときは考えるのをやめて、なんらかの行動を起こしてみましょう。散歩や入浴、映画や音楽の鑑賞、買い物、スポーツ……。アクションのひとつひとつが心身に刺激を与え、それが自律神経のスイッチに働きかけます。そして、自律神経が本来の機能を取り戻し、心身のモヤモヤを消してくれることでしょう。

from doctor

不安やストレスで眠れない、マイナス思考に陥る、息苦しさや吐き気などの症状が伴うなど、そんな状態が続く場合は要注意。症状が進むと、無力感やけんたい感で出社できない、家事をまったくできなくなるなど、実生活にも支障が生じます。がまんせずに、心療内科などの専門医を訪ねましょう。

不調原因解決ナビ

原因がわからないときは考えない時間をつくりましょう

原因解消は第4章・第6章へ

TROUBLE

不調 11

めまい・立ちくらみ

めまいと立ちくらみは、症状が似ているので混同して捉えられがちです。立ちくらみは、主に自律神経の調節がうまくいかなくなって起きますが、めまいは、耳もしくは脳の機能の異常で起こる場合もあります。原因や対処法、予防策が異なるので、注意が必要です。

◆立ちくらみは自律神経のスイッチが原因

立ちくらみの症状には、立ち上がった瞬間にくらっとする、目の前がファーッとかすむなどがあります。主な原因は、自律神経のスイッチが鈍くなることで血圧の調整がうまくいかず、脳に十分な血液が行き届かなくなるというものです。女性の場合は、生理やダイエットなどで鉄分が不足して引き起こされることもあります。

あわてず低めの体勢をとる

立ちくらみを感じたら、転倒しないためにも、落ち着いて低めの姿勢をとり、症状が治まるのを待ちます。そして、あわてずに何かにつかまりながらゆっくり起き上がりましょう。強い頭痛や手足のしびれなどの症状がある場合は、医師の診断を受けるようにしてください。

立ちくらみの予防策

立ちくらみを防ぐには、自律神経がスムーズに切り替わる体づくりが大切です。毎日きちんと朝食をとる、起床後に熱めのシャワーを浴びる、忙しさのなかでも休憩時間を確保する、質のよい睡眠を心がけるなど、体のオン・オフを意識した生活を送りましょう。

また、特に生理中は鉄分をとることを心がけてください。ヘム鉄が含まれる肉類や魚介類と、非ヘム鉄を含む野菜をバランスよく食べてください。非ヘム鉄は、ヘム鉄より吸収率は劣りますが、野菜に含まれるビタミンCが鉄分の吸収をアップしてくれます。

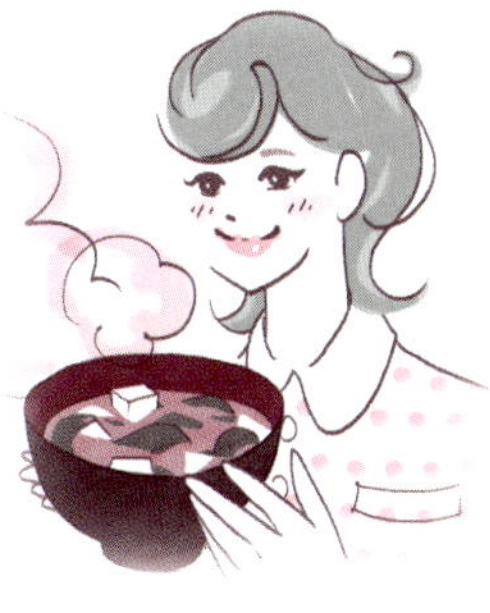

from doctor

めまいには、主に2つタイプがあります。症状を把握して医師にきちんと伝えましょう。

【脳神経系のめまい】
足元がフワフワと浮くようなめまいは、脳神経系の異常が疑われます。内科か脳外科を受診してください。めまいが起きた際、ろれつが回らない、意識がもうろうとするなどの症状がある場合は、すぐに救急車を要請してください。

【耳の機能の不具合によるめまい】
天井や周囲が突然グルグルと回転して見えるような場合、内耳の異常が原因です。回転性のめまいが発作的に起こり、耳鳴りや吐き気を伴う場合は、メニエール病の疑いがあります。できるだけ早めに耳鼻科を受診してください。

不調原因解決ナビ

立ちくらみはオン、オフの切り替えと鉄分補給を心がけましょう

原因解消は
第3章へ

動悸・息切れがする

動悸、息切れは更年期障害の代表的な症状のひとつですが、更年期前の30代～40代前半でも、似たような症状を訴える人がいます。

◆交感神経が心肺を暴走させる

不整脈や狭心症などでなければ、ＰＭＳや過労、ストレスなどが原因として疑われます。交感神経の暴走が心肺の働きを乱しているのです。

意識を「休む方向」にシフトする

意識して心身の休息を図りましょう。体を休めて、副交感神経を優位にすることが大切です。

重要なことを任される立場でも「自分がいなければ回らない」と抱え込まず、周りの人を頼るようにしましょう。「自分がいなくてもどうにかなる」というぐらいの開き直りも時には大切です。

from doctor

突然の動悸や胸部の違和感が繰りかえし起こる、息切れとともに呼吸困難や胸の痛みを伴うようなら、不整脈や狭心症の疑いがあります。まずは医師の診断を仰ぎましょう。

不調原因解決ナビ

緊張状態が続くときほどリラックスを心がけましょう

原因解消は
第2章・第5章へ

TROUBLE

不調 13

肌の調子がよくない

肌の調子を左右するのは化粧品ばかりではありません。消化器官の調子が大きく影響します。

◆肌は内臓のバロメータ

肌のトラブルは、解毒作用と代謝をつかさどる肝臓の働きの低下と、腸内環境の悪化が原因と考えられます。肌の保湿機能がおとろえて、乾燥する、化粧ノリが悪くなるなどし、さらに進むと唇が割れたり口内炎が起こったりします。消化器官と肌の調子は密接に関係しています。

ビタミンCとミネラルの補給を

カギを握っているのは食生活です。着色料や防腐剤など食品添加物を多く含むものを控えて肝臓の負担を軽くし、肌の新陳代謝を促すビタミンCとミネラルを意識して補給しましょう。

from doctor

こすりすぎのクレンジング、モコモコさせすぎの泡洗顔、たたきこむような化粧水のつけかたなどは避けましょう。肌は、加齢とともに「こすらない、洗いすぎない」ことが最優先です。

不調原因解決ナビ

食べものに気をつけると肌はきれいになります

原因解消は第3章へ

COLUMN 1

アロマテラピーで自然治癒力アップ！

〈おやすみ前に効果的な使い方〉

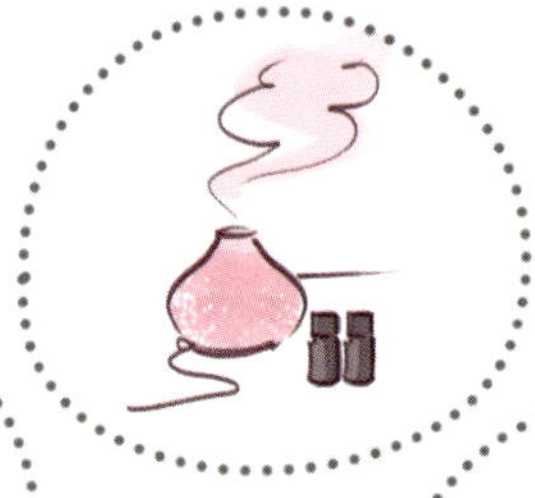

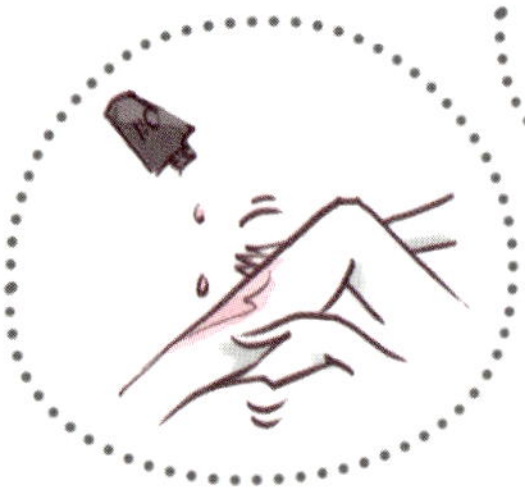

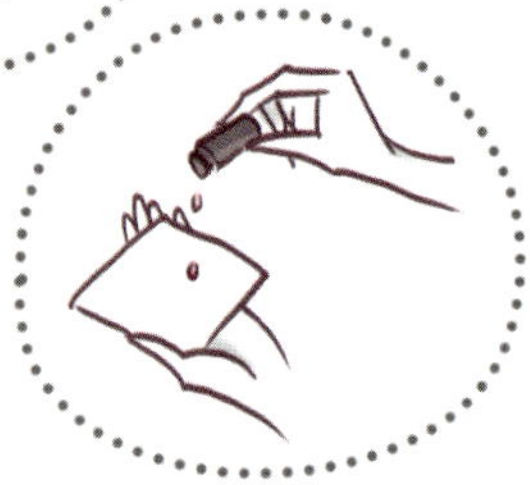

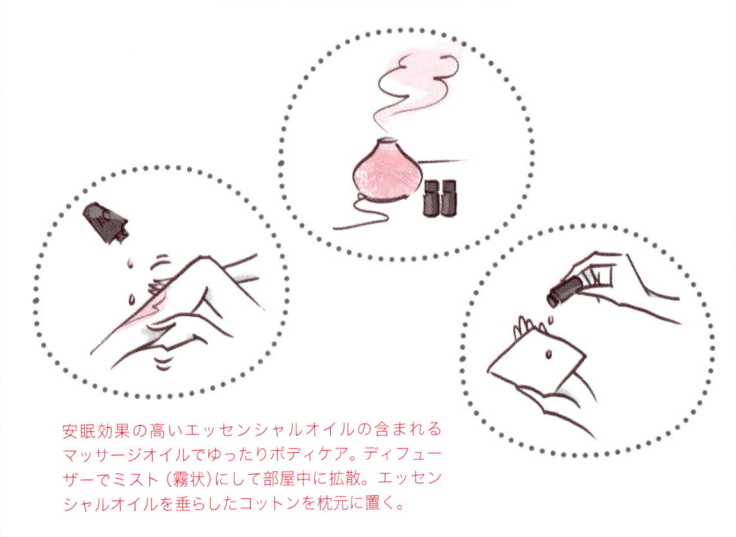

安眠効果の高いエッセンシャルオイルの含まれるマッサージオイルでゆったりボディケア。ディフューザーでミスト（霧状）にして部屋中に拡散。エッセンシャルオイルを垂らしたコットンを枕元に置く。

香りの成分は、鼻の奥から刺激として脳へ直接届き、自律神経、ホルモン、免疫系に働きかけます。アロマテラピーはこの作用を利用して心身の不調の改善を図ります。

使用するエッセンシャルオイル（精油）の香りには、それぞれ違った効能があります。不調全般に効果が期待できるのは、カモミール、ジュニパーベリー、サンダルウッド、スイートオレンジ。ストレスやイライラを抑えるのはグレープフルーツ。生理不順やPMSなどにはクラリセージ、サイプレス。下痢や便秘などの消化器系の不調にはジンジャーがオススメです。また、エッセンシャルオイルは植物の花や種子などから抽出した芳香物質。香料など化学物質が入っていない、100％天然のオイルを選ぶとより効果的です。

第2章

仕事習慣を整える

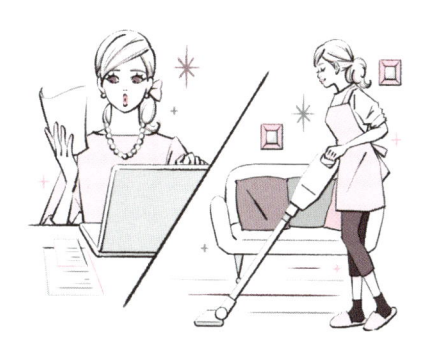

自律神経を乱してしまうほど

がんばりすぎる人は、仕事の習慣を見直しましょう。

仕事中でも心身を休ませるコツや、

手軽に仕事の効率を上げる方法は

いろいろあるものです。

仕事
work introduction

意識的に休息をとって副交感神経の働きを回復

POINT

できる人は仕事も上手に休める人。自分だけで背負わずに、工夫しましょう。

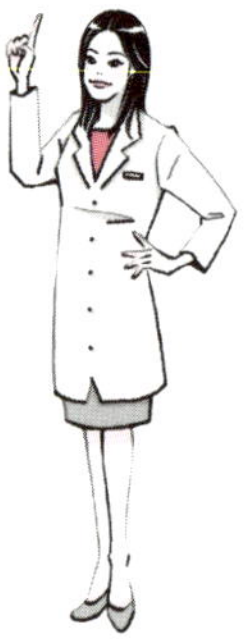

女性の体にとって厳しい、ハードな環境

勤め先の業務以外にも、家事や子育て、ご近所やママ友とのおつき合い……。女性の暮らしは、さまざまな「仕事」であふれています。

仕事中は、体が活動的になっています。脈が速まり、血圧は上昇し、腸の動きは緊張で抑制されます。これは、交感神経が優位に働いている状態です。ストレスが多いほど、この状態は強まりますし、長引けば副交感神経とのバランスも崩れてしまいます。そうなると、自律神経に乱れが生じ、さまざまな心身の不調をまねきます。

就寝や入浴、食事など、体が休息する時間を意識的につくり、副交感神経の働きを取り戻しましょう。副交感神経は、筋肉をゆるめ、呼吸を深くし、腸の動きをよくします。交感神経と副交感神経の正常な働きは健やかな体づくりの基本です。

働き者の女性ほど、「ちょっと張りつめすぎたかな。そろそろ副交感神経を優位にしなきゃ」と意識的にリラックスできるオフタイムを取り入れることが大切です。

交感神経と副交感神経のメカニズム

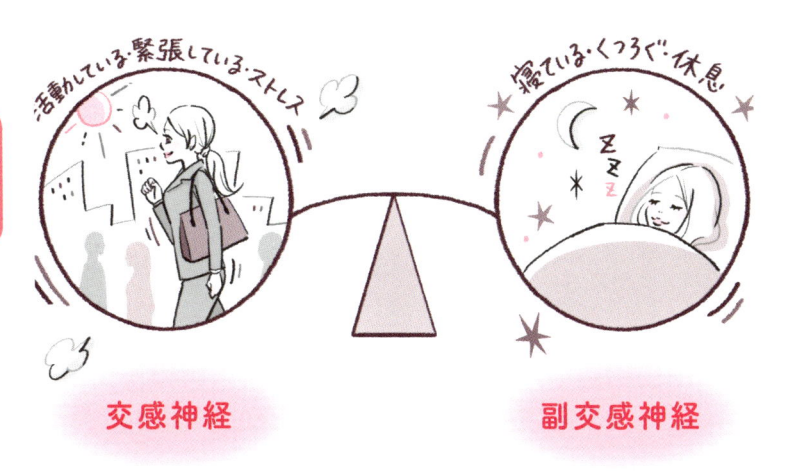

交感神経　　　副交感神経

活動	体	休息
速くなる	脈拍	遅くなる
減る	内臓に送られる血液	増える
緊張する	筋肉	弛緩する
浅くなる	呼吸	深くなる
上昇する	血圧	低下する
拡大する	瞳孔	縮小する
動きが鈍る	胃腸	活発に動く
高進する	発汗	低下する

仕事中は交感神経が優位に働きます。呼吸は浅く、脈も速く、内臓に送られる血液も減り、末梢血管も収縮します。緊張にさらされストレスも感じ続けるので、意識的に休息をとり、リフレッシュすることが必要なのです。

仕事習慣を整える3つのアプローチ

●仕事の合間のケアが不調を遠ざける

交感神経と副交感神経の働きは、日頃の生活習慣が大きく反映します。生活のちょっとした習慣を変えるだけで自律神経は整っていきます。

仕事中は、集中して同じ作業に没頭しがちですが、一息ついて、ほっとできる時間をつくり、心身をほぐしましょう。給湯室や洗面所で伸びをしたり、窓の外を眺めたりするだけでも、副交感神経が働きます。疲労も緩和され、元気になるので、仕事の能率が上がり、時間の余裕が生まれるという好循環も生まれます。

デスクから離れられなくても、少しの間両手で目を覆って視神経を休ませたり、座ったまま靴を脱いで脚を伸ばし、足の指を開いたり閉じたりたりなどの方法で、疲れや筋肉のこわばりをやわらげることができます。

60ページからは、左の3つのアプローチに基づいて、仕事や家事の合間におこなうことで不調を遠ざけ、仕事そのものも円滑にできる方法を紹介しています。

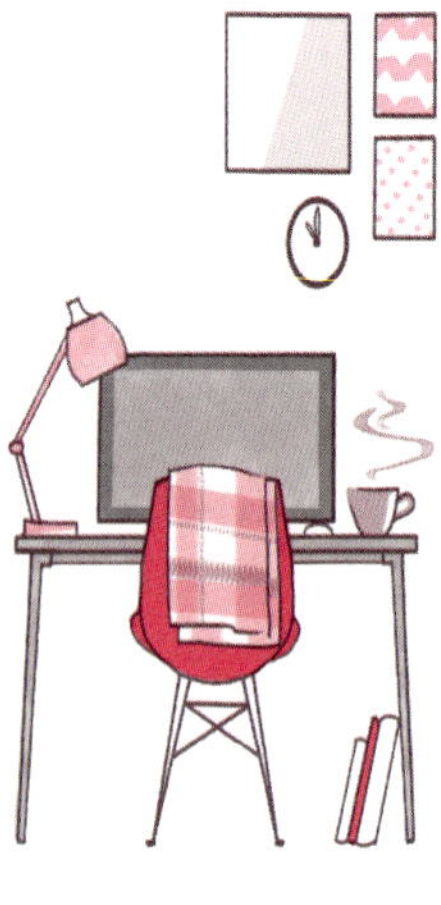

APPROACH

❶効率を上げる

仕事がはかどれば余裕が生まれる

工夫と集中力で仕事の効率を上げれば、すきま時間が生まれ、副交感神経の働くリフレッシュタイムとなり、そのあとの仕事もまたうまくいくという好循環に。

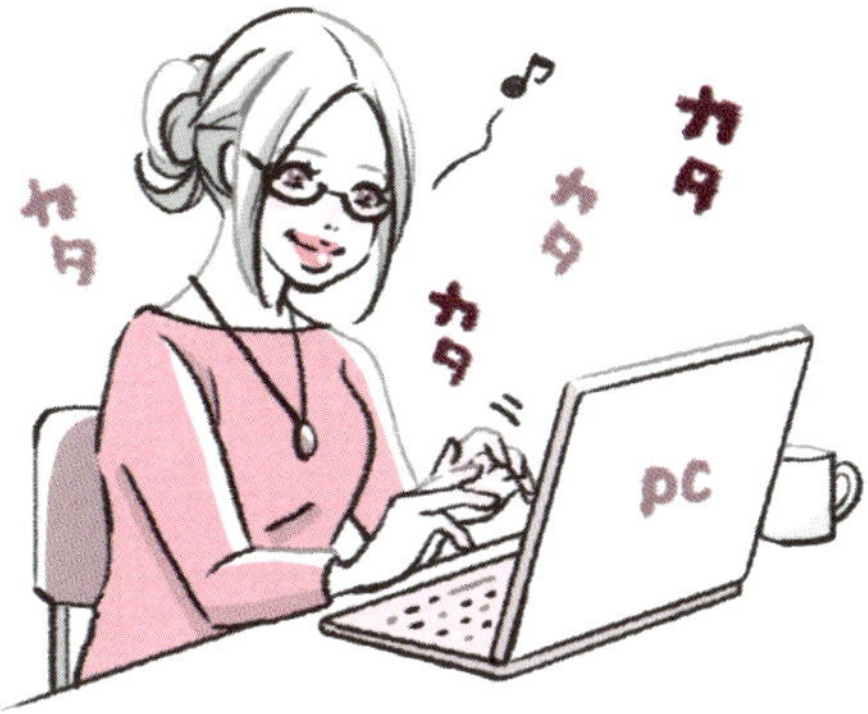

APPROACH

❷ケアする

体を温めて筋肉をゆるめる

オンタイムは筋肉が緊張して硬くなります。血流も悪くなり肩こりなどの原因にも……。ひざ掛けを使う、温かいものを飲む、ストレッチをするなどこまめなケアが大切です。

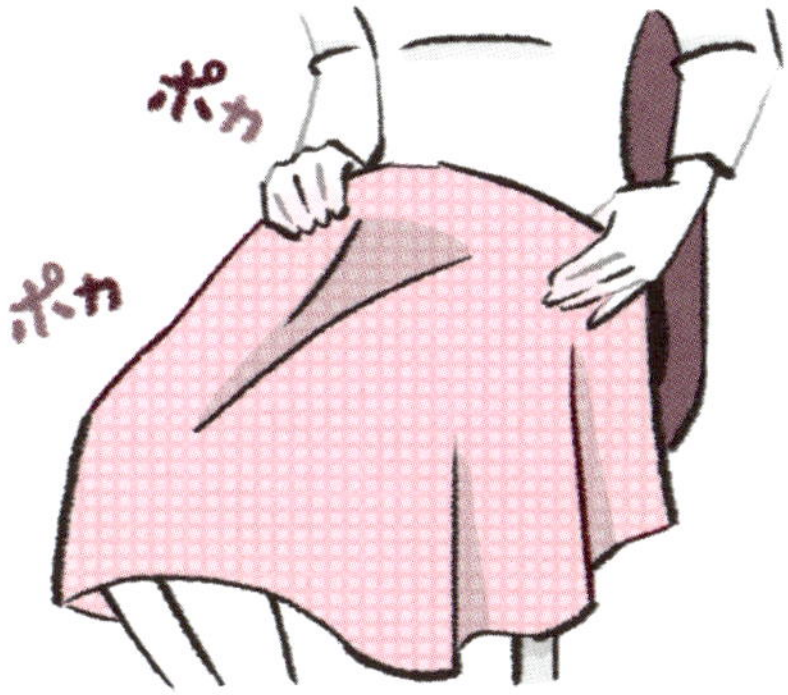

APPROACH

❸リラックスする

心と体を緊張から解放する

長時間、交感神経オンで仕事に集中しすぎると、体に疲労がたまります。外出して息抜きするなど、副交感神経に切り替わる時間を持ちましょう。

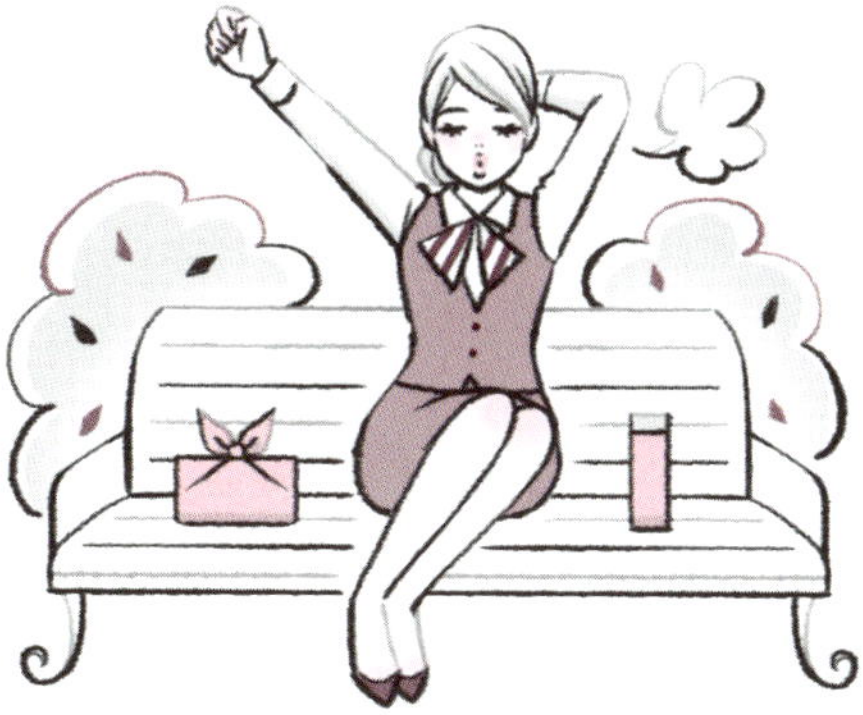

APPROACH

効率を上げる

ケアする

リラックスする

起床と食事の時間の乱れが生活リズムを揺るがす

「起床と三食」を同じ時刻に

集中して効率的に仕事をし、ほどよい休息をとって、夜はすっと眠りに落ちる。そんな生活を実践するには、自律神経のスムーズなスイッチングがポイントです。一日のなかにオンとオフのメリハリがあることは、心身を健やかにします。

また、毎日の生活リズムがバラバラだと、副交感神経がうまく働かず、心身がリラックスできずに疲労もたまり、睡眠の質にも影響します。

もし、日々の生活リズムが不安定なら、それを整えることを意識するところからスタートしましょう。ポイントは、起床と三度の食事の時間を一定にすることです。ただし、なにも判で押したような変化のない毎日を繰りかえせというのではありません。まずは、生体リズムに大きく影響する睡眠と食事の時間を安定させることを、可能な限り心がけてください。

たとえば、朝は6時30分頃に起床、7時に朝食。昼は、お勤めならランチタイムがあるので安

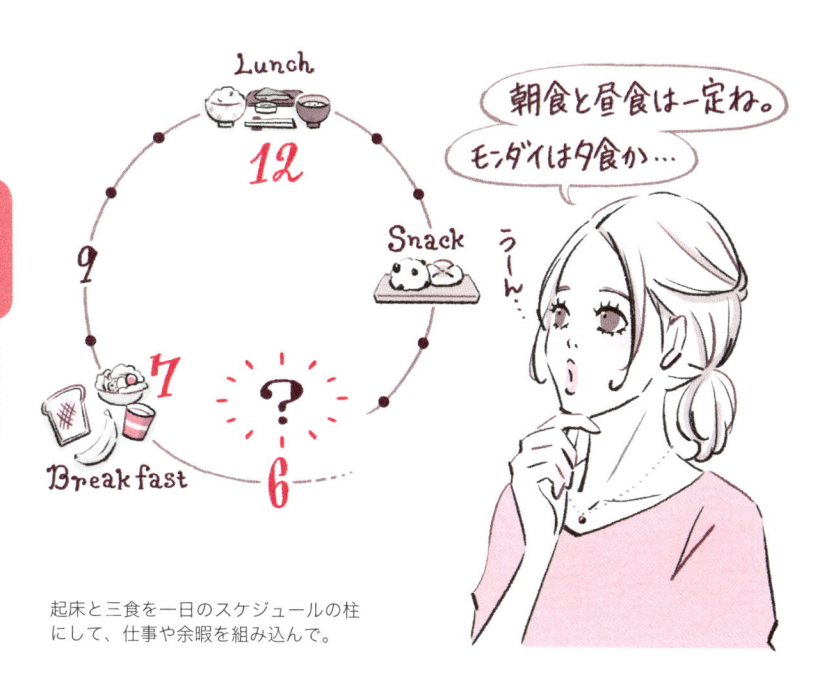

起床と三食を一日のスケジュールの柱にして、仕事や余暇を組み込んで。

定傾向ですが、自己決定の場合でも、決まった時間に昼食をとるようにします。おやつが欠かせない人は、おやつの時間もできるだけ決めましょう。

夕食は、さまざまな都合があっても「21時までには食べ終える」などのタイムリミットを決めておくとよいでしょう。

朝は陽の光を浴びて起床し、夜は早めに就寝して十分な睡眠を得られたら理想的ですが、実際はなかなかそううまくはいかないことも。イレギュラーな予定や仕事の都合で、帰宅時間が一定しない人もいるでしょう。

それでも、起床と食事の2つにポイントを絞れば、自分なりの生活リズムをつくりやすいのではないでしょうか。

ありきたりですが、なかなか整っていないのが生活リズムです。まずは実行してみましょう。

APPROACH

効率を上げる
ケアする
リラックスする

冷暖房には賢く対応する

腰と「3つの首」は重点的にケアして

オフィスや公共施設、交通機関の冷暖房は、効きすぎていることが多いですよね。猛暑日にひんやりした建物に入るのは心地よいのですが、そういう環境下で一日過ごすとなると体が冷えきってしまいます。逆に暖房の効きすぎる室内で長時間過ごすと、のぼせてしまいます。自分の要望でエアコンの温度調節をしづらい環境であればなおさら、賢く対策したいものです。

オフィスでは、まず腰まわりに気をつけましょう。骨盤の中には子宮や卵巣などの大切な臓器が集中しており、冷えると機能が低下してしまいます。ブランケットを掛けたり、カイロを貼ったりするといいでしょう。さらに、「3つの首」といわれる首・手首・足首もケアしましょう。これらはいずれも体の浅い部分を太い血管が通っているところです。ここが冷えると冷たい血液が体を巡ってしまいます。カーディガンやストールでカバーしたり、レッグウォーマーや靴下を履くのも効果的です。

冬の暖房対策のポイントは、体温調整のしやすい服装にすることです。アウターはダウンジャケットなどしっかり防寒してくれるものにして、中には脱ぎ着のしやすい薄手の服をゆったりめに重ね着し、こまめに調節しましょう。

体を冷やしたくないけどスカートも履きたいというときは、腰とおなかが冷えないよう毛糸のパンツなどでしっかり防寒し、靴下やブーツで足首を温かく保ちましょう。厚着をしたくない場合は、保温性の高いインナーの着用を。また、厚いタイツの重ね履きや補正力の強い下着など、体をしめつけ過ぎるものは、血流が滞り、かえって体を冷やしてしまうので、避けるようにしましょう。

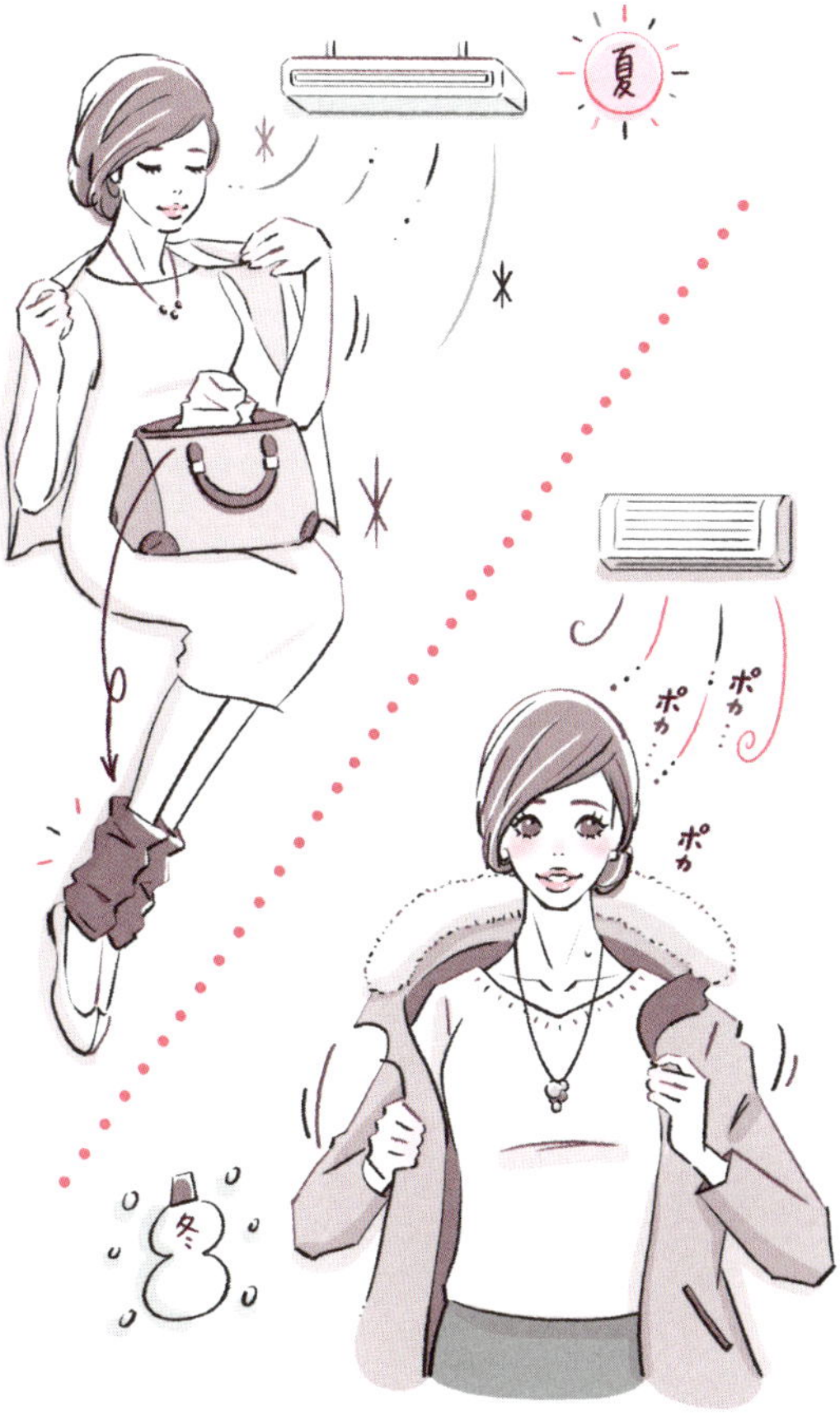

長時間過ごす場所では、冷暖房の効きすぎに賢く自衛を。

APPROACH

効率を上げる
ケアする
リラックスする

「やること」をリスト化する

焦りや不安からまず脳を解放してあげよう

私たちは日々、複雑で大量の仕事を抱えて暮らしています。「あれもこれもしなくちゃ」「誰かの手を借りたい」「ああ時間がない」とストレスを感じるとき、じつはやるべきことの多さや時間不足よりも、それらに振り回され、混乱してしまうことのほうが問題なのです。どこから手をつけたらいいのかわからない、あることをしている最中にほかのことが気にかかる、やり忘れたことがあるのでは……と、いたずらに焦りや不安を感じ、それがストレスをまねいているケースは少なくありません。

この状況をクリアにする方法があります。それはやるべきことを箇条書きにして、優先順位をつけることです。

「書類を書く」「○○さんにメール返信」「経費の精算」「打ち合わせの手配」など、ことの大小にかかわらず、まず、やるべきことをすべて書き出します。いま脳内に抱えている仕事をアウトプットし、目に見えるようにするのです。アウトプットしただけで、混沌としていた状況を客観視できて、頭の中がスッキリします。

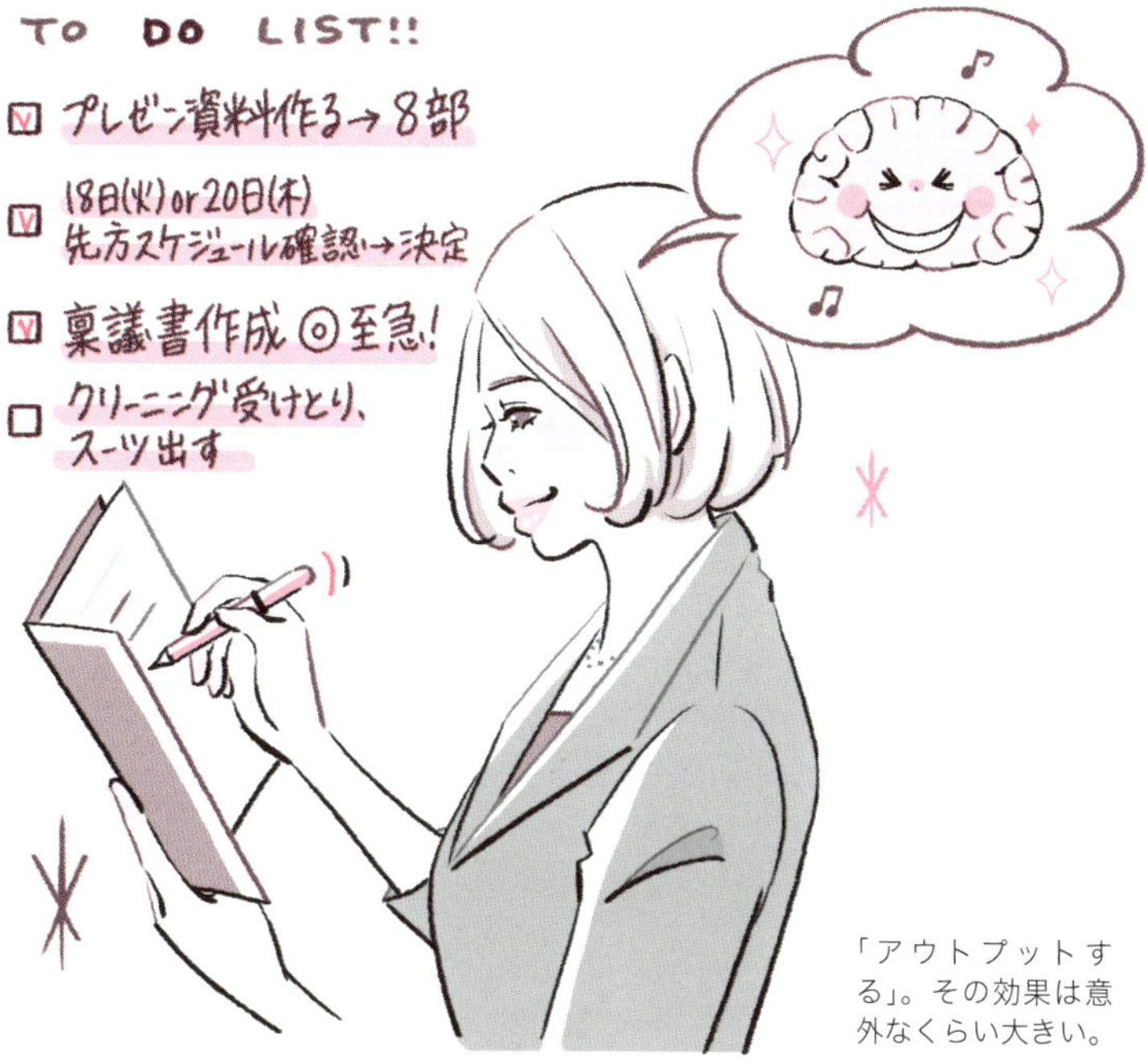
TO DO LIST!!
プレゼン資料作る→8部
18日(火)or20日(木)
先方スケジュール確認→決定
稟議書作成◎至急!
クリーニング受けとり、
スーツ出す

「アウトプットする」。その効果は意外なくらい大きい。

次に、書き出した仕事を分類します。「大至急」「午前中」「今日中」「今週中」などの時間軸と、「重要度高」「重要度中」などの軸で表をつくり、各仕事を振り分けます。表をつくらないまでも、箇条書きにして重要なら◎、そうでもないなら△など印をつけておくだけでも構いません。

こうすることで、どの仕事からとりかかるべきかがひと目でわかるようになり、時間をむだなく有効に使えるようになります。

そして、処理できた仕事には、その都度赤線を引き、消しましょう。この「消す」という行為が達成感につながり、脳に快感をもたらします。一日の終わりに表を見直せば、「これだけやり遂げた」という満足感によって、気持ちよく眠りにつくことができるでしょう。

APPROACH

効率を上げる
ケアする
リラックスする

「深い呼吸」で緊張をほぐす

自分の意思で自律神経をコントロールする簡単な方法

ふだん私たちは、無意識に呼吸をしています。この呼吸をコントロールしているのは自律神経です。自律神経は、ほかにも胃や腸の動きなどもコントロールしていますが、自分の意志で胃や腸を動かすことはできません。唯一、呼吸だけは速さや深さを自分の意志で調節したり、止めたりすることができ、また意識的に呼吸することで、自分で自律神経をコントロールすることが可能になります。

緊張したときに何回も深呼吸することで、気持ちがやわらいで緊張がほぐれたという経験を持つ人も多いでしょう。意識的に深くゆっくりと呼吸すると、副交感神経の働きがアップしてリラックスできるのです。

大切なプレゼンテーションや、緊張する相手との打ち合わせの前など、ストレスフルな状況に取り入れてみてはどうでしょうか。息を吐ききってから、ゆっくりと呼吸を始めましょう。息を吸う時間よりも吐く時間を長くするとより効果的です。息を吸うときはおなかを膨らませ、吐くときはおなかをへこませるのがポイントです。

数回繰りかえしていると、だんだん気持ちが落ち着き、緊張がほぐれてくるはずです。場所や道具にとらわれず、いつでも簡単にできるのでオススメです。

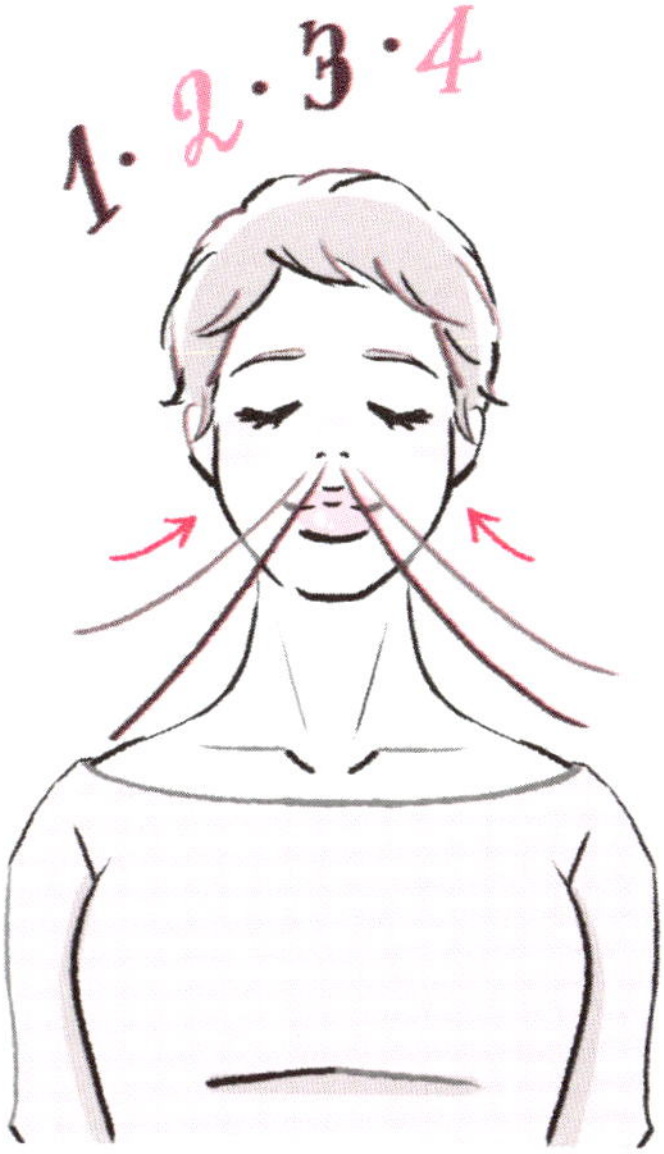

4カウントで鼻から吸う

❶口から息を吐く。
❷4つ数えながら、鼻から息を吸う。

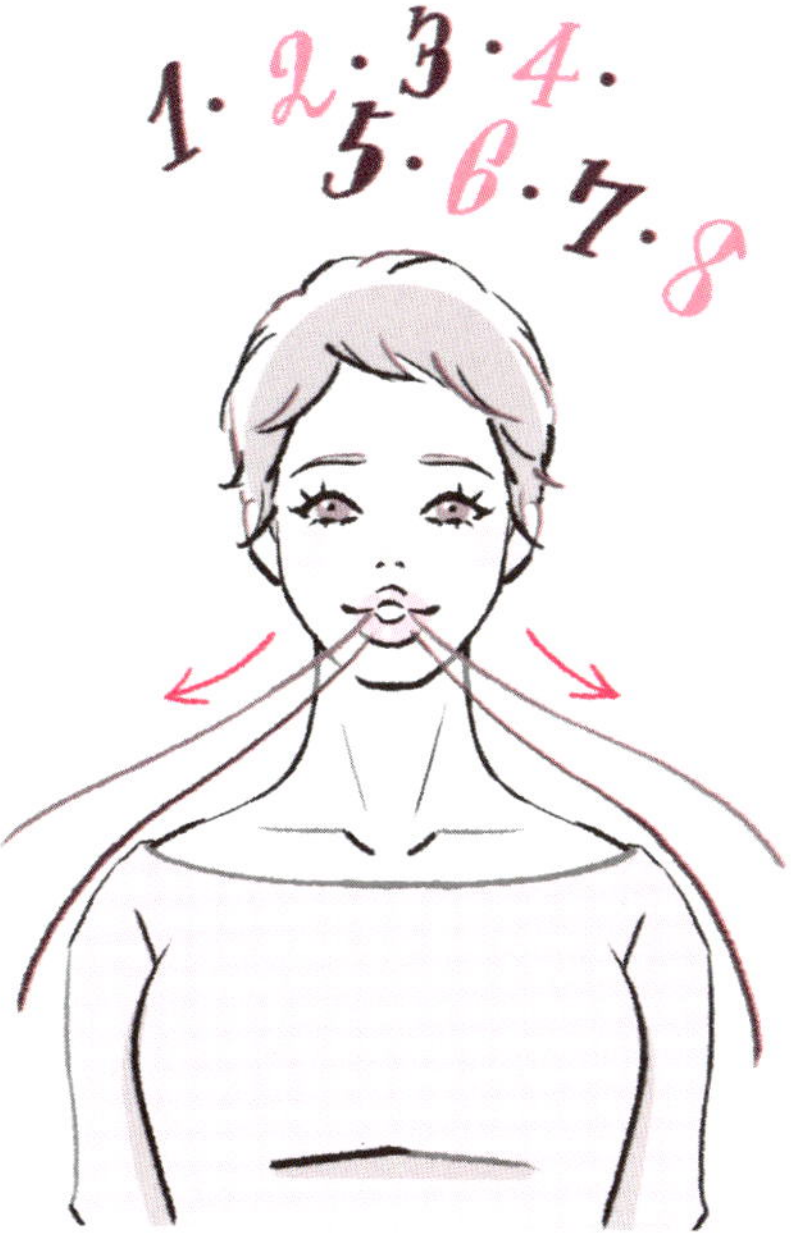

8カウントで口から吐く

❸8つ数えながらゆっくりと少しずつ息を吐き出す。このとき、吐き出すのは鼻からでも口からでも、どちらでも構いません。
❹自然に息を吸う。
❶に戻り数回繰りかえす。

APPROACH

効率を上げる
ケアする
リラックスする

意識的に視神経を休める

●目は意識的に休ませよう

長時間パソコンに向かって、頭痛や肩こりに悩まされたり、目を開けていられないほどの眼精疲労を感じたりしたことはありませんか。それはモニターを凝視し続けたことで起こった血行不良や目の乾きなどが原因かもしれません。モニターが発するブルーライトは、自律神経のバランスを乱します。ひどい場合は夜、寝つけなくなることもあります。

これらの症状を予防するために、目は意識的に休ませるようにしましょう。蒸しタオルなどで目を覆うのが効果的ですが、手のひらを当てるだけでも大丈夫です。1分間だけ、手で光を遮ってください。外界の情報の約80%は目から入ってくるといわれていますが、それを短い時間遮断するだけでも、意外なくらいすっきりリフレッシュできます。

また、次のような目の体操もオススメです。

◆まばたき体操　まばたきで目の疲れをとることもできます。ぎゅっと力を入れて目を閉じたあと、パッと開いてから、まばたきを10回します。これを2～3セットほど繰りかえします。目の

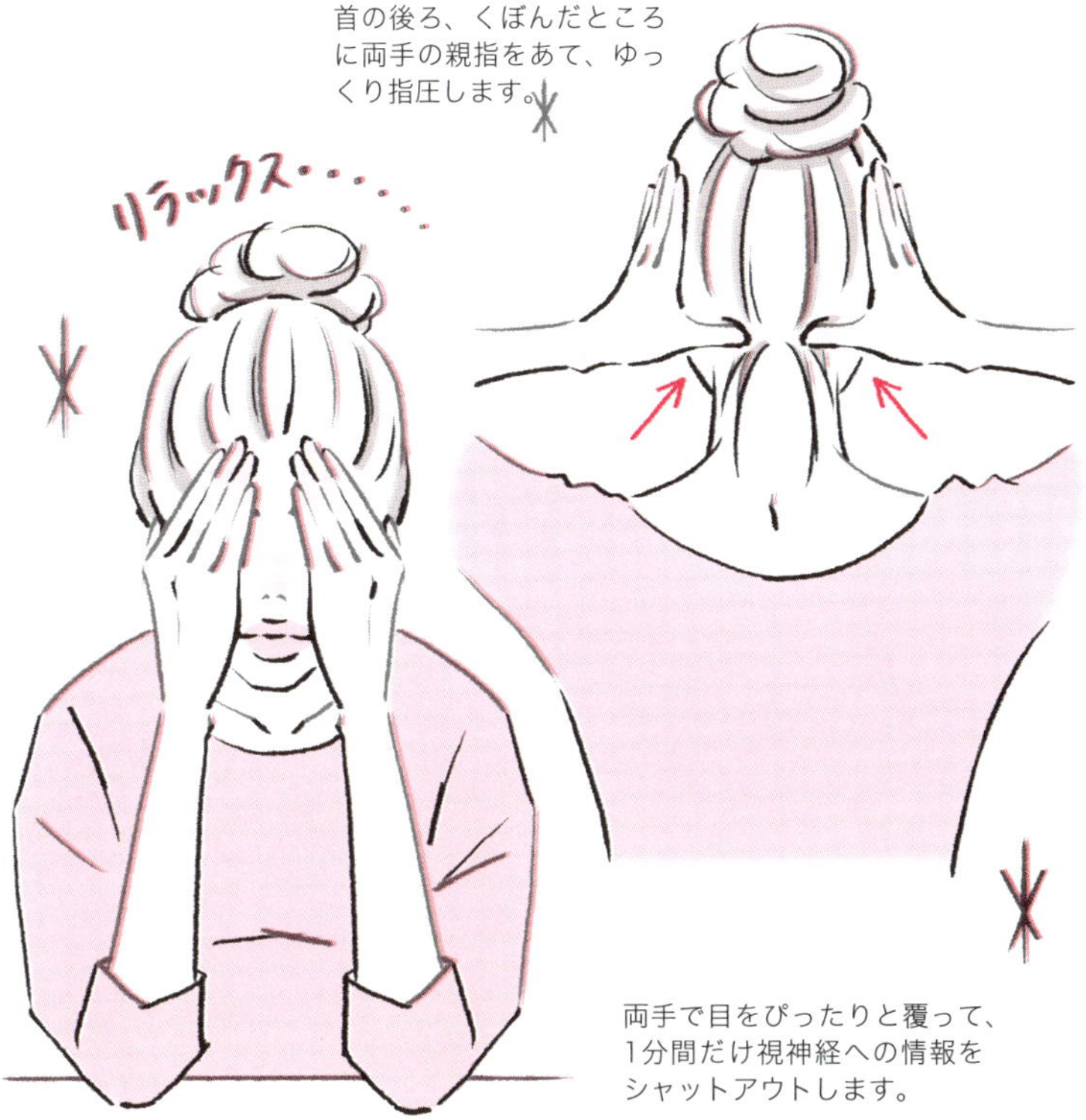

首の後ろ、くぼんだところに両手の親指をあて、ゆっくり指圧します。

両手で目をぴったりと覆って、1分間だけ視神経への情報をシャットアウトします。

まわりのこりがほぐれるほか、ドライアイ対策にもなります。

◆**遠近体操**　デスク上や手元など近いところと、窓の外の遠くの建物などの遠方とを交互に見つめます。初めは2〜3秒ほど視線を固定します。固定する時間を徐々に短くしていき、最後は1秒で素早く視線を切り替えます。遠近を交互に見ることで、毛様体筋というピント調節をおこなう目の筋肉がほぐれ、目の奥のこりをほぐします。

◆**ツボ押し**　耳の後方の髪の生え際あたりにくぼんだ箇所があります。ここを親指で優しく押してください。眼精疲労、頭痛、肩こりなどをやわらげてくれます。

APPROACH

効率を上げる
ケアする
リラックスする

20分間の「パワースリープ」で脳の疲れをとる

●カフェインの覚醒作用で「ひと眠り」をコントロール

人の睡眠サイクルには、昼食後に眠気が高まる時間帯があります。これに逆らわず、軽く眠って脳の疲労を回復させる「パワースリープ」に注目が集まっています。企業では仕事の効率アップのために、これを採用しているところもあるほか、厚生労働省も『健康づくりのための睡眠指針2014』で、午後の早い時刻に30分以内の短い昼寝が作業能率を上げることを認めています。

また、パワースリープには、ストレスを軽減させるという効果もあり、血圧を下げて心臓疾患のリスクを減らすことも報告されています。

このほか、夜更かし生活を送っている人が、その悪習慣をリセットするきっかけとしてもオススメです。

やり方としては、ランチ後、デスクにうつぶせになったり、移動の車内で目を閉じるなど、15～20分、まどろむだけでOKです。熟睡しなくても、体はしっかり休めています。

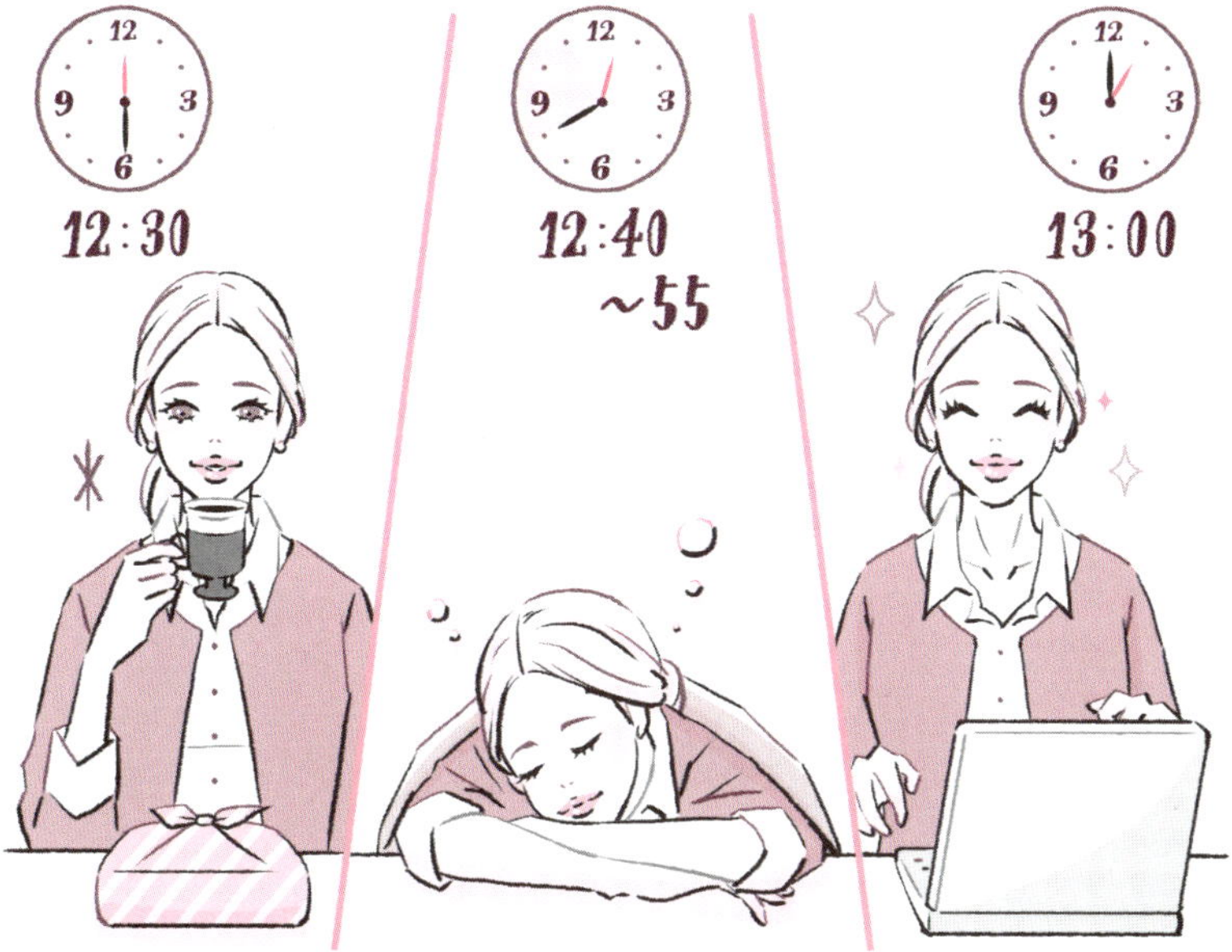

ランチ後のパワースリープでリフレッシュ！

注意したいのは、30分以上眠ると睡眠のサイクルが乱れ、夜の眠りに悪影響を及ぼす点です。実践する際はアラームを使うなどして、眠りすぎないようにしましょう。

眠る前に、コーヒーやお茶などを飲んでカフェインをとることも眠りすぎを防ぐのに有効です。カフェインは摂取後20分ほどで作用するので、ちょうどよいタイミングで交感神経を刺激し、体のスイッチを切り替えてくれます。

さらに、午後にやるべき仕事をランチ前にリスト化しておけば、サッと仕事モードに移れるはずです。

APPROACH

効率を上げる
ケアする
リラックスする

脱パンプスデーを設ける

フットワークが軽くなり、仕事もはかどる

下半身には全身の筋肉の約3分の2が集まっています。「脚は第2の心臓」といわれるように、下肢が活発に動くことで、血液やリンパ液を下半身から心臓へと戻し、循環させています。座ったまま長時間同じ姿勢でいる弊害は、血液の流れが滞り「エコノミークラス症候群」を引き起こすことでも知られています。

そんな重要な脚の働きを妨げる元になりかねないのが、毎日履いているパンプスです。長時間パンプスで歩き、足の裏や指のつけ根がしびれたり、痛みが出たりしたことはありませんか。また、ふくらはぎがパンパンにむくみ、脚が重だるくなっているのを感じたこともあるでしょう。毎日この状態が続けば、じわじわと身体の調子が悪くなっていくのも無理はありません。加えて、長時間のストッキングとパンプスの着用は、水虫の原因にもなります。

そこでぜひ、パンプス着用派に実行して欲しいのが、週に一度の〝脱パンプスデー〟です。たとえば週の中日、水曜日はパンプスをやめて、代わりにフラットシューズやスニーカーで過ごしてみましょう。

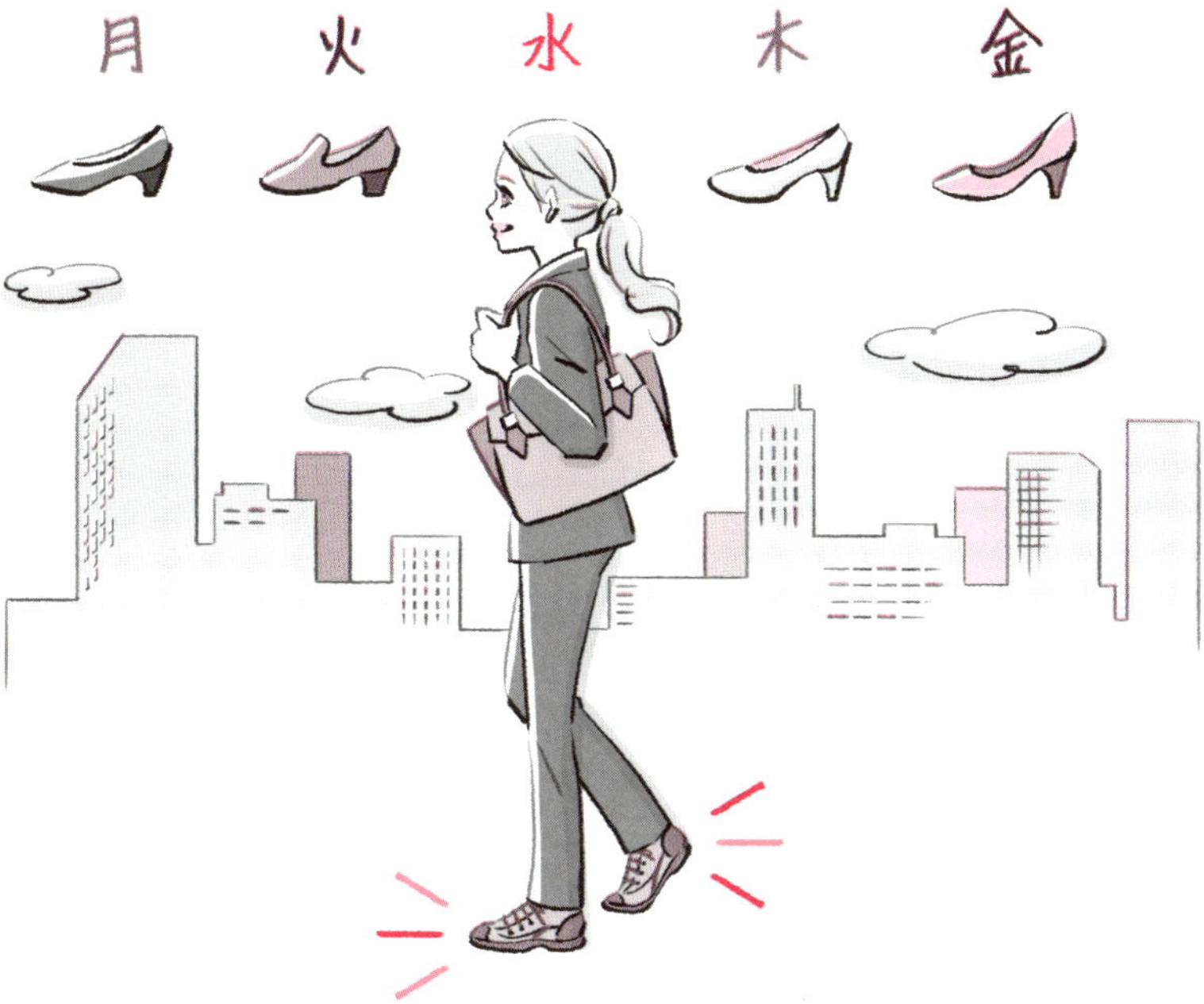

脱パンプスデーには気持ちまで活動的になるはず。

最近はオフィス使いにも対応したデザインのスニーカーも増えています。趣向を変えることで、オシャレの幅もきっと広がります。また、フットワークが格段に軽くなるので、仕事の効率アップも期待できます。「ああ、まだ水曜日か……」などという中だるみとも無縁になれるかもしれません。

また、脱パンプスデーでは、意識的に歩きましょう。エレベーターやエスカレーターを使わず階段を上る、通勤や帰宅時などにひと駅分だけ歩くなど、なんでもよいのです。運動を習慣化するきっかけになるほか、その夜はぐっすり眠れるという恩恵にもあずかれるでしょう。

APPROACH

効率を上げる
ケアする
リラックスする

太もものつけ根を温めて疲労回復

簡単に温めることができて効果大

日常的に座り作業が多い人にオススメなのが、太もものつけ根を温めるという方法です。座りっぱなしで下半身の血流が悪くなったり、夏場は冷房による冷えなどで体調が崩れたりするのを防ぎます。太もものつけ根、鼠蹊《そけい》部には、体の浅い部分に太い血管が通っています。ここを温めれば、効率よく温かい血液が全身を巡ります。その結果、冷えを解消し、不快なだるさをやわらげてくれるのです。また、太もものつけ根付近には、子宮や卵巣、腸があります。これらが温まって活性化することで、ホルモンバランスも改善します。

ひざ掛けやブランケットを太もものつけ根まで引き上げて掛けるのに加え、湯たんぽやカイロをつけ根のあたりに置くとより効果的です。湯たんぽはペットボトルを代用してもOK。42～43℃ぐらいのお湯を入れ、フタをしっかりしめてタオルなどで巻いて使います。ただし、長時間の使用による低温やけどには気をつけてください。

季節を問わず、「最近疲れているなあ」と感じたら、太もものつけ根を温めてみましょう。

APPROACH

効率を上げる

ケアする

リラックスする

「足指じゃんけん」でむくみを解消する

●足指が全部離れて開きますか？

長時間座りっぱなしの仕事で足がこわばったり、冷えたりする。そんな方には足指じゃんけんがオススメです。仕事中にデスクの下でおこなえます。椅子に座った状態で脚を前方に伸ばし、

◆グー…足の指を全部、ぎゅっと内側に握るように曲げる
◆チョキ…親指だけ前方に伸ばし、ほかの4本をぎゅっと内側に握るように曲げる
◆パー…すべての足指を思いきり開く

これを数回繰り返すだけで、足がほぐれてホカホカしてくるのを感じます。

足指じゃんけんは、足の指だけでなくふくらはぎの筋肉を動かします。ふくらはぎには下半身の血液を心臓に送るポンプのような働きがあり、ここを動かすことで、全身の血の巡りがよくなります。また、足指が動くことで、リンパの流れが促され、脚のむくみも解消するなど一石二鳥です。足先だけの小さな動きですが、あなどれない運動です。

APPROACH

効率を上げる

ケアする

リラックスする

生理周期を参考にスケジュールを考える

生理前はなるべく軽い仕事を

生理の約1週間前からは、ホルモン分泌バランスが変わる時期です。そのことが影響し、気分も体調も優れません。ですから、この時期は無理しないことを心がけ、体をいたわるようにしましょう。ハードなスケジュールやプレッシャーの大きい仕事は、可能な限り避けるのがベターです。ただでさえ不調な時期に、気の張るイベントを入れて消耗するとリカバリーにも時間がかかります。

また、ストレスは自律神経にも悪影響を及ぼし、体調不良や気分の悪化をまねきます。その結果、難度の高い仕事をこなすどころか、軽い仕事やルーティンワークでさえ、ケアレスミスを引き起こすことになってしまうかもしれません。

ハードな仕事はできるだけ、生理後1週間の調子のよい時期に取り組めるようなスケジュール調整を心がけましょう。

仕事後の飲み会などの誘いも、生理の約1週間前からの期間は、気が乗らないなら事前にお断りしておくのが賢い調整です。できるだけ早く帰宅し、ゆったりと過ごしましょう。

APPROACH

効率を上げる
ケアする
リラックスする

仕事の休みどころをおさえる

忙しくて休めないときは30分「何もしない」

本当の「仕事ができる人」というのは、仕事をバリバリこなすだけでなく、休むべきときにはしっかりと「休息できる人」のことです。よい休息のとり方を知らない人は、仕事のできる人というよりは、単にワーカーホリックなだけなのかもしれません。

仕事が楽しくてストレスはまったくなし、という人はいないでしょう。仕事中は多かれ少なかれ緊張やストレスが生まれるもので、交感神経が活発に働いています。そのこと自体は正常な体のメカニズムですが、その状態が長く続くと、交感神経と副交感神経とのバランスが崩れ、自律神経が乱れます。そしてさまざまな不調をまねき、仕事の効率が落ちてしまいます。

仕事はなるべく就業時間内に収めましょう。残業や自宅に持ち帰るのはどうしてもというときだけにして基本的にはNGに。帰宅したらリラックス、休日はリフレッシュが理想です。忙しすぎてどうしても休めないというときは、隙を見つけて30分でも1時間でも、「何もしない時間」をつくりましょう。

短時間の休みでも、オンとオフをきっちり切り替えることが大切です。

APPROACH

効率を上げる
ケアする
リラックスする

真面目な人こそ「代行サービス」に頼ろう

他人の手を借りることに罪悪感を抱かないで

毎日、朝は早くて帰りは遅い、家族も激務で家事の分担は期待できない、子どもは幼い、実家は遠方でヘルプを頼めない、土日は親族の世話で出かける用事が……。人それぞれ理由はさまざまですが、多くの人が家事に割く時間をつくることに関して頭を悩ませています。

真面目な人ほど、きちんとできないジレンマで自分を責め、ストレスをためる傾向にあるようです。だからといって、「できないものは仕方がない」と開き直っても解決しません。散らかり、衛生的でないようなすさんだ家では、家族の心身の調子もくるわせます。

そこでオススメしたいのが、家事代行サービスの活用です。民間会社によるものや、自治体が運営する「ファミリー・サポート」もあります。民間の家事代行サービスの内容は、掃除、食事の準備、洗濯から子どもの世話などさまざまです。水回りだけ、リビングだけとピンポイントでオーダーできる会社もあり、各家庭のニーズに合った選択が可能です。たとえば掃除を依頼した場合、プロの手にかかれば清潔な状態が長持ちします。月に1回頼むだけでも、日々の家事がぐっとラクになります。

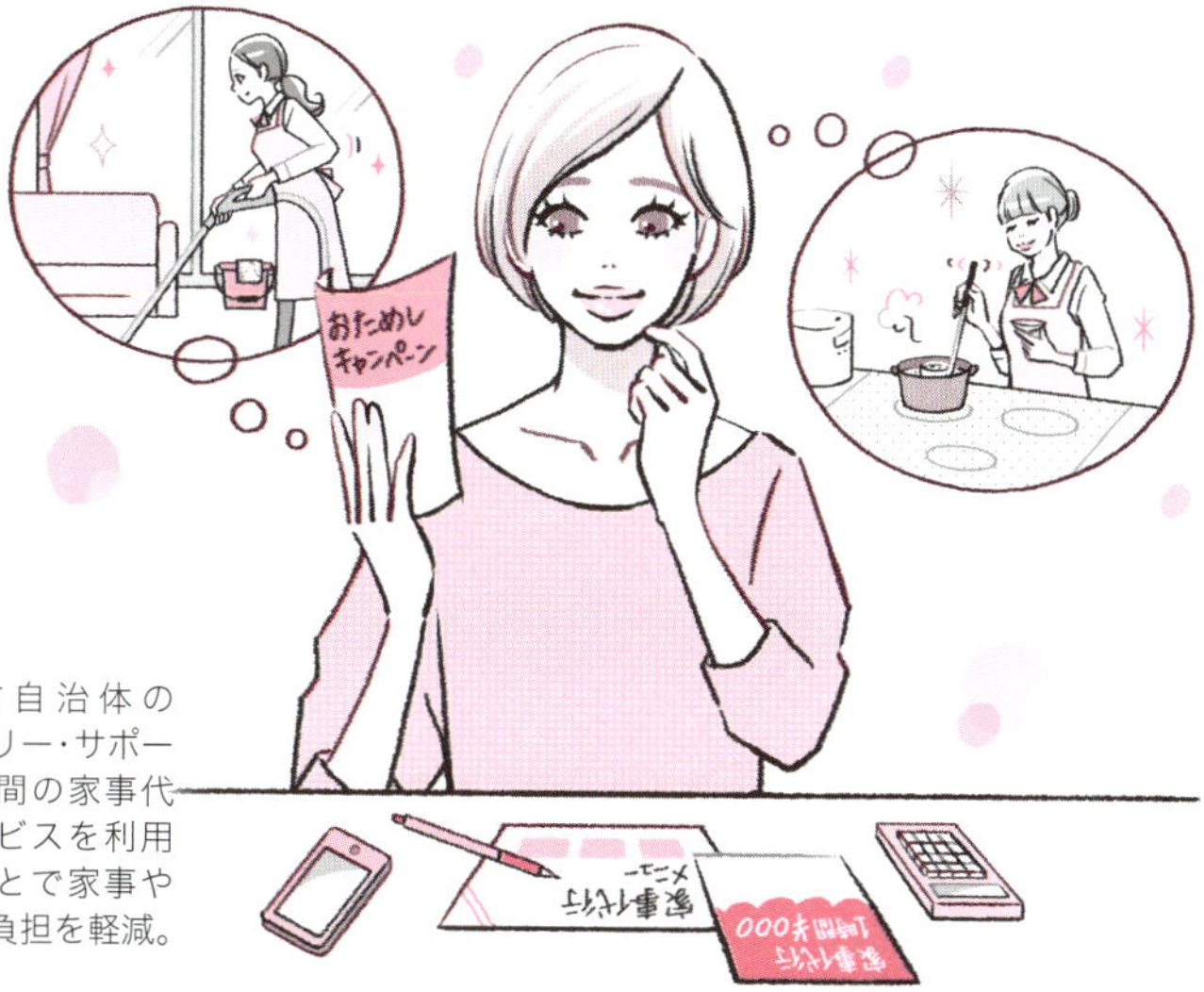

各地方自治体のファミリー・サポートや民間の家事代行サービスを利用することで家事や育児の負担を軽減。

ファミリー・サポートは、仕事と育児の両立を支援するために国が設けた制度です。原則として、人口5万人以上の市区町村に置かれています。サポートを受けたい「利用会員」と、サポートを提供したい「援助会員」があり、地域の人が登録し、自治体がマッチングをおこなう仕組みです。共に同じ地域の住民であることから信頼関係を結びやすく、ちょっとしたことも気軽に頼めます。

利用料金が1時間につき1000円以下のところが多く、安価なのも特徴です。子どもの世話や送迎、介護や家事など、対応できるサービスは自治体により異なります。自分の住む地域にファミリー・サポート制度があるか確認するには、市役所や区役所に問い合わせるか、インターネットで「地域名　ファミリー・サポート」で検索しましょう。

仕事も家事も100パーセント完璧にこなすのは不可能。他人の手を借りることに罪悪感を抱く必要はありません。賢く上手に頼って、快適な生活を送りましょう。

COLUMN 2

正しい姿勢が体幹を鍛える

姿勢は自律神経への影響大。姿勢を見直そう！

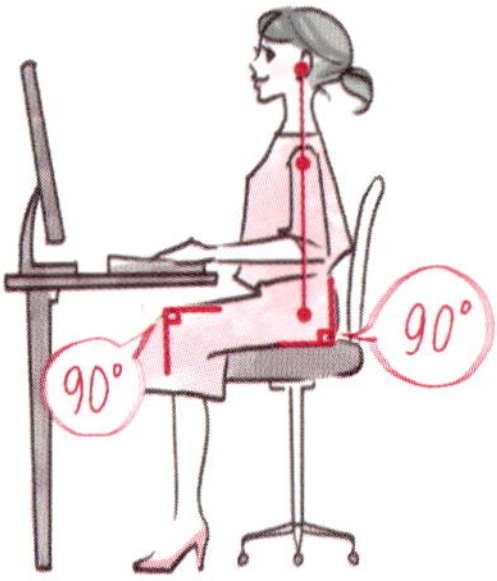

デスクワークが多い人は、座る姿勢も大切。ひざと、背中とお尻の角度は90度。耳、肩、大もものつけ根の骨が一直線になるように。

健康に大きな影響を与えるのが「姿勢」です。たとえば、猫背は肩こり、頭痛の大きな原因に。また、内臓が圧迫されて消化吸収が悪くなったり、呼吸が浅くなったりもします。この状態が長く続けばストレスや疲労も蓄積します。私たちの体は、リラックスすれば副交感神経が働き、ストレスや緊張があると交感神経が働くようにできています。姿勢が悪いと、背骨への負荷が増し、これらの自律神経に影響が及んでしまいます。これが引き金となって、不眠症や自律神経失調症が起こることがあるのです。

では、正しい姿勢とはどんな姿勢なのでしょう。それは、「ひざ立ちになったときの姿勢です。ひざ立ちをして倒れない＝バランスがとれているということです。このとき、のど、胸、腹が一直線に並びます。正しい姿勢の感触に迷ったら、ひざ立ちをしてみて、その位置を確認してみましょう。

その姿勢をキープしていてつらくなるのは、正しい姿勢を維持するのに必要な筋肉が足りていない証拠です。人は、ほぼ体を起こして一日を過ごします。常に姿勢を維持して体幹トレーニングをしているようなもの。意識して気づいたときに、正しい姿勢をとるようにすれば、それこそが筋力トレーニングになります。

第3章

食習慣を整える

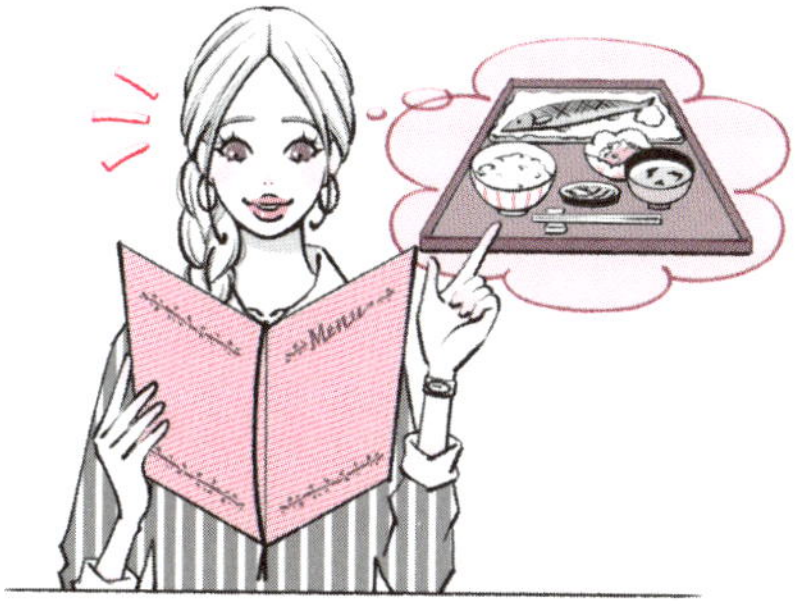

この章では、食の悪習慣を見直し、

バランスよく栄養をとるためのコツやオススメのレシピ、

さらには食事をとるタイミングなど、

自律神経への食からのアプローチを

紹介しています。

食

food introduction

食生活の見直しが健やかな体づくりの第一歩

POINT

私たちの体も、そして心も、自分が食べたものからつくられていることを再認識しましょう。

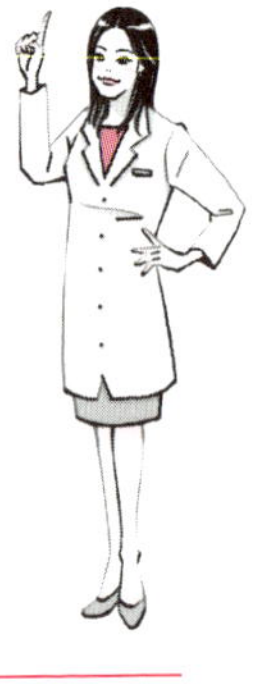

バランスよくとりたい7大栄養素

体を健やかに保つために、もっとも整える必要があるのが食生活です。しかし、何が体によい、どう食べると効果的であるなどの情報が氾濫する一方で、実際の現代人の食生活は、理想的とはいえません。

左ページの「7大栄養素」を見てください。外食やコンビニ食、レトルト、インスタント、冷凍食品などは手軽で便利な「食」ですが、残念ながら、左の7つの栄養素がバランスよく含まれているとは言えません。それどころか、簡単で便利なだけの食べものに頼る食生活は、心身の不調をまねく大きな要因となります。精製された穀物や甘いもののとり過ぎは肥満や高血圧の原因となるだけでなく、自律神経を乱してうつ病発症のリスクを高めます。また、たんぱく質の不足は人体に必要な必須アミノ酸の不足に直結し、ビタミン、ミネラル、フィトケミカルの不足は体を酸化させ、疲れやすく、また疲れをとれにくくします。

まずは、今の自分がこれら必要な7大栄養素をとれているのか、ぜひ見直してみてください。

健康に
必要な

7大栄養素

食事はとっていても、これらの栄養素が不足したり、
かたよっていたりすると、体力が衰える、免疫力が低下する、老化するなど、
さまざまな不調や病気を引き起こします。
7大栄養素をバランスよくとることを心がけるようにしましょう。

たんぱく質

筋肉や血液をつくる

筋肉や血液、臓器をつくるもととなる、もっとも重要な栄養素です。筋肉がつくと基礎代謝が上がり、血流がよくなります。また、体温も上がることで冷え性の改善にもつながります。[肉・魚類、卵、牛乳、納豆、豆腐、みそなど]

炭水化物

体を動かすエネルギー源

体や脳の生命維持活動に欠かせない栄養素として重要な役割を果たします。消化吸収されると血中で糖となり、肝臓に蓄えられて随時供給されます。血液中の糖が急激に減るとイライラや集中力を欠くことにもつながります。[米、パン、イモ類、パスタなど]

脂質

体を動かすエネルギー源になる

高いエネルギーを効率的に生産する栄養素です。細胞膜や血液の成分としても重要で、体温を一定に保つ役割も。脂質の摂取が足りないとエネルギー不足となり、疲れやすくやなります。[牛・豚のバラ肉、卵黄、オリーブオイル、バター、チーズ、アボカドなど]

ミネラル

骨や歯をつくり、生体機能を調整する

カリウム、カルシウム、マグネシウム、鉄などが有名。生体機能のコントロールをしながら、骨や歯の原料ともなります。不足すると生活習慣病やストレスをまねきます。[牛乳、チーズ、卵、あさり、しじみ、アーモンドなど]

ビタミン

栄養素の働きを活発化する

ビタミンA・B群・C・D・E・Kなど、健康な体を維持するのに必要な代謝を助けます。必要とされるのは微量ですが、欠乏すると老化を早めたり免疫力を低下させます。[鶏・豚・牛のレバー、にんにく、イチゴ、きな粉など]

食物繊維

腸内環境を整える

水溶性食物繊維は善玉菌のエサになり免疫力アップにつながります。糖質やコレステロールの吸収を抑える役割もあります。不溶性食物繊維は腸を刺激して便秘解消につながります。[野菜、海藻、きのこ類、果物、玄米、小豆など]

フィトケミカル

抗酸化作用で体を守る

カテキン、リコピン、アントシアニンなどの植物性化学物質を総称してフィトケミカルといいます。体の免疫機能を整え、活性酸素から受けるダメージを防ぎ(抗酸化作用)、生活習慣病予防効果があります。[黒ごま、お茶、トマト、カカオなど]

食習慣を整える 4つのアプローチ

●食品選びは「質」を最優先しましょう

私たちの体は、毎日の食事からできています。何をどう食べるかは、健康な体をつくるためにとても重要なことです。

食べものは「質」を優先し、なるべく新鮮で食品添加物の入っていない安心なものを選んでください。とらないほうがよいものは徹底して避けましょう。また、栄養素を「おぎなう」ことも大切です。栄養素は前のページで説明したように、それぞれ役割が違い、不足すると心身の不調につながります。不足しがちな栄養素としては、神経の興奮を抑えたり、ホルモン分泌を調整する働きがある「カルシウム」や、精神を安定させるといわれる「ビタミンB6」、毎月の生理で失われる「鉄」などがあります。

このほか、食事をするときに気をつけてほしい点があります。それは食欲です。女性は生理周期で食欲にむらがでるので、食事時間などが不規則になりがちです。一定のルールを設け、生活リズムを乱さないようにしましょう。

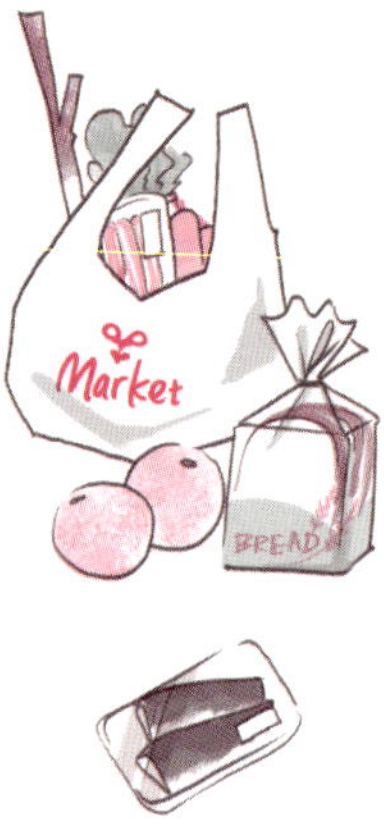

APPROACH
❶厳選する

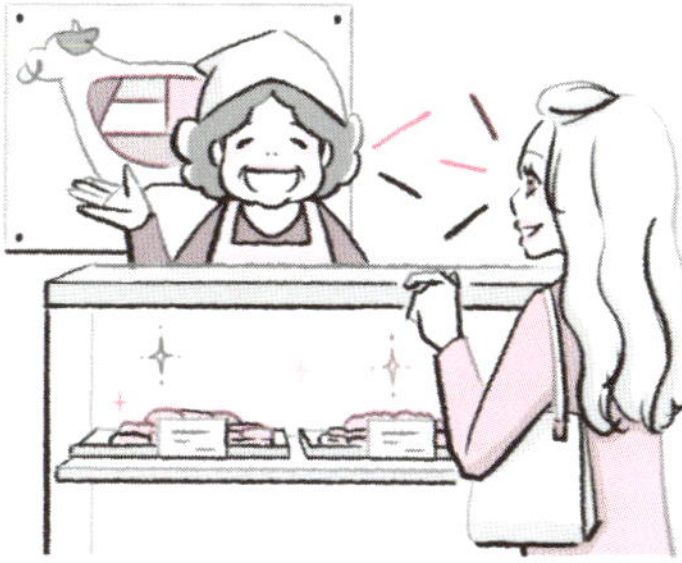

食材選びは「質」にこだわる

食べたものから高い効果を得るために、栄養価の高いものや新鮮なものを選ぶようにしましょう。旬のものは栄養価◎。

APPROACH
❷おぎなう

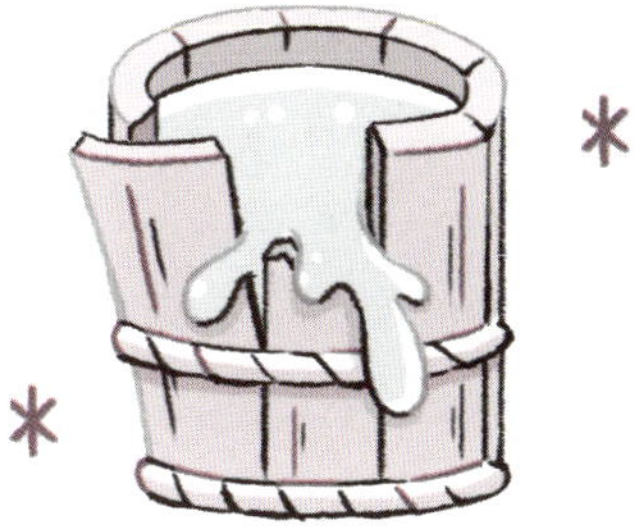

栄養素は「樽の理論」

どれか1本が欠けていても水が流れ出てしまう樽と同様、栄養にはバランスが重要。足りない栄養はないか、常に心がけるようにしましょう。

APPROACH
❸避ける／控える

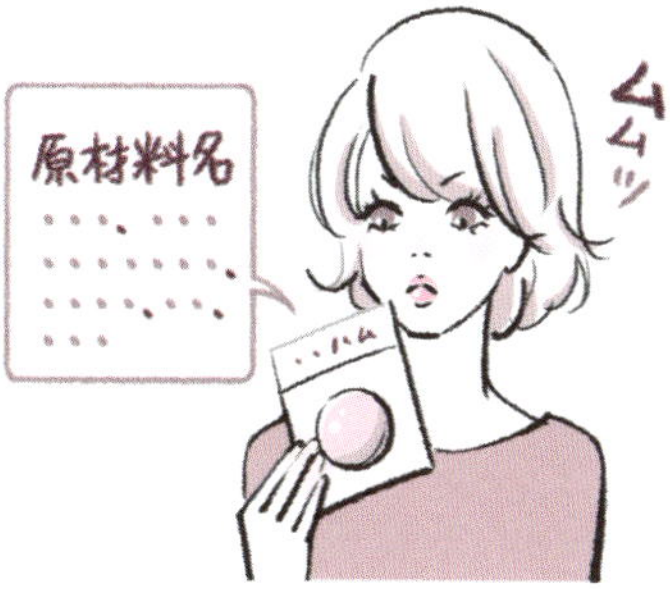

成分を気にする習慣をつけよう

食事が害にならないように、とらない方がよい添加物などを避けることが大事です。食品を買うときなどに注意しましょう。

APPROACH
❹リズムをつくる

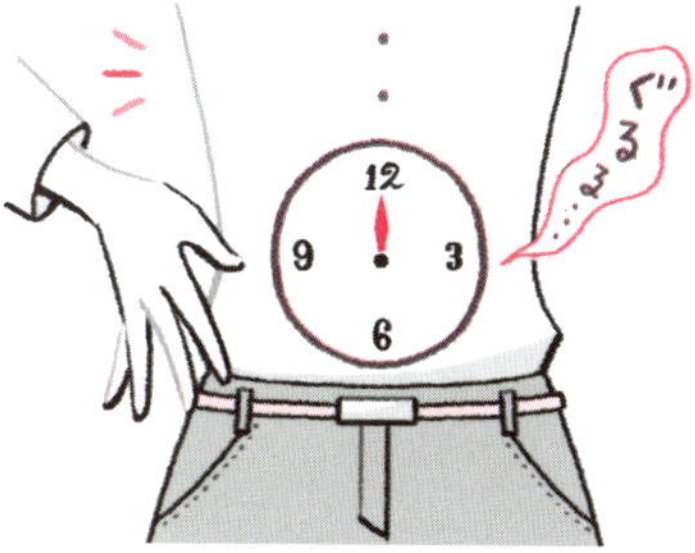

規則正しい食事を心がけよう

食欲のおもむくままに食べたり、食事の時間が不規則だと、自律神経が乱れ、さまざまな不調の原因に。一定のルールをつくり、整えていきましょう。

APPROACH

厳選する

おぎなう

避ける/控える

リズムをつくる

起き抜けの冷水で心身を目覚めさせる

●コップ一杯の水が朝のやる気スイッチに！

一日の始まりは、コップ一杯の冷たい水を一気に飲んで、心身に目覚めの合図を送りましょう。冷たい水をのどから胃へと流し込むことで、交感神経を刺激し、副交感神経から交感神経への切り替えをスムーズにします。「まだ寝ていたい……」と思うようなスッキリしない朝を、やる気の出る朝へとシフトしてくれます。

また、起き抜けの空っぽの胃腸が刺激されることで、食物を送る役割の腸壁の筋肉が波のように動きだします。これを「ぜん動運動」といい、お通じをうながします。グッと一気に飲むと、胃に入った水の重みで腸が刺激され、便意をもよおしやすくなります。ただし、おなかがゆるいときは常温の水や白湯にしましょう。

がんこな便秘には、軟水よりも硬水の方が効果的です。硬水に含まれているミネラルが、便秘解消に役立ちます。たとえば、カルシウムには、腸のぜん動運動を促進する働きがあり、マグネシウムには、便の水分量を増やして便をやわらかくする働きがあります。ただ、日本のほとんどの水は軟水ですので、この場合、硬水と表記のあるミネラルウォーターを用意する必要があるで

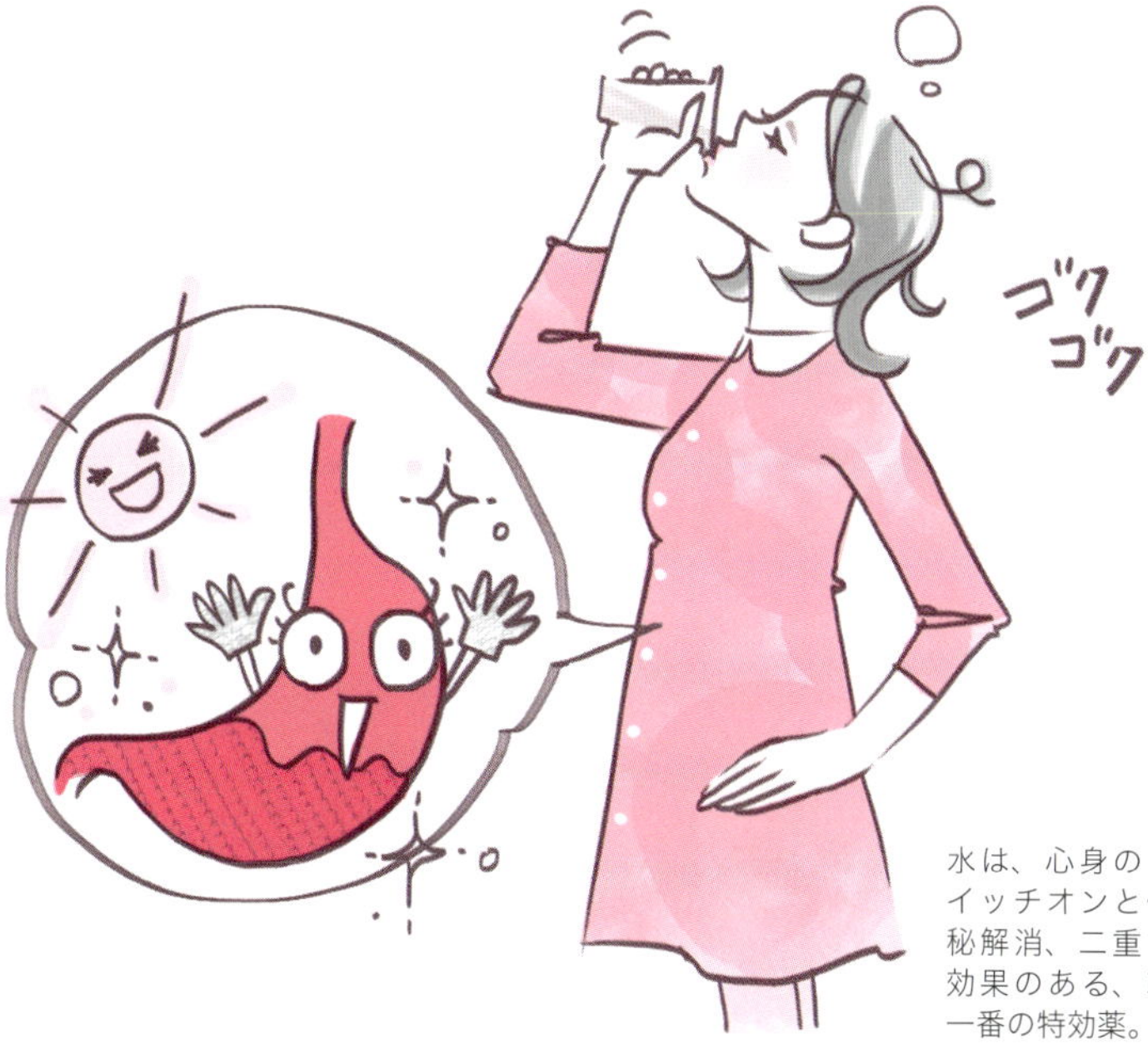

水は、心身のスイッチオンと便秘解消、二重で効果のある、朝一番の特効薬。

しょう。もちろん、軟水でも効果はありますし、無理をしてまで硬水を用意する必要はありません。基本的には、普段飲んでいる水でまったく問題ありません。

このほか、朝の水は寝ている間に失った水分を補給する意味でも効果的です。人は寝ている間に、たくさんの汗をかきます。寝起きの体は水分不足で、血液の流れが滞っています。朝の水は、血流を促す効果もあり、私たちの体にさまざまなメリットをもたらしてくれるのです。

朝、スッキリと目覚められる人や、便通の悩みがない人、特に朝のどが乾かない人も、起き抜けにコップ一杯の水を飲むことを習慣にしてみてください。毎朝続けることで、生活リズムが整い、自律神経も整ってきます。

APPROACH

厳選する

おぎなう

避ける/控える

リズムをつくる

朝ご飯を食べて体と脳にエネルギーを行きわたらせる

●朝、おなかがすいて目覚めるのが理想

「朝は何も食べない」あるいは「コーヒー一杯」という人は少なくありません。でも、体のことを考えたら、これはアウトです。朝食は脳や体にエネルギーを行きわたらせる大切なものです。食べないと活動に必要なエネルギーを生み出すことができず、エネルギー不足で体が重く感じ、だるさや疲労感で元気が出ません。また、かむことで脳が活性化し、食べものを胃に送り込むことで腸の動きが活発になります。腸が動けば、お通じもよくなるので、便秘気味の人は特に朝食をよくかんで食べることを意識してください。

また、朝食を「食べない、食べられない、食べたくない」という人は、自律神経のバランスが乱れている可能性があります。本来なら、寝ている間に食べたものが消化されるので、朝、目が覚めたら、おなかがすいているはずです。朝、食欲がわかないのは、交感神経と副交感神経が正しく働いていない証拠だといえるでしょう。

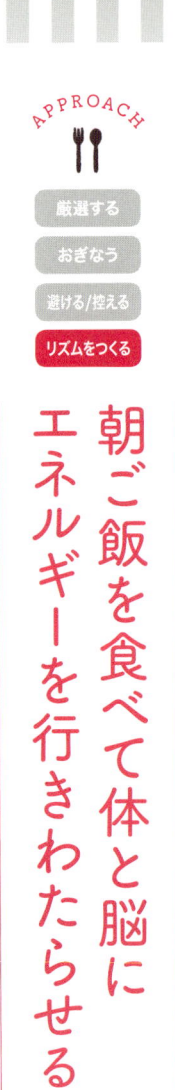

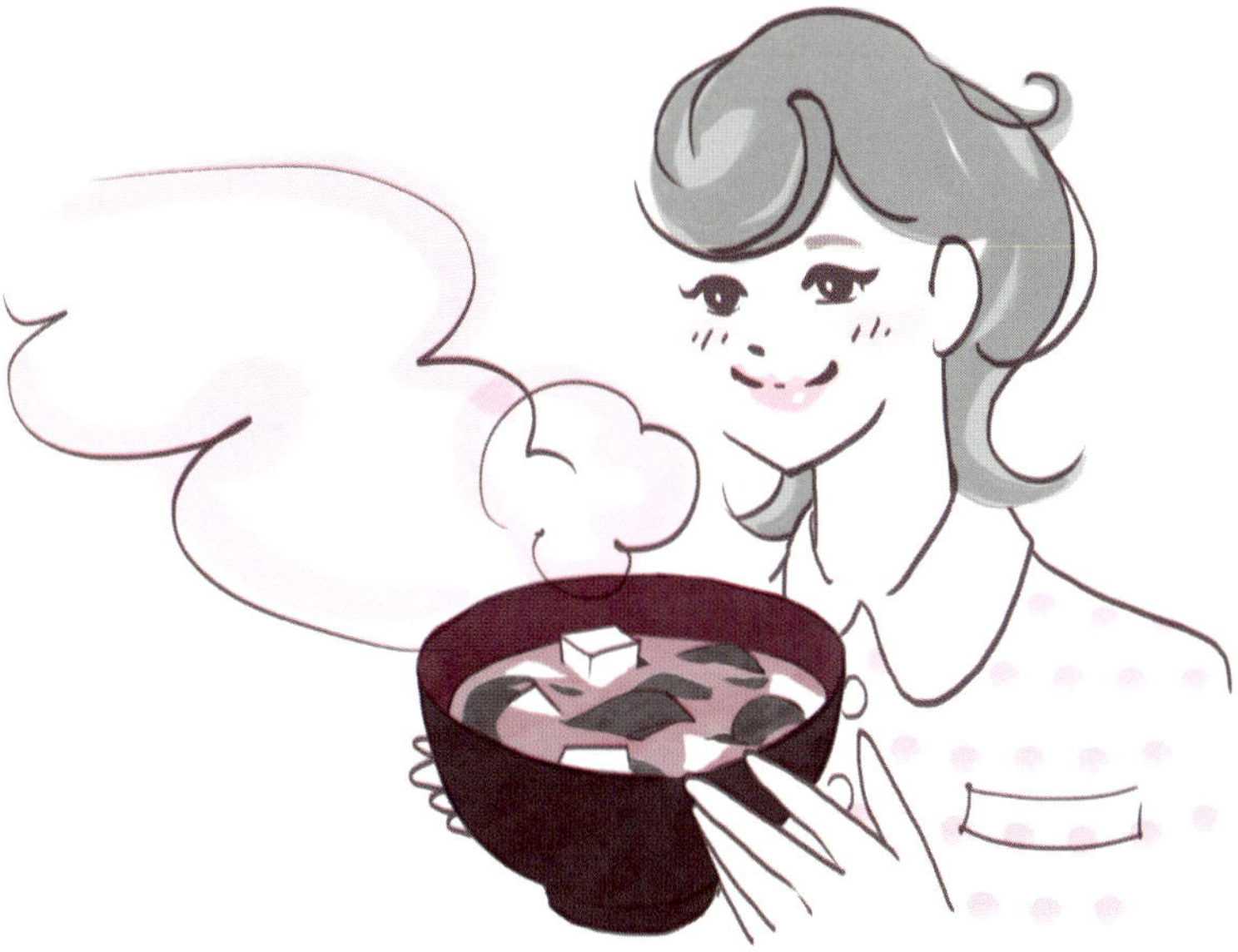

朝は忙しくて料理どころではないという人は無添加のインスタントみそ汁がオススメです。

夜遅くに何かものを食べる習慣がついてしまっていませんか。消化活動が間に合わなければ、朝になっておなかがすかないのは当然の結果です。

夜更かしも、朝食が食べられない原因になります。夜遅くまで起きていると、副交感神経がなかなか優位にならず、消化が促進されない状態が続きます。夜更かしをして、何かしら食べてしまい、その上朝食をとらない生活は、自律神経にとっては最悪の習慣ともいえます。自律神経が整えば、朝はおなかがすいて自然と目が覚めるようになります。

なお、食欲がない人にオススメなのは、おみそ汁です。食べやすく、胃にも優しく、手軽につくることもできます。加えて、みそに含まれているたんぱく質が体温を上げ、体を目覚めさせてくれます。

朝のオススメ食材

リンゴ

カリウムなどのミネラルや食物繊維のペクチンがたっぷり。便通をスムーズにし、腸内環境の改善に。ペクチンは皮に多く含まれています。

バナナ

抗酸化成分やビタミンB群が豊富なバナナは、消化がよく、すぐエネルギーに変わるので、朝は特にオススメ。ミネラルも豊富。

ブルーベリー

眼精疲労回復や疲労回復に効果を発揮するポリフェノール、アントシアニンがたっぷり。アントシアニンは花粉症対策にも有効とされます。

キウイ

ビタミンCの含有量は果物の中でもトップクラス。腸内環境の改善や免疫力のアップ、疲労回復や風邪予防にも効果があります。

レモン

抗酸化作用が高く、免疫力を高めてくれます。口臭予防効果もあるので、レモン果汁を水で割り、朝飲むといいでしょう。

グレープフルーツ

豊富なビタミンCとその働きを高めるビタミンPが含まれています。抗酸化作用や美肌効果、香りにダイエット効果があると、注目のフルーツ。

アボカド

血管疾病予防に働く不飽和脂肪酸を豊富に含み、肌の乾燥予防にも◎。1個でごぼう1本分に相当する食物繊維が腸内環境を改善。

ほうれん草

緑黄色野菜の代表ともいえる野菜。β-カロテンやビタミンC、食物繊維、鉄分を豊富に含み、風邪や便秘、貧血の予防にオススメです。

鮭

豊富なDHAやEPAといった良質油を含んでいます。抗酸化力やアンチエイジング効果の高いアスタキサンチンも多く含んでいます。

わかめ

塩分を排出するミネラルを含み、塩分が気になる人のみそ汁の具材にぴったり。わかめに含まれるフコイダンが肝機能もアップさせます。

体を目覚めさせる朝食時にオススメの食材。
朝食をおいしく食べて、一日のスタートを切りましょう。

納豆

大豆のたんぱく質は、脂肪の燃焼を促す物質を増加させる働きがあり、納豆菌には整腸作用があるので、肥満予防効果◎の食品です。

豆腐

古来からある日本食材。大豆に含まれるサポニンは、抗酸化作用で血液をサラサラにし、大豆たんぱくはメタボを予防する効果が。

漬け物

漬け物の材料は野菜なので、ビタミン、カリウム、鉄などを豊富に含む食品です。ぬか漬けの乳酸菌は風邪を予防する働きがありオススメです。

みそ汁

アミノ酸やビタミン類が多量に生成されている発酵食品である、みその効果を毎日でも実感できる、日本が誇る健康レシピです。新陳代謝も高まります。

ヨーグルト

乳酸菌が腸内環境を整え、食物繊維を含むフルーツと一緒にとると、腸への働きかけがさらにパワーアップ。たんぱく質やミネラルも豊富です。

オリーブオイル

便秘改善に絶大な効果があります。朝と夜に大さじ1を目安に。中でもエクストラバージンオリーブオイルは高い抗酸化作用がありオススメです。

オートミール

オーツ麦のもみ殻を取り除いて乾燥させたもので、食物繊維は白米の15倍以上！　牛乳や水で煮ておかゆのようにして食べましょう。

くるみ

血管をやわらかくする不飽和脂肪酸、αリノレン酸が豊富です。体の免疫力をアップさせ、アンチエイジング効果も。無塩、無糖のものを選びましょう。

ドライフルーツ

皮ごと食べられるドライフルーツには、カリウム、鉄、マグネシウム、カルシウムなどのミネラルが豊富。腸内環境のためにもオススメ。

卵

良質たんぱく質の代表ともいえる食材。必須アミノ酸がバランスよく含まれ、ビタミンも豊富。体をつくる原料になります。

APPROACH

厳選する

おぎなう

避ける/控える

リズムをつくる

調理する人の「顔が見える」店を選択する

安いにはそれなりの理由がある

ちまたには、安く食事ができるお店があふれています。ところが、「安い」には理由があります。たとえば、工場でまとめて調理し、保存料などの添加物がしっかり使われた加工品を提供している場合もあります。ファーストフード店やチェーン店は、その最たるものです。これでは、コンビニ弁当やスーパーのお惣菜と何らかわりありません。

添加物は、普段から解毒のために働いてくれる肝臓に負担をかけます。疲労が蓄積すると、肝臓の解毒作用が低下します。ときには、添加物の少ない手づくりごはんで、肝臓をひと休みさせてあげることが必要です。外食は、手づくりごはんを食べられるよい機会です。「何を食べたいか」も大事ですが、「お店選び」も大切にしましょう。ひとつの目安となるのが、「調理している人の顔が見える店」であること。お店が食材そのものを仕入れて調理し、お客さんに提供していることは安心、安全の第一歩といえます。

なお、メニュー選びは、「メインのたんぱく質をどれにするか」を大切にしましょう。そこに、副菜、汁物を加え、食材の種類が多くなるような選び方を心がけてください。

APPROACH

厳選する
おぎなう
避ける/控える
リズムをつくる

自炊して食の安全レベルを上げる

自炊のメリットは計り知れない

日頃、自宅で調理している人にとっては、「今さら自炊のススメ？」と思われるかもしれません。しかし、インスタント食品やコンビニごはんで、24時間いつでも食べるものには困らない現代では、キッチンを使わないひとり暮らしの女性が案外多いものです。

自炊の大きなメリットは、すべての食材を手に取って確かめられることです。その安全性を自分でコントロールできます。仮に化学調味料を使ったとしても、その量を調節できますし、添加物の摂取量も加減できます。

たとえば、使用頻度の高い基礎調味料や米、味噌などをオーガニック食品で押さえておけば「食の安全性」はぐんと上がります。

本書では、仕事を終えてお疲れぎみの方でもつくれる簡単なレシピを、その目的や効果に沿ってたくさん紹介しています。おいしそうだなと思うレシピからぜひ試してみてください。体は食べものからできています。自炊で体をつくり、食の安全を確保しましょう。また、自炊は経済的な節約にもつながるはずです。

APPROACH

厳選する

おぎなう

避ける/控える

リズムをつくる

生理前の食欲過多は野菜バイキングで乗り切る

●食欲が増してきたと感じたら「野菜」を食べる

女性は生理周期によって、食欲が大きく左右されがちです。一般的に生理前は食欲旺盛になります。ついドカ食いして、後悔したり胃もたれしたり、体重計に乗ってため息をついたり……という経験の持ち主も少なくないでしょう。

これは、ホルモンの影響によるもので、女性にとっては不可抗力です。無理に飲食をがまんすれば大きなストレスになります。そんなときは、体の欲求に逆らわず、あえてたっぷりと食べましょう。ただし、食べるのは「野菜」です。それも、体を冷やす生野菜ではなく、温野菜をとりましょう。特に冬が旬の根菜類には体を温める作用があるので、積極的にとるといいでしょう。温かい鍋なら、内臓から温まり、消化吸収機能や代謝もアップします。ネギやしょうがなどの香味野菜を加えると、さらに効果が高まります。

外食のバイキングは、食欲旺盛なときは絶対に避けたいもの。お寿司やパンの食べ放題をはじめ、ピザやカレー、スイーツなど、魅惑の糖質盛りだくさんメニューが目の前にあれば、欲求に抗えなくなってしまいます。とにかく「食欲が増して来たら野菜」、そう肝に銘じましょう。

APPROACH

厳選する
おぎなう
避ける/控える
リズムをつくる

「解禁日」の設定がドカ食いを防ぐ

解禁日は生理後が狙いめ

ダイエットのために「スイーツ断ち」をする人は多いかもしれません。しかし、極端ながまんや制限は、反動でドカ食いする危険性やストレスにつながります。甘いもの、特に砂糖は血糖値を急激に上げます。急上昇した血糖値は、急激に下がり、低血糖の状態を引き起こします。体は危機的状況を回避するために、さまざまなホルモンを分泌します。たとえば、血糖値を上げるアドレナリンやコルチゾールなどです。ところが、これらのホルモンが、いっぺんに分泌されると、自律神経のバランスを乱します。早食いが激しいほど血糖値の急変動も激しく、症状が顕著になります。落ち込んだり、イライラしたり、精神的にも不安定になりやすいのです。

そこで上手にスイーツを楽しむには、「解禁日」を設定すること。「いつもは食べないけれど今日は特別」という日をつくるのです。ゆっくりかんで味わいながら、適度な量を楽しみましょう。オススメは、ミネラル豊富な小豆を使った和のスイーツです。解禁日の設定は週1でも月1でも結構ですが、女性の体の周期的には、代謝のよくなっている生理後がいいでしょう。

APPROACH

厳選する
おぎなう
避ける/控える
リズムをつくる

忙しい日は無理せずシンプルに調理する

●元気になれる、手間いらずの「シンプル自炊」を心がけよう

忙しい日は無理せず、体力温存のために、調理の負担を減らしましょう。外食ももちろん選択肢のひとつですが、少しでも体によいものを心がけるなら、メニューは簡単でもいいので手づくりしましょう。

そこでオススメしたいのが切るだけ、焼くだけの「シンプル調理」です。ちょっと手抜きのようにも聞こえますが、食材をきちんと選べば、バランスのとれた料理を用意できます。

野菜や肉、魚に「塩、こしょうして焼く」だけや、蒸してから「しょうゆとレモンをつける」だけなど調理自体はごくシンプルでも、十分においしくなるものです。

それに、シンプル調理は、長い時間煮炊きしないので、食材が本来もっているビタミンなどの栄養素を壊さずに仕上げることができます。

食材のチョイスは、なんといっても「新鮮なもの」や、「旬のもの」をベースにするのがいちばんです。特に旬の食材は、その季節の体によい栄養が詰まっています。旬の食材を使って、自分がラクに、すぐつくれるレパートリーを増やしてみましょう。

月見マグロ漬け丼

女性ホルモンの原料ともなるたんぱく質が豊富なマグロ。
中でも、ホルモンの代謝に関わるビタミンB6が豊富な赤身は、
脂肪分が少なく食べやすいので、しっかり栄養補給できます。

材料（2人分）

マグロ赤身
…刺身用10〜14切れ
大葉…4枚
酒、しょうゆ
…各大さじ１
卵黄…2個分
酢飯…2膳分

※酢飯＝酢大さじ3、
砂糖小さじ2を振った白米

❶

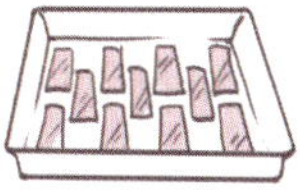

浅めのタッパーに、マグロをできるだけ重ならないように並べる。

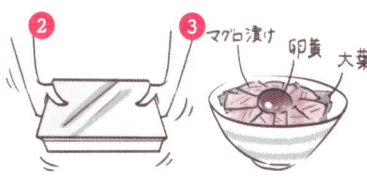

❷

酒としょうゆを❶に入れ、なじませるためフタをして軽く振り、1時間冷蔵庫で寝かせる。

❸

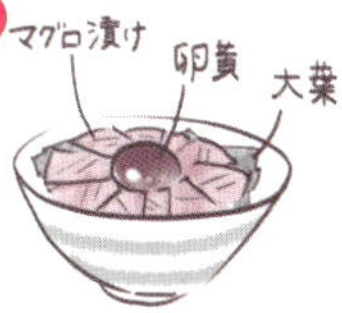

酢飯の上に大葉を敷き、マグロを盛りつける。中央に卵黄を落とす。

切り身アクアパッツア

アサリは、造血に欠かせないビタミンB12、鉄、
亜鉛などを豊富に含み、卵巣や子宮を元気にします。
シンプルな味つけは、アサリのだしの味わいを引き出す効果も！

材料（2人分）

鯛の切り身… 2切れ　アサリ…1パック(200gくらい）　プチトマト…8個
にんにく…1片　白ワイン(酒）…大さじ2　オリーブオイル、塩、こしょう…各適量

❶

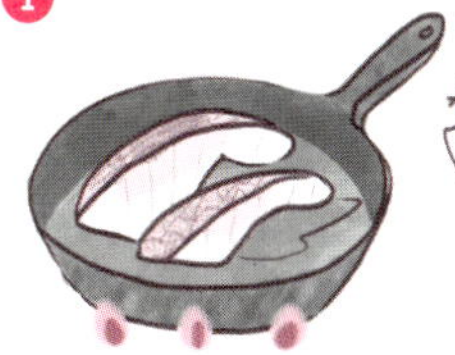

オリーブオイルを熱し、塩、こしょうした鯛の切り身を両面軽く焼く。

❷

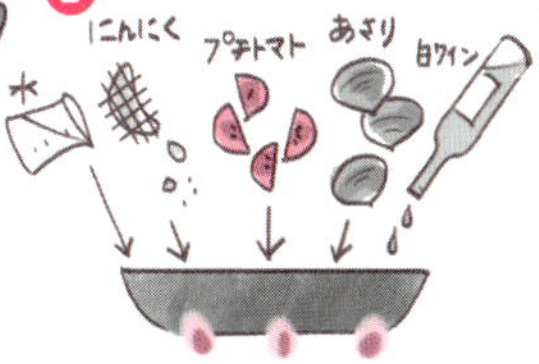

みじん切りにしたにんにく、半分に切ったプチトマト、あさり、水1/2カップを加え、白ワインか酒を振る。

❸

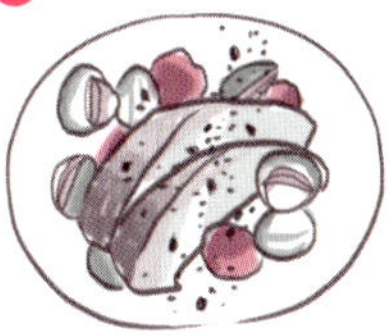

弱火で5分ほど煮込み、塩、こしょうで味を調える。イタリアンパセリを散らせば香りもよく、本格的な味に。

APPROACH

厳選する
おぎなう
避ける/控える
リズムをつくる

発酵食品・海藻類で腸内環境改善

健康な〝スッキリおなか〟を目指そう！

お通じによい食材といえば、発酵食品や海藻類です。便秘や下痢に悩む女性は多くいますが、まずは腸内環境を整えることがとても大切です。腸内にいる善玉菌を増やし、腸内細菌のバランスを整えるには、乳酸菌の宝庫である発酵食品を積極的にとるようにしましょう。納豆やキムチなどの漬け物、ヨーグルト、チーズはもちろん、味噌や、近年一般家庭にも浸透している塩こうじなども発酵食品です。朝食に納豆を副菜として取り入れたり、パンにチーズを添えたり、ヨーグルトに輪切りバナナと少量のハチミツをデザートの一品に加えたりしてはどうでしょう。何を食べようか、何をつくろうかと選択するときに、発酵食品のことをほんのちょっと思い出してください。そして、日々の食事に積極的に取り入れてみましょう。

そしてもうひとつ、腸内の大掃除役にピッタリなのが海藻類です。海藻類は水溶性の食物繊維が豊富で鉄分も多く、ミネラルもたっぷりとることができます。加えてローカロリーなのも高ポイントです。みそ汁に入れたり、酢の物で食べるのがオススメです。ワカメなど、手軽に使える海藻を常備しておくと便利です。

納豆の巾着焼き

大豆を発酵させることで生まれるナットウキナーゼ、
そして豊富なビタミンB群を含む納豆に、牛乳の栄養が凝縮されたチーズをプラス。
油揚げとのダブル大豆パワーをぜひ！

材料（2人分）

ひきわり納豆(たれつき)…1パック　油あげ…2枚
長ネギ…5㎝　卵黄…1個分
かつお節、ピザ用チーズ…各ひとつかみ

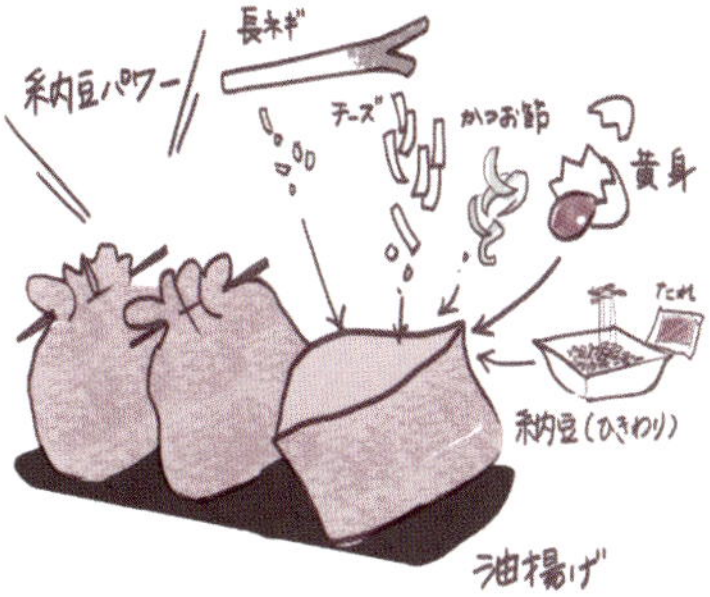

1. 油あげを半分に切り、切り口を指で開いて袋状にする。
2. 納豆、みじん切りした長ネギ、かつお節、チーズ、卵、たれをよく混ぜる。
3. ❷を油あげに詰め、口を楊枝で閉じ、トースターで両面こんがり焼く

タラの塩こうじムニエル

こうじの酵素の働きで、とろみや甘みが増し、
塩をそのまま使うよりも料理のうまみやコクがアップ。
白米にも酒のつまみにもぴったりのメニュー。

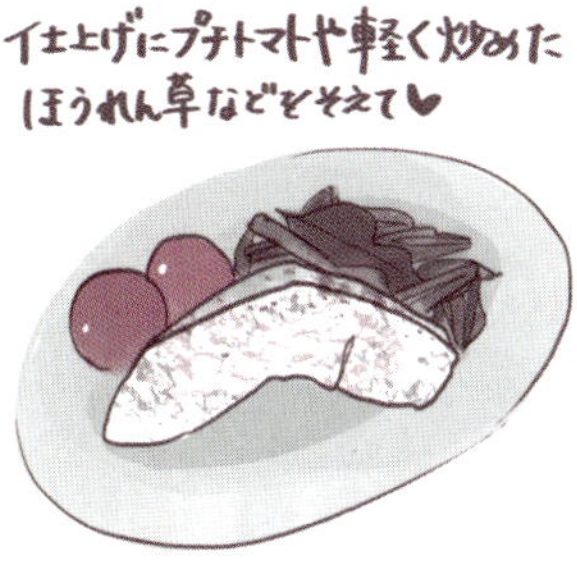
仕上げにプチトマトや軽く炒めた
ほうれん草などをそえて♥

材料（2人分）

タラの切り身…2切れ
塩こうじ…大きじ1
オリーブオイル
…大きじ 1
バター…1切れ(10g)
薄力粉 …適量

1. タラの切り身の両面に塩こうじをまんべんなく塗り、ラップに包み冷蔵庫で一晩寝かせる。
2. そのまま塩こうじの上から薄力粉をまぶす。
3. フライパンにオリーブオイルとバターを入れ、タラを両面こんがりと焼けば出来上がり。

APPROACH

厳選する
おぎなう
避ける/控える
リズムをつくる

緑黄色野菜を積極的にとる

●ジュースやサラダでは足りない緑黄色野菜

みなさんは普段どのようにして野菜をとっていますか？「野菜ジュースやサラダで毎日欠かさずに」と答える人は、じつはしっかりと野菜をとれていないケースが多いので注意が必要です。

野菜には日々を快適に過ごすためのビタミン、ミネラル、食物繊維、そしてポリフェノールが豊富に含まれています。ビタミンやミネラルは体内のバランスを整え、食物繊維は体内にたまった有害な物質を排せつするデトックス作用があります。抗酸化物質であるポリフェノールは、老化を進める体内の過剰な活性酸素を除去します。

ところが、野菜ジュースだけでは、食物繊維が少なく、そのうえ塩分や糖分をとり過ぎてしまう可能性があります。また、レタスなどのサラダを少々食べたくらいでは、まったく足しになりません。トマトやにんじん、ほうれん草やブロッコリーなどのβ-カロテンを豊富に含む緑黄色野菜を積極的にとり入れることが大切です。また緑黄色野菜に豊富に含まれるビタミン類は、油と一緒にとることで吸収率が高まるので、炒めるなどの調理法がオススメです。ビタミン、ミネラル、食物繊維をたっぷり含む緑黄色野菜を、まんべんなく食べましょう。

トマトごはん

抗酸化作用の強いリコピンたっぷりのトマトを炊き込みごはんに。
オリーブオイルをプラスすることで
リコピンの吸収もよくなります。

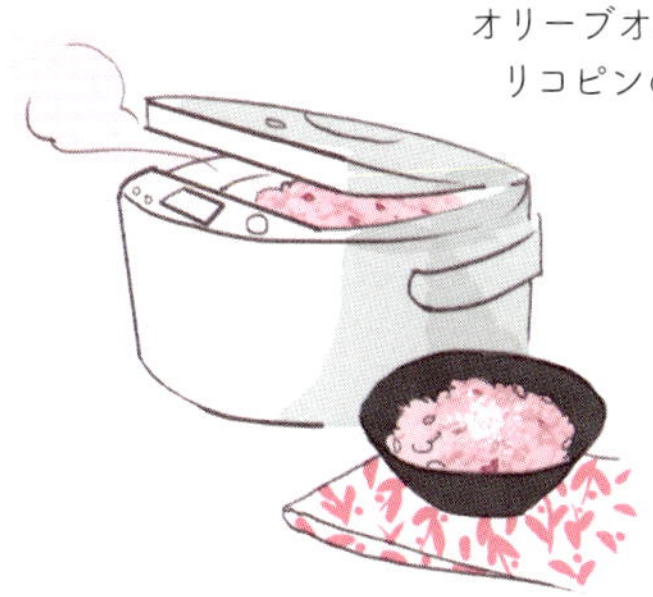

材料（2人分）

トマト…中2個　水…適宜
玉ネギ…1/2個　にんにく…1片
コンソメキューブ…1個　オリーブオイル…大さじ1
塩、こしょう…各少々　米…1合
粉チーズ（お好みで）…少々

❶ 玉ネギとにんにくはみじん切りにし、オリーブオイルを入れた鍋に入れて炒める。

❷ トマトは湯むきし、一口大にざく切りにしてコンソメとともに❶に加え、1カップほどの量になるまで約5分間煮つめ、塩とこしょうで味を調える。

❸ 米は研いでザルにあげ、水を切る。❷とともに炊飯器に入れ、水を1合の線まで足して炊く。

にんじんしりしり

β-カロテンや、食物繊維が豊富なにんじんのレシピ。
栄養素は皮にたくさん含まれているので、
できれば皮をむかずに調理して、丸ごと食べ尽くしたいものです。

材料（つくりやすい量）

にんじん…1/2本　ツナ缶…1缶　しょうゆ…大さじ1
溶き卵…1個分　かつお節…ひとつかみ　白ごま…大さじ1

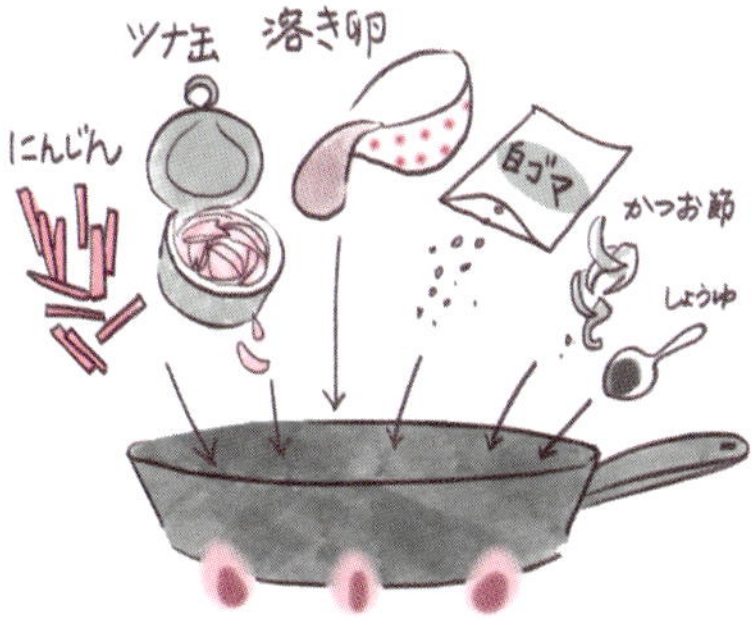

❶ にんじんは皮つきのままスライサーで細切りにする。

❷ フライパンにツナ缶を汁ごと入れ、にんじんを加え、しんなりするまで炒める。

❸ かつお節、しょうゆを加え、溶き卵を回し入れ、仕上げに白ごまを加えて出来上がり。

第3章 食習慣を整える

APPROACH

厳選する
おぎなう
避ける/控える
リズムをつくる

良質のたんぱく質をとる

●血液や筋肉、臓器はたんぱく質でつくられる

たんぱく質は糖質、脂質とともに三大栄養素とよばれ、人の体をつくる大切な栄養素です。主に血液や筋肉、臓器などをつくる大きな役割があり、皮膚や毛髪、爪などもたんぱく質でできています。たんぱく質は英語で「プロテイン」ですが、語源となるギリシャ語「プロティオス」は「一番大切なもの」という意味をもちます。体を資本とするアスリートが積極的に摂取することからも、いかに重要な栄養素であるかがおわかりでしょう。ところが、現代女性はたんぱく質の摂取量が不足しています。不足すると筋肉量の減少から代謝の低下をまねき、血流が悪化し、体温も低めになります。冷え性の人は、たんぱく質をきちんととっているか見直してみましょう。

オススメの食品は卵です。卵は、最高レベルのプロテインスコア（たんぱく質の品質を表す指標）を誇る栄養価の高い優れた食品です。

気をつけたい点としては、たんぱく質が代謝されるときにビタミンB6が必要になりますが、これが不足すると効果的に筋肉をつけることができません。サバやマグロは、ビタミンB6の含有量が多く、たんぱく質も同時にとることができるので、こちらもオススメです。

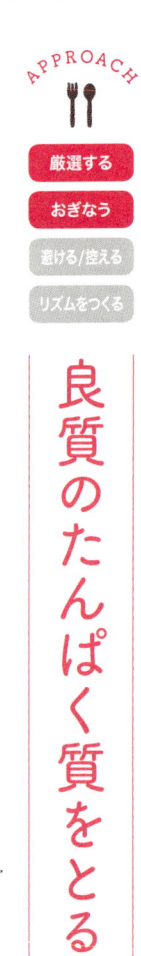

サバの水煮缶サラダ

青魚の中でも、良質なたんぱく質とビタミンB6を同時に摂取できるサバ。
その成分をぎゅっと詰め込んだ水煮缶は、手軽なアイテム。
サラダ仕立てで、日々の副菜として利用してみて。

材料（2人分）

サバ水煮缶…1缶
玉ネギ…1/2個
かいわれ大根
…1/2パック
マヨネーズ…大さじ1
塩、こしょう…各適量

❶
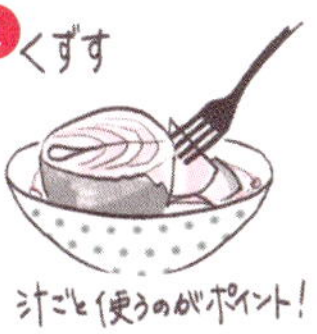

サバの水煮缶を汁ごとボウルにあけ、身をフォークの背などで大ぶりに軽くくずす。

❷
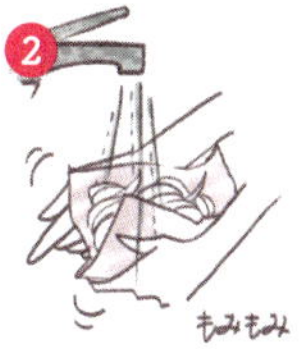

玉ネギはスライサーで薄切りにし、キッチンペーパーに包み、流水でもみ洗いする。

❸
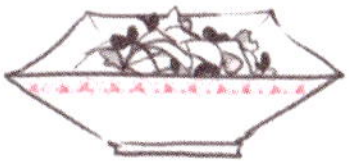

❶と❷を合わせ、マヨネーズと塩、こしょうで味を調え、かいわれ大根を添える。

スパイシーオムレツ

卵にスパイスとハーブをたっぷり加えてオムレツに。
スパイスもハーブも、香りだけでなく健康にも◎。
この両者のタッグで幅広い効果が期待できます。

材料（つくりやすい量）

卵…2個　玉ネギ…1/4個　トマト1/2個　パクチー(みじん切り)…小さじ1/2
チリ…小さじ1/2　ターメリック、クミン…各少々　バター…1切れ(10g)　塩、こしょう…各適量

❶
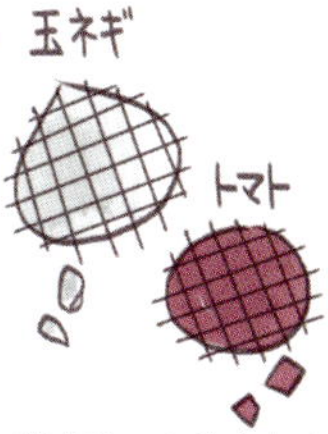

玉ネギは粗いみじん切りにし、トマトは5㎜角に切る。

❷
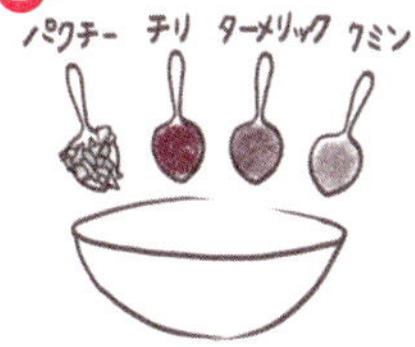

ボウルに卵を割り入れ、よくかき混ぜ、バター以外のすべての材料を入れて合わせる。

❸
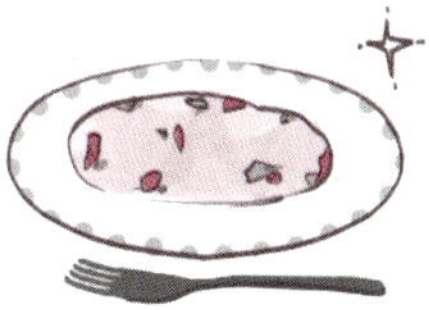

フライパンを熱し、バターを入れ、❷を一気に流し込み、中央に寄せ両面焼く。

APPROACH

厳選する
おぎなう
避ける/控える
リズムをつくる

脂質はバランスよくとる

脂肪酸の種類に着目しよう

あぶらには、一般的に植物性の「油」（ごま油、オリーブオイルなどの不飽和脂肪酸）と、動物性の「脂」（肉類、バター、ラードなどの飽和脂肪酸）があります。高カロリーで「体に悪い」イメージがあることから、これまで油も脂も積極的な摂取は避けられてきました。ところが近年の研究や報告から、健康を維持するための大切な役割を担っていることがわかり、いまや「脂質を上手にとろう」という考えが主流となっています。

脂質（油と脂）は、人の細胞膜を構成する大事な原料で、細胞のさまざまな機能がスムーズに働くために不可欠なものです。

また、脂質は水を除いた脳の構成成分の6割を占めており、これが不足すると脳の情報伝達に支障が出ることもあり得るのです。

脂質の選択で大切なのは、動物性か植物性かよりも、脂肪酸の種類です。肉類などに含まれる「飽和脂肪酸」と、オリーブオイルなどに含まれる「一価不飽和脂肪酸」、エゴマ油や青魚に含まれる「多価不飽和脂肪酸」を「3：4：3」の割合で摂取するのが理想的です。

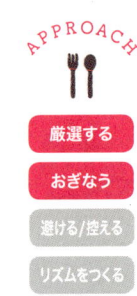

ごま油のキャベツ鶏そぼろ炒め

さまざまな生活習慣病を抑制する効果が期待される
ごまリグナンや、オレイン酸などの「不飽和脂肪酸」が豊富なごま油。
鶏ひき肉と合わせておいしく。

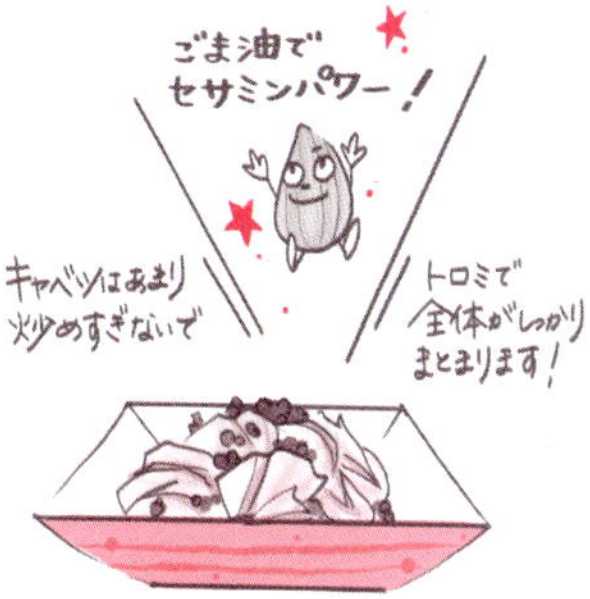

材料（2人分）

キャベツ…1/4個　鶏ひき肉…150g
ごま油…大さじ1　しょうが…1片
酒…大さじ1　オイスターソース…小さじ1
水溶き片栗粉…大さじ1（1：1）
塩、こしょう…各適量

1. フライパンにごま油を熱し、鶏ひき肉、酒を入れ、ポロポロになるまで炒める。
2. ざく切りにしたキャベツを加え、中火で軽く炒める。
3. オイスターソースと塩、こしょうで味を調え、水溶き片栗粉でとろみをつけて出来上がり。

きのこのアヒージョ

抗酸化作用に優れたポリフェノールがたっぷりのオリーブオイルに、
食物繊維豊富なきのこを。常備総菜として冷蔵庫で
4、5日保管もOK。パンを浸しても、パスタに加えても◎。

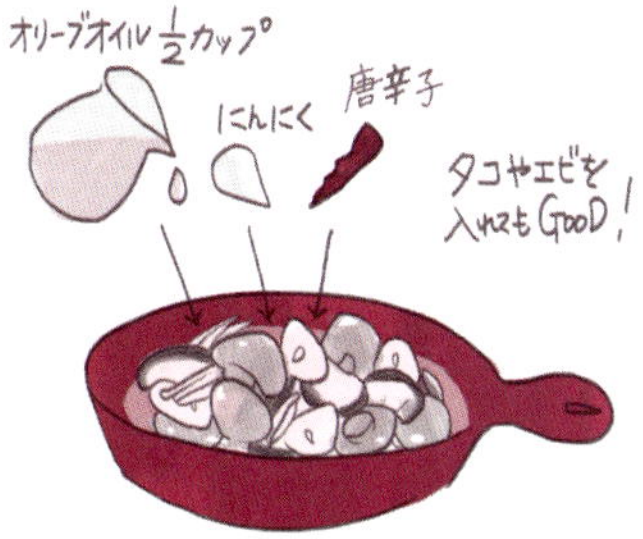

材料（つくりやすい量）

オリーブオイル…1/2カップ
エリンギ、しいたけ、マッシュルーム…各1パック
にんにく…1片　唐辛子…お好みで
塩…小さじ1/2
粒こしょう…少々
ハーブ（オレガノ、バジル、ローズマリー、イタリアンパセリ）
…適宜

1. 鍋にオリーブオイル、にんにく、唐辛子を入れ、軽く熱して風味つけをする。
2. 一口大に切ったエリンギ、しいたけ、マッシュルームを入れ、鍋を揺すりながら加熱。
3. お好みでハーブを加え、塩とこしょうで味を調えれば出来上がり。

APPROACH

厳選する
おぎなう
避ける/控える
リズムをつくる

黒ごま、黒豆、黒米、黒酢…。「黒」パワーで不調を寄せつけない

豊かな働きをもつ「黒」色の食材に注目!

不調を治す食べものとして、注目したいのが「黒」色の食品。中でもオススメは、黒ごまや黒豆、黒米、黒酢です。いずれも豊富なビタミンやミネラルなどの栄養素を含んでおり、美肌やアンチエイジング、ダイエットにも有効な食材です。黒ごまや黒豆、黒米に共通する「黒」色は、ポリフェノールの一種であるアントシアニンを含み、強い抗酸化作用で老化原因となる体の「サビ」を防ぎます。

アントシアニンを含む食材はほかにもありますが、黒ごまは脂質の代謝を高めるゴマリグナン、黒豆は女性ホルモンのバランスを整えるイソフラボンなど、女性が気になる栄養素を一緒にとれる利点もあります。また、黒酢には、食事などで摂取する必要がある「必須アミノ酸」のほか、リンゴ酸やクエン酸などが含まれており、疲労回復をサポートします。黒色食材のパワーで、不調を寄せつけない体を目指しましょう。

黒ごまペースト

セサミン効果で有名なごま。実は皮が固く消化されにくいので、
ペースト状にして食べるのが◎。
いろいろなシーンで使える、おすすめメニューです。

材料（つくりやすい量）

黒ごま…大さじ2
はちみつ…大さじ1
バター…1切れ（10g）

❶

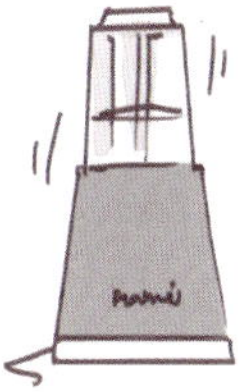

黒ごまは軽く煎り、ミルですりごま状に（市販の黒すりごまを使用してもOK）。

❷

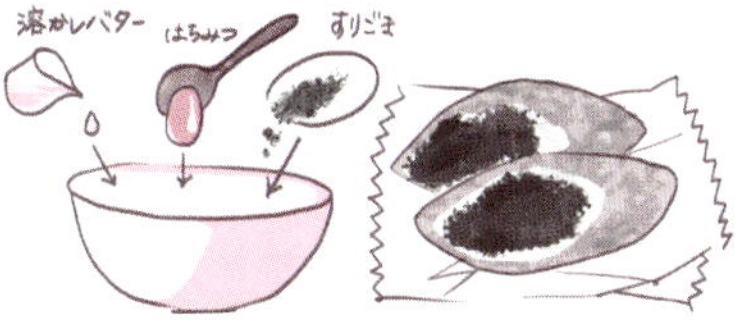

バターを電子レンジで15秒加熱してやわらかくし、❶とはちみつを混ぜれば完成。

※パンに塗り、トーストすると風味倍増。牛乳に入れて飲んでも◎。

黒酢バナナドリンク

バナナに含まれるペクチンなどの食物繊維と、黒酢のクエン酸パワーで
血液サラサラ、疲労回復、美肌、デトックスに効果的。
冷蔵庫で1カ月保存可能なので、毎朝のお供にぜひ！

材料（つくりやすい量）

黒酢…1カップ
バナナ…1本
黒糖…1/2カップ

※取り出したバナナはそのまま食べても、ヨーグルトやスムージーに混ぜてもgood。

❶

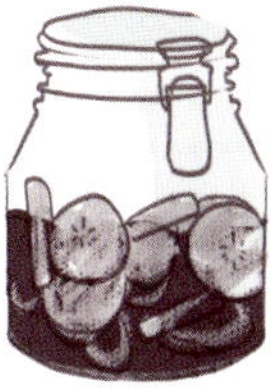

バナナは7～8㎜ほどの輪切りにし、鍋に材料をすべて入れてひと煮たちさせ、黒砂糖が溶けたら冷ましてガラスの密閉容器に移し替えます。

❷

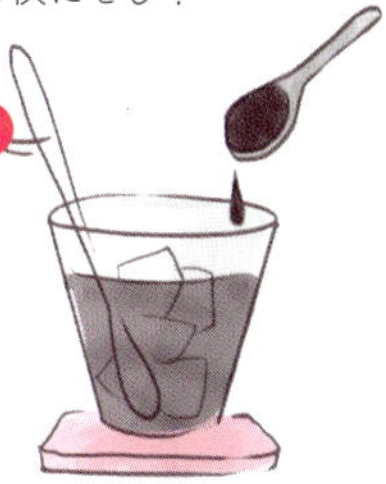

密閉容器保存で、冷蔵庫で1カ月ほど保管できます。いただくときは、お好みで5～8倍希釈でどうぞ。

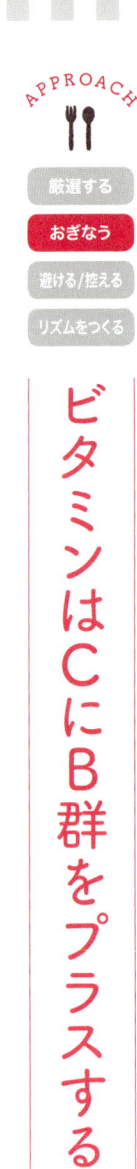

ビタミンはCにB群をプラスする

ビタミンCはこまめにとるのがコツ

美白、美肌に効果があることで知られているビタミンCは、皮膚や骨などを強化するコラーゲンの合成を促すほか、抗ストレス作用を持つ副腎皮質ホルモンの合成を促したり、鉄分の吸収を高めてくれるなど、健康に関わる効果がたくさんあります。

ビタミンCが多く含まれる食材は、赤ピーマンや黄ピーマン、パセリ、ゴーヤー、ブロッコリー、レモン、イチゴなどです。ビタミンCは体内に長くとどまりませんので、一度にたくさんとるのではなく、毎食こまめに摂取するようにしましょう。

そして、忘れてはならないのがビタミンB群です。脳や神経、皮膚などを健康に保つ重要なビタミンで、自律神経の乱れを整え、免疫力も高めてくれます。ビタミンB2は、粘膜を保護したり肌や髪の美しさに影響を与え、ビタミンB6はたんぱく質の代謝を促進させます。ビタミンB12は神経の働きを正常に保ちます。これらのビタミンは、レバーや豚肉、魚介類、ナッツ類、大豆、卵、牛乳などに多く含まれています。

鮭とブロッコリーのホイル焼き

ビタミンCはレモンの2倍！　高血圧予防効果のある葉酸もたっぷり含む
ブロッコリーと、高い抗酸化作用のあるアスタキサンチンが豊富な
鮭を合わせた一皿で、みずみずしさを取り戻しましょう。

材料（2人分）

鮭…2切れ　ブロッコリー…6房
塩、こしょう…各適量　バター…適量
白ワイン（酒）…小さじ1　レモンスライス…2切れ

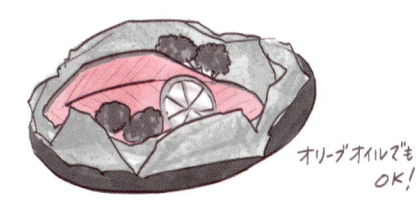

プチトマトやきのこをプラスしてもGood!
オリーブオイルでもOK!

1. アルミホイルにバターを塗りつけ、鮭、ブロッコリーを並べる。
2. 白ワインか酒小さじ1を振りかけ、塩、こしょうを振って、しっかり口を閉じる。
3. オーブントースターで10分加熱。レモンスライスを添えて出来上がり。

イチゴのヨーグルト&ナッツアイス

身近な果物の中ではビタミンCをもっとも多く含むイチゴ。
発酵食品のヨーグルトと、アンチエイジング効果の
期待できるナッツを合わせた、お手軽簡単スイーツ。

材料（つくりやすい量）

イチゴ…8粒　ヨーグルト…1/2カップ　生クリーム…80g
砂糖…大さじ4　ナッツ（アーモンドでもマカダミアでもOK）…大さじ2

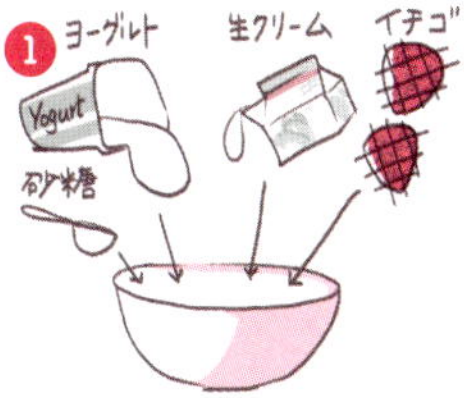

1. ヨーグルトは生クリーム、砂糖とよく混ぜておく。イチゴはみじん切りに。

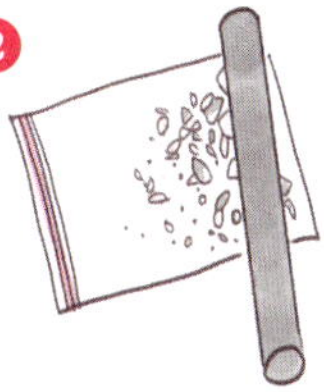

2. ナッツ類（塩分不使用）は煎ってビニール袋に入れ、めん棒などで細かくつぶす。

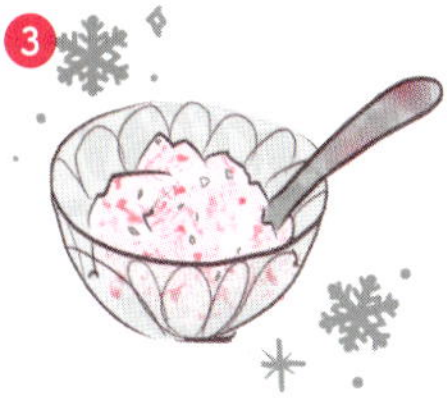

Yogurt

3. ❶と❷をよく混ぜ、取り出しやすいようフリージングパックや保存容器に入れて冷凍庫で凍らせる。

APPROACH

厳選する
おぎなう
避ける/控える
リズムをつくる

添加物をなるべく避ける

●肝臓に負荷大！　隠れ添加物にも注意を

コンビニの弁当やパン、出来合いのお惣菜が充実し、働く人にとっては便利な世の中になりました。しかし、そうした食事を利用する場合は、「添加物」に注意する必要があります。

食品の保存期間を延ばすためには、保存料などの添加物を使わざるを得ません。さすがに最近では、着色料などの不要な添加物は減る傾向にありますが、安価で食品の長期保存を可能にするための添加物は、多用されているのが実情です。また、加工前の食材に含まれている添加物を表示する義務はありません。素材のルーツが不明瞭な商品は、「隠れ添加物」の可能性があるといえます。添加物を含んだ食品は、普通の食材よりも肝臓を酷使します。それが毎日続けば、肝臓も疲弊します。「お酒は飲まないのに肝機能の数値が芳しくない」と指摘される人は、もしかしたら添加物を長年摂取するような食生活に原因があるかもしれません。最近ではコンビニも健康志向を掲げ、保存料不使用の商品も置いています。また、食材にこだわり、生鮮品のみで調理している、こだわりの惣菜屋が地元にあるかもしれません。便利さと安さばかりを求めずに、「安全」なお店をリサーチしてみませんか。

APPROACH

厳選する
おぎなう
避ける/控える
リズムをつくる

カロリーオフの人工甘味料に注意する

「砂糖不使用」で安心しないで

世の中、ダイエット志向で、低カロリー食品が市場を席巻しています。「カロリーオフ」「カロリーゼロ」などを売りにする飲料水やお菓子も増えています。ダイエットはしたいけど甘いものも大好きという人には、とても魅力的です。しかし、そうした低カロリー食品を多用して、ダイエットした気になるのは、少々危険です。というのは、低カロリー食品の多くは、砂糖の代わりに人工甘味料を使って甘さが保たれているからです。

人工甘味料は、実は開発されてからまだそれほど年月が経っていません。身体への長期的な影響について、まだよく見えていないのが現状です。いくら低カロリーだからといって、安易にとりすぎるのは少々疑問です。

また、人工甘味料は合成物質です。毎日のように摂取すれば、添加物同様、肝臓に負担をかけます。肝臓の疲れは、ホルモンバランスに影響し、ひいては自律神経の乱れに繋がってしまうので注意が必要です。

APPROACH

厳選する
おぎなう
避ける/控える
リズムをつくる

体をサビつかせない抗酸化食品をとる

●活性酸素から守ってくれる強い味方

抗酸化とは、体をサビつかせる活性酸素から守る作用を指します。活性酸素は人が生きている限り、体内で発生します。体内で処理できる量ならば害はありませんが、過剰な活性酸素は老化などを進める厄介なものです。活性酸素が大暴れすると、血流や神経に悪影響を及ぼし、自律神経を著しく乱します。それを防ぐための抗酸化力ですが、人体に備わっている抗酸化力は、加齢とともに衰えます。そこで、抗酸化作用のある栄養素、フィトケミカルを含む野菜や果物を積極的にとるべきなのです。

抗酸化力が圧倒的に高い食材としては、アンチエイジングの完全食といえるアボカドが挙げられます。強力な抗酸化作用のあるビタミンEや、美白作用もあるビタミンCをはじめ、悪玉コレステロールを下げる働きのあるオレイン酸など美容に効果のある栄養素が豊富に含まれています。野菜類ならカボチャ、ニンジン、ニラ、トマトなどがオススメです。

なお、強いストレスや喫煙も活性酸素をたくさん発生させます。食事内容と同様に、こうした環境や習慣も見直して、活性酸素から身を守る生活を心がけてください。

アボカドのココット

成人女性が1日に必要な葉酸の2分の1を1個でまかなえるアボカド。
アンチエイジング効果が期待できるナッツや
肌あれを整える成分を持つはちみつを加えても◎。

材料（2人分）

アボカド…1個
ナッツ…大さじ1
A［マヨネーズ…適量
　塩、こしょう…各適量
はちみつ…小さじ1/2
バゲット…お好みの量

❶
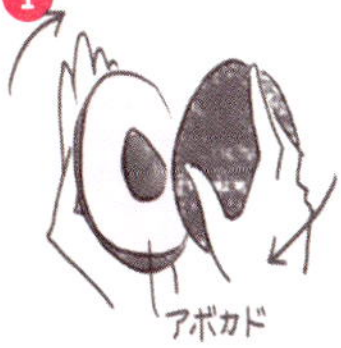

アボカドは、包丁で縦に1周切り込みを入れ、手で回して半分に割る。

❷
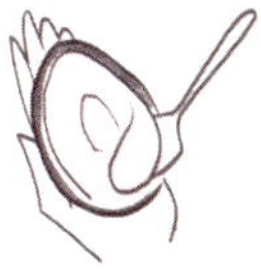
スプーンで身を取り出し、ひと口サイズに切る。ナッツは細かく砕いておく。

❸
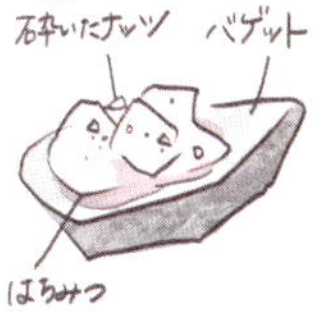

アボカドをAで和え、はちみつを塗ったバゲットにのせてナッツをちらす。

ニラのかき玉汁

ニラにはβ-カロテンが豊富に含まれているほか、
ニオイ成分のアリシンには血液をサラサラにする効果があります。
無理なくニラをたっぷり食べられる一杯です。

材料（2人分）

ニラ…1/2束　溶き卵…1個分　水溶き片栗粉…大さじ2(1:1)
だし汁…2カップ　塩…少々

❶
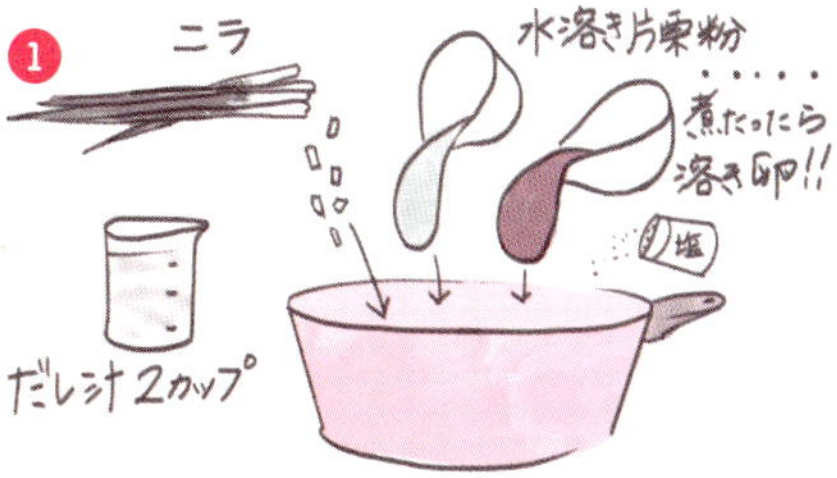

ニラは2cm幅に切る。だし汁を煮たて、ニラを入れる。塩を入れ味を調えたらいったん火を止め、水溶き片栗粉を加えて、もう一度火にかけ、とろみをつける。

❷
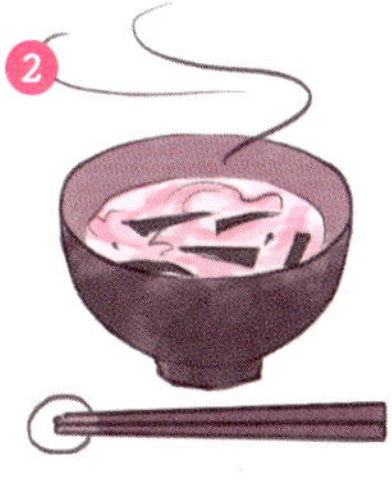
煮たったら、かき混ぜながら溶いた卵を入れて再度沸騰させ、お椀に盛る。

APPROACH

厳選する
おぎなう
避ける/控える
リズムをつくる

お酢、だし、ハーブを上手に使う

塩分や糖分に頼らずに、おいしく食べられる3アイテム

人はストレスがたまると濃い味を求める傾向が強まり、料理をつくるときに塩や砂糖を過剰に入れてしまいがちです。しかし塩分の過剰摂取が続くと、むくみや高血圧、腎臓疾患や心疾患などの原因となることがあります。一方、糖分のとり過ぎは体脂肪となって肥満に、さらに血液をドロドロにして動脈硬化や糖尿病の原因ともなります。そこで、塩分も糖分も控えめにしながらおいしく食べられる、「お酢、だし、ハーブ」の3アイテムを活用しましょう。

お酢はすっぱさが味のアクセントになり、塩や砂糖を控えてもしっかりした味に仕上がります。炒め物の最後に少量かけると味わいもアップします。また、りんご酢などの果実酢なら、お酢のすっぱさが苦手な人も取り入れやすいでしょう。

だしはうまみ成分によって、こくやまろやかさ、風味などが生まれます。和食の基本だしは、密閉容器に干ししいたけや昆布を入れ、水をはってひと晩おくだけでできます。

ハーブは香味がスパイスとなり、薄味でも気にならなくなります。オイルに漬けこんでハーブオイルをつくり置きしておくと、手軽に使えて便利です。

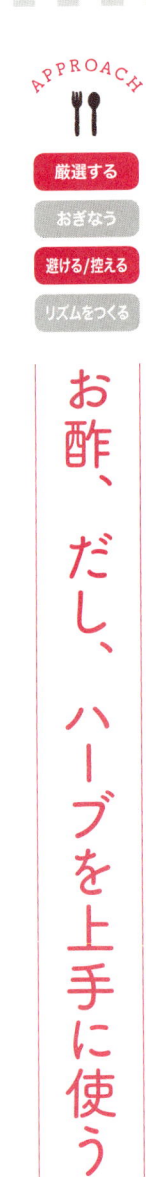

根菜のローズマリーオイル焼き

血液循環促進や消化促進、抗酸化作用などハーブパワーいっぱいの
ローズマリー漬けオイルは、甘くほろ苦い香りが口の中に広がりアクセントになります。
通常の2/3程度の塩味でもおいしくいただけます。

材料（つくりやすい量）

ローズマリー・オリーブオイル　（ローズマリー2本+オリーブオイル1カップ）…適量
根菜（ごぼう、れんこん、にんじんなど）…各適量

1

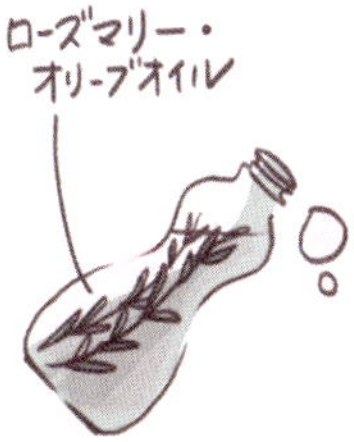

密閉できるガラス瓶にローズマリーと、エキストラバージン・オリーブオイルを入れ、ローズマリー・オリーブオイルをつくる。ひと晩おいて翌日から使用でき、保存は1カ月が目安。

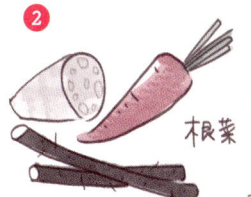

2

ごぼう、にんじん、れんこんなどの根菜を大きめのひと口大に切る。

3

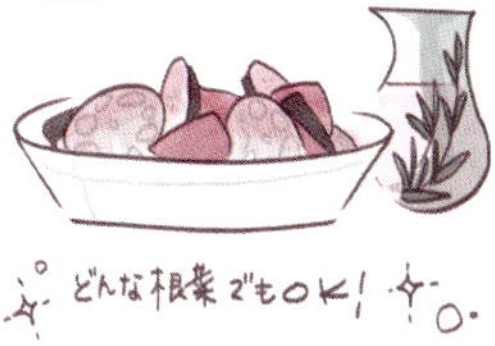

耐熱皿に入れた根菜にローズマリーオイルを振りかけ、塩とこしょうをひとつまみ程度振る。オーブンで10分ほど焼き、にんじんに竹串をさしてスッと通れば出来上がり。

リンゴ酢ミルクプリン

疲労回復効果のあるリンゴ酸やクエン酸たっぷりで
さっぱりとした味わいのヘルシースイーツです。
ひんやりとした口当たりは、夏にピッタリです。

材料（2人分）

牛乳…1カップ
リンゴ酢…大さじ2
はちみつ…大さじ2
粉ゼラチン…5g

1

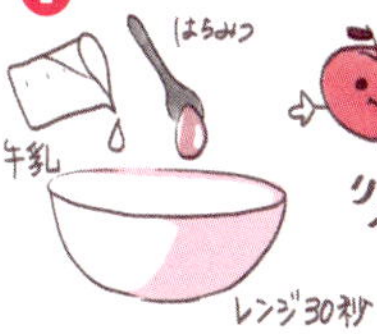

耐熱ボウルに牛乳3/4カップとはちみつを入れよく混ぜ、電子レンジで30秒加熱する。

2

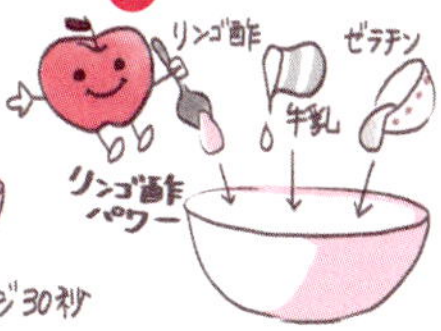

❶に水50ccで溶いた粉ゼラチンと牛乳1/4カップ、リンゴ酢を加えよく混ぜる。

3

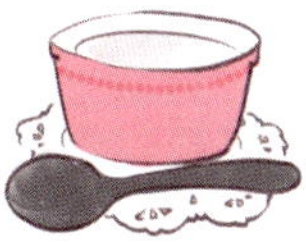

❷を容器に流し入れ、冷蔵庫で冷やし固める。

APPROACH

厳選する
おぎなう
避ける/控える
リズムをつくる

鉄分の多い食材を積極的にとる

鉄分不足が細胞の酸欠状態をまねく

女性の2人にひとりが鉄分不足といわれている現代。鉄分が不足すると、体中の細胞が軽度の酸欠状態になり、体がだるくなる、手足が冷えるなどの不調があらわれてきます。生理期間などは特に不足しがちです。毎日の食事で鉄分の豊富な食材を意識的に選びましょう。

具体的には、カツオやマグロなどの赤身の多い魚や、アサリやシジミなどの貝類、レバー（鶏、豚、牛どれでもOK）などの食材がオススメです。特にレバーは、造血効果のあるビタミンB6、B12や葉酸も含む、大変優秀な食材です。

ひじきやほうれん草、黒ごまなども鉄分を多く含んでいますが、これらの植物性食材に含まれる鉄分は、非ヘム鉄といってそのままでは吸収されにくいという性質があります。たんぱく質やビタミンCと一緒に摂取することで、体内への吸収率がアップするので、ほかの野菜や果物、肉や魚などと一緒にとるようにしましょう。

鉄分を意識して調理をする余裕がない、毎日の食事で十分に鉄分を摂取できないという場合は、サプリメントで補うことも一案です。

カツオの大根おろしサラダ

体内に吸収されやすいヘム鉄の多い魚の代表格カツオ。
消化を促進するジアスターゼを豊富に含む大根おろしと合わせ、
さっぱりといただける一品です。

材料（つくりやすい量）

カツオのたたき…10cm分　大根…5cm分　大葉…8枚
にんにく、しょうが…各1片　しょうゆ、酢…各大さじ1

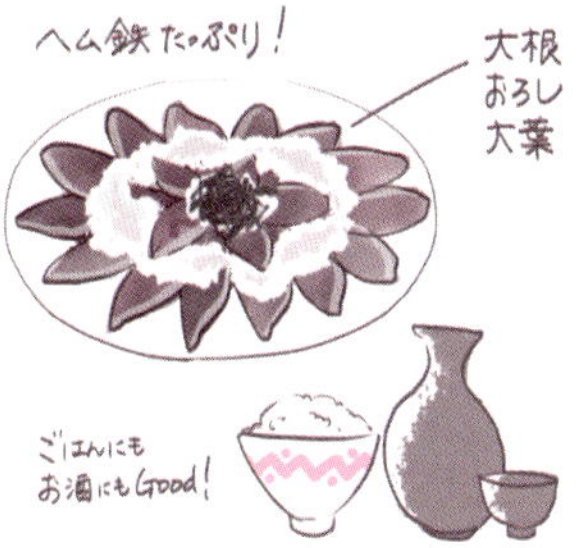

1. カツオのたたきを5mm幅に切り、皿に並べる。
2. スライスしたにんにくとすりおろしたしょうがにしょうゆと酢を加え、❶に振りかけよくたたく。
3. 大根おろし、細切りにした大葉をたっぷりのせる。

レバーペースト

鉄分だけでなく、粘膜を保護し抗酸化作用もあるビタミンAも豊富な
レバーは、牛乳を使った下処理でくさみをなくし、
食べやすいペーストにしましょう。

材料（つくりやすい量）

レバー(牛、豚、鶏どれでも)…200g　牛乳(レバー下処理用)…1カップ　玉ネギ…1/2個
オリーブオイル…大さじ2　にんにく…1片　ブランデー…1/3カップ　塩、こしょう…各適量

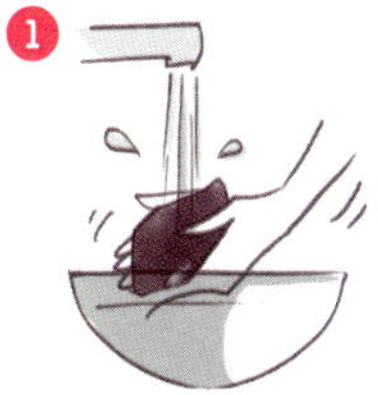

1. レバーは血だまりを取り除き、流水で数分水洗いする。牛乳に2時間漬けてくさみを抜き、たっぷりの湯でゆでる。

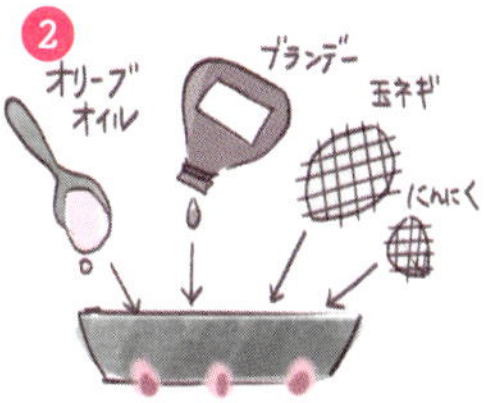

2. 熱したオリーブオイルに刻んだにんにく、粗く切った玉ネギ、あればローリエ2枚と❶とブランデーを入れ、汁がなくなるまで煮る。

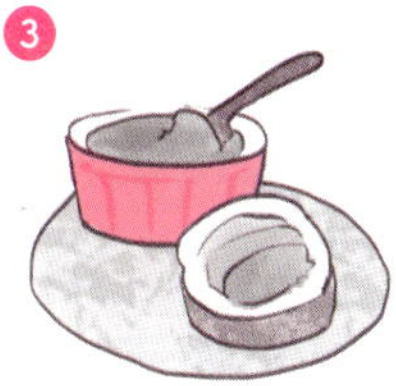

3. ❷からローリエを取り出し、フードプロセッサーでペースト状にすれば完成。

APPROACH

厳選する
おぎなう
避ける/控える
リズムをつくる

生理前や排卵日前後はセロトニンをおぎなう

●イライラ緩和にはナッツ類、大豆製品、乳製品を食べる

多くの女性にとって、月経周期とホルモンバランスは、体のコンディションに直結します。生理前や排卵日の前後は、心身に不調をきたしやすくなります。イライラしたり、落ち込みや集中力の低下などがあり、これは、セロトニンの不足が原因のひとつといわれています。

セロトニンを増やすには、その原料となるアミノ酸のトリプトファン、ビタミンB6を豊富に含むナッツ類や大豆製品、乳製品を摂取するのが効果的です。特にピスタチオは、セロトニンの増量に欠かせないビタミンB6を多く含む食材です。ビタミンやミネラルも、不快な症状の軽減に役立ちます。空腹のイライラ感を避けるためにも、これらの栄養素を多く含む食事をとるようにしましょう。ただし、空腹で血糖値が下がっているところに糖分の多いものを食べるのは逆効果です。血糖値が急に上がり、その反動で急降下して、余計にイライラが募りやすくなるからです。糖分の高い菓子類はできるだけ控えましょう。

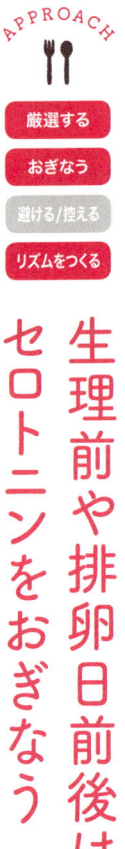

APPROACH

厳選する
おぎなう
避ける/控える
リズムをつくる

ひと口ごとに30回かんで食欲にブレーキをかける

よくかむことで満腹中枢は刺激される

生理前になると、エストロゲンという女性ホルモンが減少します。エストロゲンは食欲を抑える役割があるため、この時期は食欲旺盛になりがちです。生理前にドカ食いした経験のある人は、少なくないでしょう。

また、レプチンというホルモンは満腹中枢を刺激する働きを持ちますが、うまく分泌されないと満腹感を得にくくなります。ストレスを感じると食欲のブレーキがかかりにくくなるのは、ストレスによってレプチンが減少してしまうのが原因のひとつです。

すでにホルモンバランスが乱れている人にとって、自力で食欲をコントロールするのは難しいものですが、実は手軽な方法があります。それは、食事のときによくかむことです。よくかむことで、満腹中枢が刺激されて、食欲にストップがかかります。目安は、食べものをひと口入れるごとに30回以上かむこと。やわらかい食べものでも、しっかりとかむ習慣をつけましょう。結果、時間をかけて食事をすることで血糖値の急上昇も防ぎ、ダイエット効果も期待できます。ぜひ、身につけておきたい健康習慣です。

APPROACH

厳選する
おぎなう
避ける/控える
リズムをつくる

炭水化物は1食1種類までに

糖質の「幸福感」は肌の「老化」を進める

今やダイエット、健康志向の食事において、「糖質制限」は時代の主流です。本来なら糖尿病の治療食である低糖質食が、ローカーボ（通称ロカボ）と呼ばれ、多くの人に注目されています。

人は、ストレスなどで自律神経のバランスが崩れ始めると、炭水化物（糖質）を過剰にとろうとする傾向があるようです。特に、白いごはんやパンなど精製度の高い糖質は、食べると脳が「幸福感」を得るというある種の中毒性があるので、無理もないことです。欲求のおもむくままに食べたら、健康を害するだけでなく、確実に太ります。加えて、体内のコゲである「糖化」も促進させて肌の老化も進めてしまいます。

糖質のとりすぎを防ぐには、効果的な制限方法を実行することです。極端な制限はよくありませんが、もっとも手軽で現実的なのは、炭水化物は1食で1種類にとどめることです。たとえば、ランチ定食にありがちな、「ラーメンとミニチャーハンセット」や「うどんつきの定食」、「お好み焼き＋麺類のコンビ」などは避けること。その代わりに、良質のたんぱく質やミネラル、ビタミンを意識的にとりましょう。

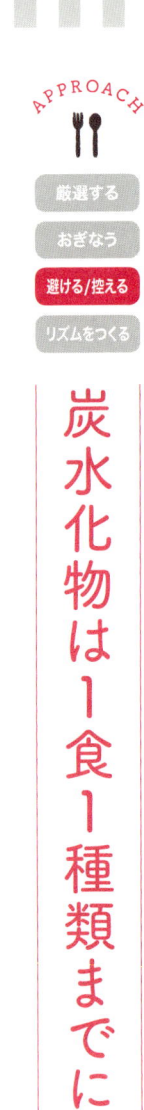

APPROACH

厳選する
おぎなう
避ける/控える
リズムをつくる

「やわらぎ水」で深酔いしない

量と飲み方の工夫で「百薬の長」に

アルコールは眠気を誘う一方で、眠りを浅くしてしまいます。眠くはなるけれど、中途覚醒や早朝覚醒が起こりやすくなるのです。また、利尿作用もあるため、短時間で尿意をもよおします。飲酒後、睡眠中にトイレに行きたくなって、途中で起きてしまった経験は誰にでもあるでしょう。

こうした理由からも就寝前の飲酒は、睡眠の質の低下をまねきます。飲酒が常習化している人は、アルコール抜きの日をつくりぐっすり眠ってみてください。睡眠は健康の要。アルコールがなければ寝つけないほどの飲酒の習慣は改めましょう。

昔から「酒は百薬の長」とも称され、飲酒は血流をよくしたり、心身をリラックスさせたりと、さまざまなメリットがあります。もちろんこれは、適量ならばの話です。飲み過ぎて、いいことはありません。

ついつい飲み過ぎてしまう人は、お酒と同量の水を飲んでアルコールの影響をやわらげましょう。いわゆる、洋酒を飲むときのチェイサー、日本では「やわらぎ水」ともいいますが、これは体内のアルコール濃度を薄めて、二日酔いの予防にもなる優れものです。

COLUMN
3

体を温める食材で免疫力アップ

東洋医学の「陰陽」に基づいた食事で体質改善

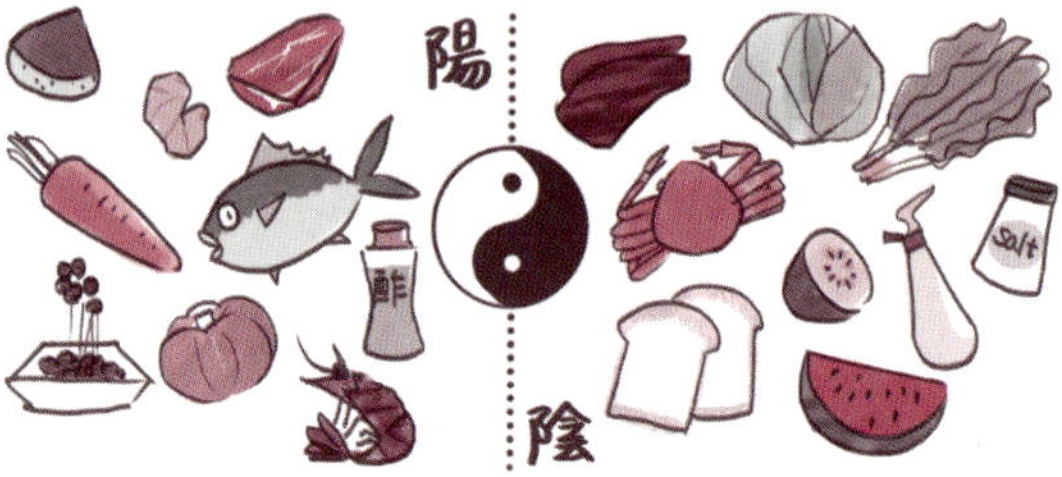

陽の食材 栗、しょうが、赤身肉、根菜、マグロ、エビ、納豆、かぼちゃ、酢など。

陰の食材 馬肉、レタス、ほうれん草、カニ、パン、キウイ、マヨネーズ、食卓塩、スイカなど。

東洋医学では、食材を「陰」と「陽」に分けて考えます。おおまかには、夏が旬の食材は体を冷やす「陰」の食材、冬が旬の食材は体を温める「陽」の食材、暑い地方で採れる食材は「陰」の食材、寒い地方で採れる食材は「陽」の食材と考えられます。

しかし、体を温めたいからといって「陽」の食材ばかりを食べるのは栄養のかたよりなどの原因になります。そこで、「陰」の食材を食べる時には、調理方法や食材の組み合わせ、味つけなどを工夫して、陽に近づける方法があります。

[調理方法で陰を陽にする]

・煮る、ゆでる、焼く、蒸すなどの加熱調理をして温かいうちに食べる。
・くず粉でとろみをつける

[プラスαで陰を陽に近づける]

・酢、こしょう、唐辛子を使って調理する
・しょうが、ネギ、にんにく、しそなどを薬味として一緒にとる

陰と陽を意識した食材のとりかたで体温を上げ、免疫力をアップしていきましょう。

第4章

運動習慣を整える

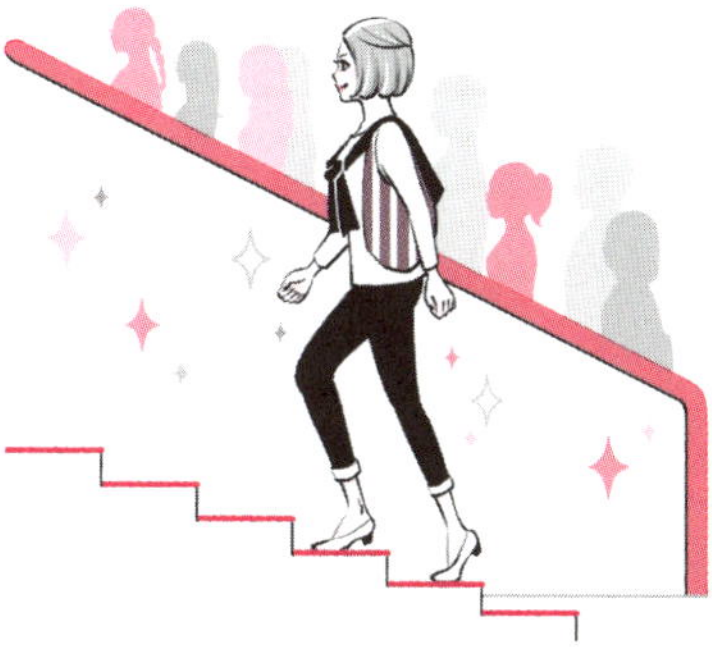

運動不足になると、疲れやストレスが
たまりやすい体質になります。
この章では、生活のなかで簡単にできる
運動を紹介しています。これらを実践して、
心身を健康に保ちましょう。

運動
movement introduction

運動習慣の継続のコツは生活の一部にプラスすること

POINT

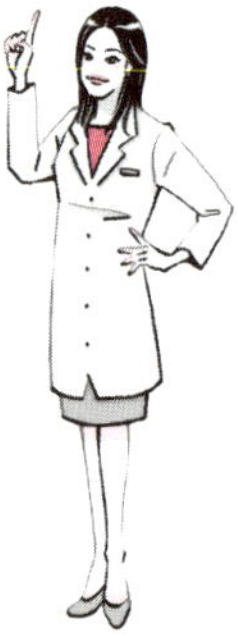

特別な運動を急に始める必要はありません。毎日の生活のなかに少しずつ運動を取り入れてください。

筋肉量の増加でストレス耐性もアップ

心理的な要因で、体に不調が起こることは往々にしてあります。しかし、体が強ければ、免疫力が高く、自律神経の働きを正常に保つこともでき、ちょっとしたストレスには負けません。「健全なる精神は、健全なる身体に宿る」ということわざもありますが、これは体が健康ならそれに伴い精神も健全であるという意味です。実際に体を動かして学ぶさまざまな行動療法もあり、さらに、スウェーデンの研究者が「筋力が強いとストレスにも強い」という研究結果を発表していることからも、心と体は相関していることが明らかなのです。

運動は時間よりも、継続しておこなうことが大切です。オススメなのはいつもの生活習慣に運動をプラスすることです。通勤の一部にウオーキングを取り入れたり、テレビを見ながらの筋トレといった「ながら運動」でも筋肉量を増やすことができます。

なお、運動して筋肉量が増えれば代謝が上がり、燃焼するカロリーが増えるため、ダイエット効果も得られます。当然、病気のリスクも軽減されます。

健やかな体の目安になる3つの数値

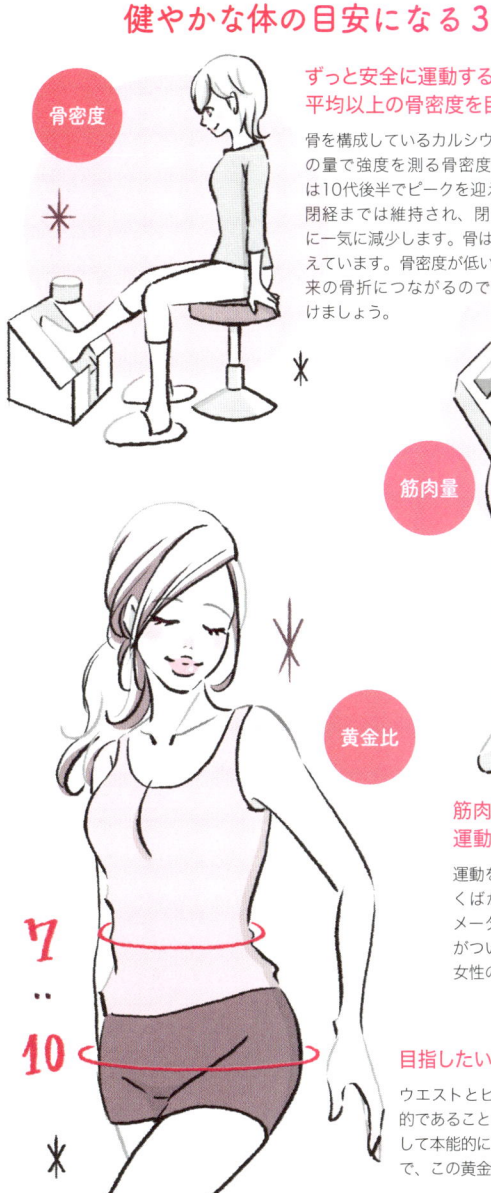

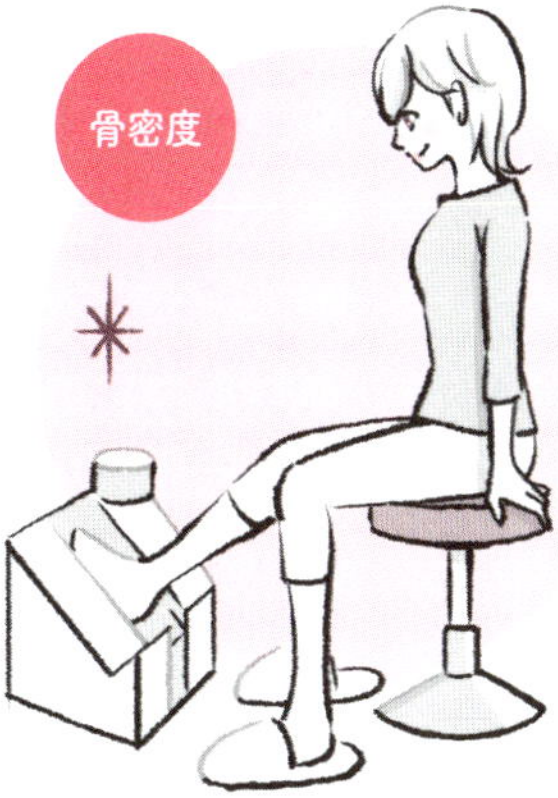

ずっと安全に運動するために平均以上の骨密度を目指そう

骨を構成しているカルシウムなどの量で強度を測る骨密度。女性は10代後半でピークを迎えた後、閉経までは維持され、閉経以降に一気に減少します。骨は体を支えています。骨密度が低いと、将来の骨折につながるので気をつけましょう。

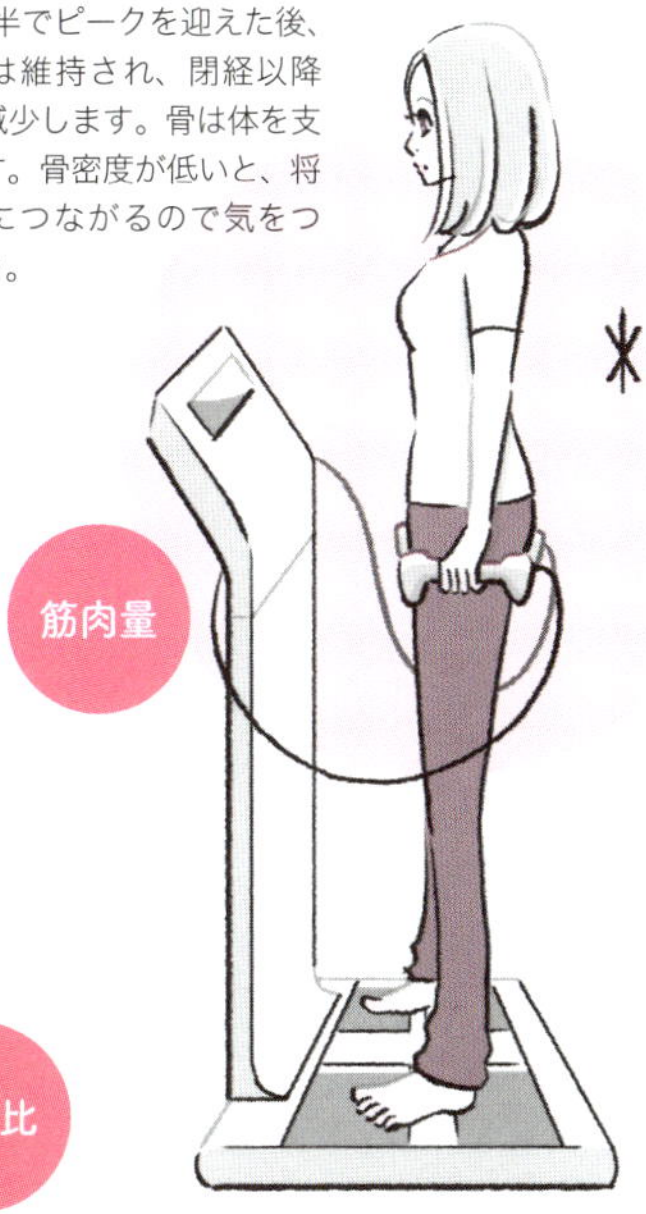

筋肉量を測って運動量が足りているか知ろう

運動をしていないと筋肉は日々衰えていくばかりです。筋肉量は運動量のバロメーターになります。筋量を測れる機能がついた体重計があれば便利です。成人女性の平均的な筋肉量は14〜17kg。

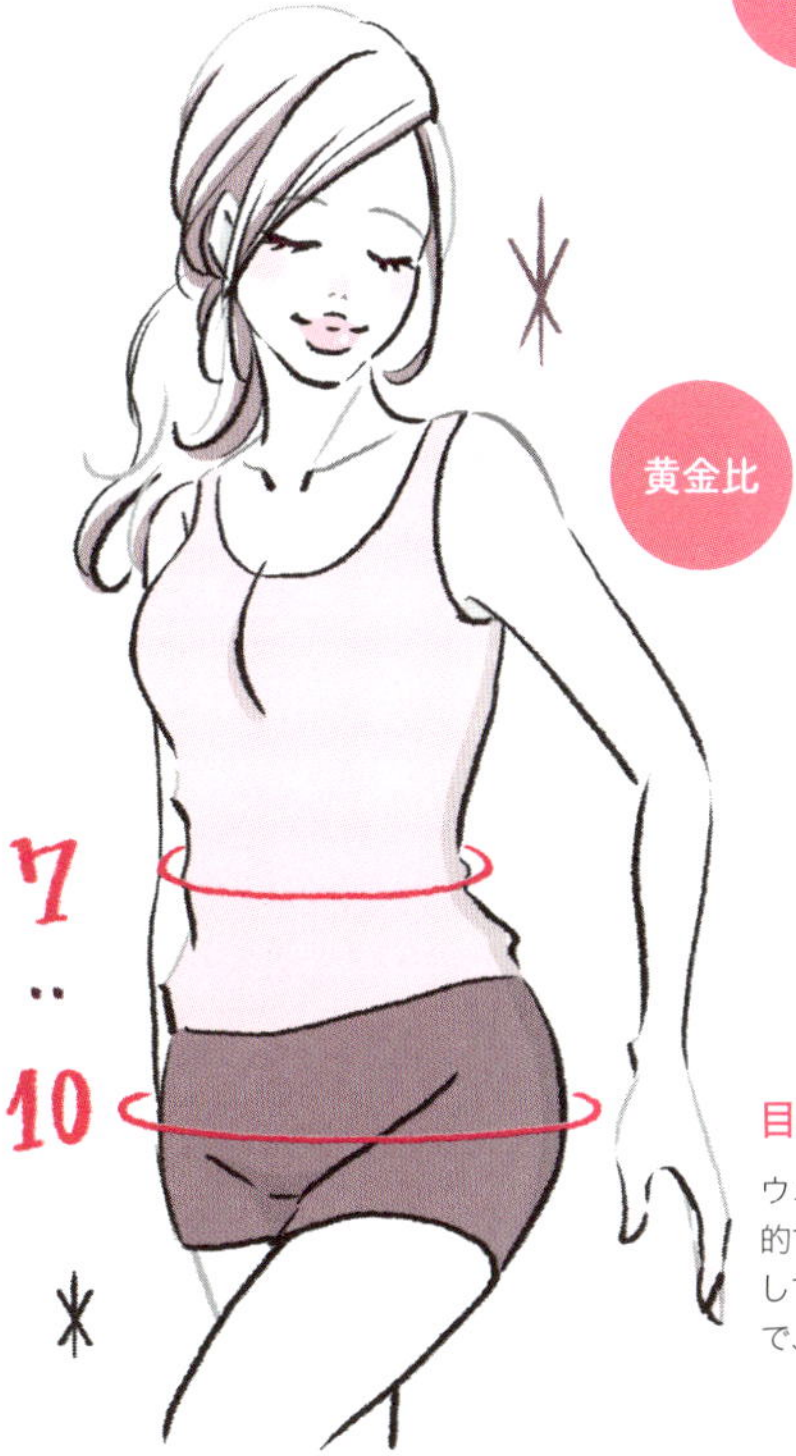

目指したいのは黄金比率7:10

ウエストとヒップの比率を7:10に。健康的であることはもちろん、男性が女性に対して本能的に魅力を感じる比率でもあるので、この黄金比率を目指しましょう。

運動習慣を整える

3つのアプローチ

●鍛えたり、伸ばしたり、ゆるめたり

日常生活のひとコマとして、運動をぜひ取り入れてください。お金を払ってフィットネスクラブに通わなくても、自宅でもできるような手軽なトレーニングやストレッチを日課に組み込むだけで十分です。運動量が少しアップするだけで、体が変わってきます。

筋肉量を健康的な数値に近づけるためには、左の3つのアプローチが有効です。どれも手軽に「ながら運動」で実践することができます。何かをしながらであれば、あまりつらさを感じずに、思いのほか自然に取り組めるものです。たとえば、テレビを見たり電話をしながら、片足立ちでバランスポーズ、青竹踏み、ダンベル運動……などいかがでしょう?

ストレッチも作業の合間などに、ふくらはぎを伸ばす、腕を伸ばす、などの部分的なもので十分です。また、リラクゼーション効果の高い足のツボ押しやマッサージは、テレビを見ながら気軽にできるのでオススメです。

日々続けられて負担のない、自分流の運動を見つけましょう。

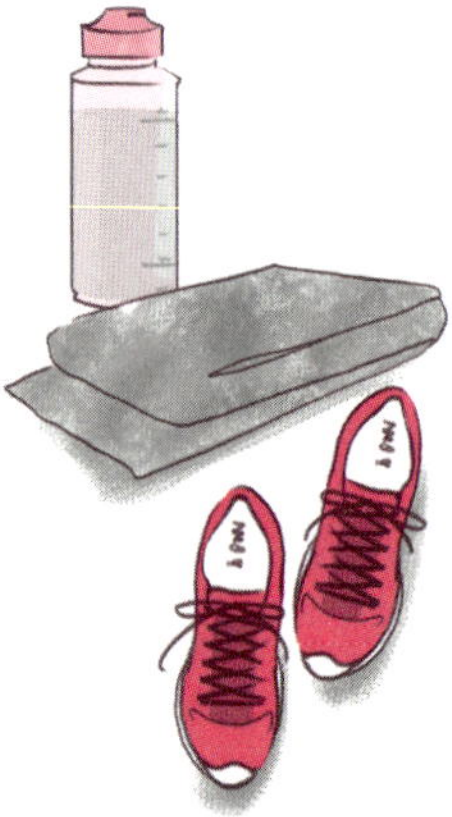

APPROACH

❶鍛える

ちょっとした動きを日常習慣に

高齢になっても鍛えれば、筋肉量が増えることが報告されています。スポーツが苦手でも、続けていくうちに体の変化を実感できるはずです。ストレス発散やダイエットにもなり、一石二鳥です。

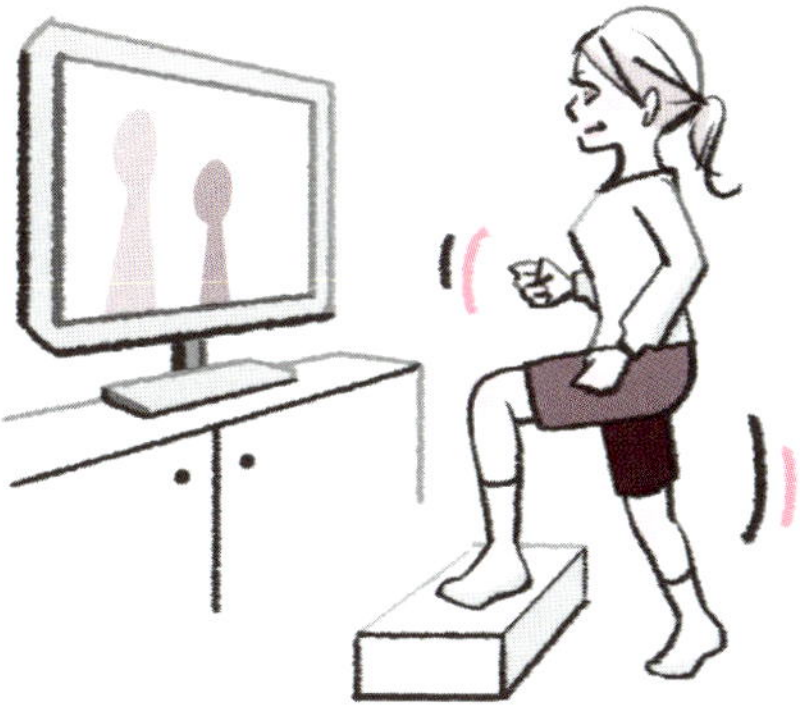

APPROACH

❷ストレッチ

全身への好影響を期待できる

「体が硬ければ血管も硬い」ともいわれるほど、体の柔軟性は全身に影響します。ストレッチは、筋肉がほぐれるだけでなく、血流もアップし、全身のコンディションも向上。疲労回復効果もあります。

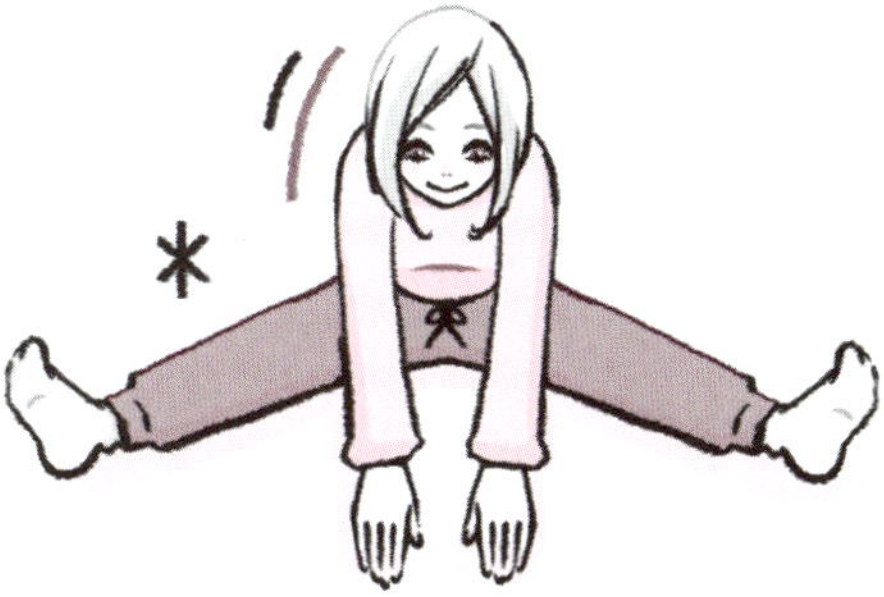

APPROACH

❸リラクゼーション

お手軽なツボ押しやマッサージ

マッサージやツボ押しは、テレビを見ながらなど別の作業と同時進行できる手軽なリラクゼーション法です。血液やリンパの巡りをよくする効果があります。

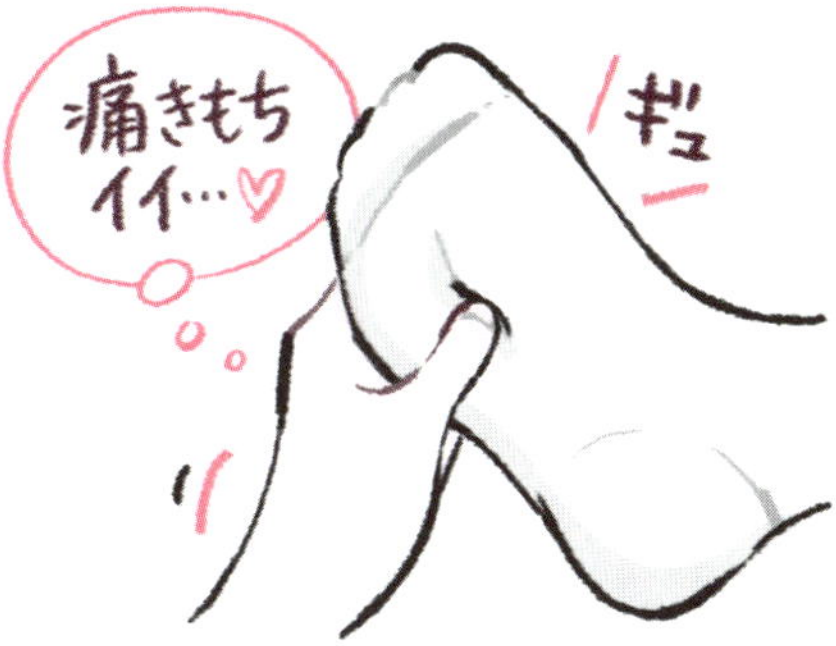

APPROACH

鍛える
ストレッチ
リラクゼーション

朝の身支度で脳と体をON①
歯磨き中に「ながら筋トレ」をする

●身支度しながらの筋トレを習慣に

筋肉の量が増えると、基礎代謝量がアップします。つまり、エネルギーがたくさん〝燃える体〟になります。わかっているけれど時間がない、という方にオススメしたいのが「ながら筋トレ」です。筋トレは交感神経を優位にし、体を目覚めさせる効果もあるので毎朝の動作に組み込んで、習慣化してしまいましょう。通常、歯磨きは上半身しか使わないので、スクワットや8の字エクササイズと合わせて、下半身や腰まわりのトレーニングをするといいでしょう。スクワットは、お尻の大臀筋《だいでんきん》や太ももの大腿四頭筋《だいたいしとうきん》などを鍛えられます。

これらの筋肉は大きいので、筋肉量が増えれば、基礎代謝量アップにつながります。また、8の字エクササイズは腸腰筋などのインナーマッスルを鍛えるので、骨盤が後ろに傾くのを防ぎ、ポッコリとした下っ腹の解消効果もあります。ウエストがくびれて、骨盤のバランスも整い、腸の動きも活発になって、といいことづくめです。

忙しい朝にピッタリなトレーニング

歯磨きだけでなく、ドライヤーで髪を
乾かしながら、顔にクリームを塗りながらなど、
朝の身支度中に手軽な
「ながら筋トレ」をしてみましょう。

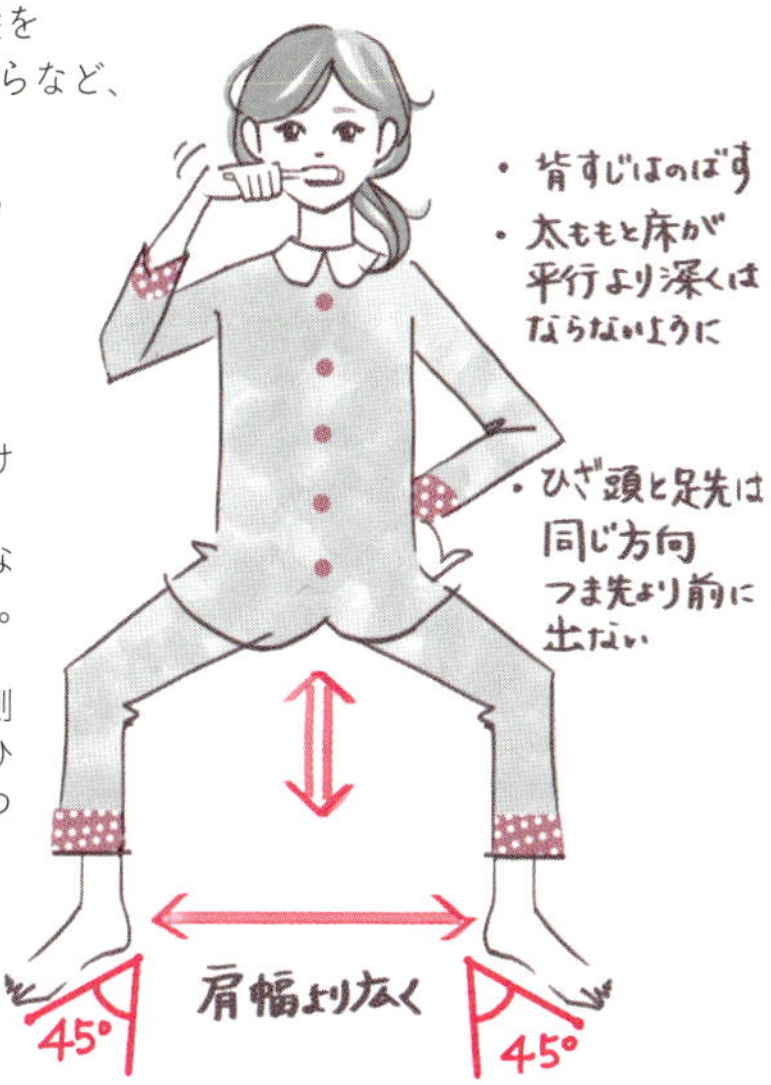

・背すじはのばす
・太ももと床が平行より深くはならないように
・ひざ頭と足先は同じ方向
つま先より前に出ない

スクワット

❶鼻で息を吸いながら8秒間かけてゆっくりと腰を下ろす。
❷次に、鼻から一気に息を吐きながら、1秒で元の姿勢に戻る。
❸これを約20回繰りかえす。
背筋が曲がったり、ひざが内側を向いていたりすると、腰やひざを痛めるので姿勢には気をつけて。

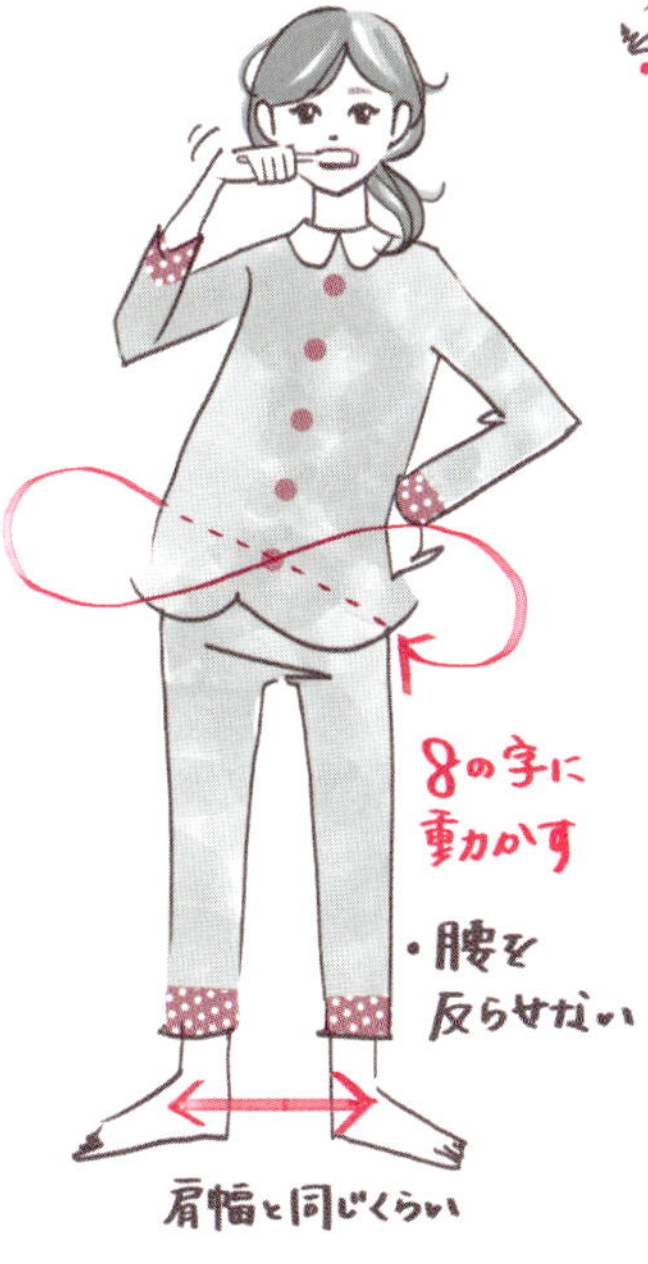

8の字に動かす
・腰を反らせない
肩幅と同じくらい

8の字エクササイズ

❶おへそをぐっと引き上げ、尾てい骨を下げるようにしてスタンバイ。
❷腰が反らないように気をつけながら、ゆっくりと右腰を右ななめ前に出しながら、右足に体重を移動。半円を描きながら右腰を後ろへ引く。左腰を左ななめ前に出しながら、左足に体重を移動。半円を描きながら左腰を後ろへ引く。
❸8の字を描くようなイメージで流れるように繰りかえし回す。

APPROACH

鍛える

ストレッチ

リラクゼーション

朝の身支度で脳と体をON②
トイレで腸マッサージをする

リラックス状態で腸は動く

腸の働きは、副交感神経と関係しています。副交感神経が優位なときは、腸がスムーズに動きます。本来は、寝ているときに副交感神経が優位になり、腸の調子が整います。しかし、大事な仕事を抱えているときなど緊張状態や、旅行中などの興奮状態だと、交感神経の働きが強くなり、腸がうまく働かなくなる場合があります。その結果、便秘や下痢になったりしてしまうことがあります。そこで、おなかの調子が悪い日は身支度を整えるついでに、腸の〝身支度〟も加えてみてはどうでしょう。食後にトイレで座って5分間、腸をマッサージします。

正常な状態なら、食べものがおなかに入ると、刺激を受けて腸はクネクネと蠕動《ぜんどう》運動を始めるものですが、緊張や興奮している状態だとスムーズに動きません。そこで、マッサージでリラックスしながら刺激を加えると動きやすくなります。腸の動きとともに副交感神経も呼びさまされ、さらに腸が活発になります。

腸をマッサージする

おなかを触る前には、両手をこすり合わせて温めます。
グリグリと強く押しすぎるのはNG。
やさしくさするようにマッサージしてください。

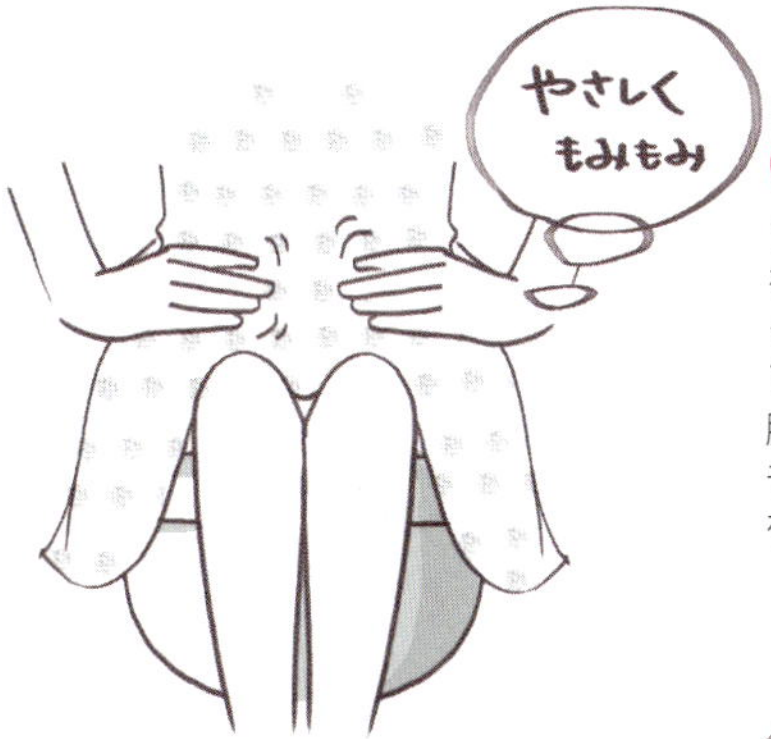

1

ウエストのくびれに手のひらをあて、腸を横からほぐすようにして、「押して、離す」を10回繰りかえす。次に、わき腹をつかむようにして、モミモミと軽くもみほぐす。これを10回繰りかえす。

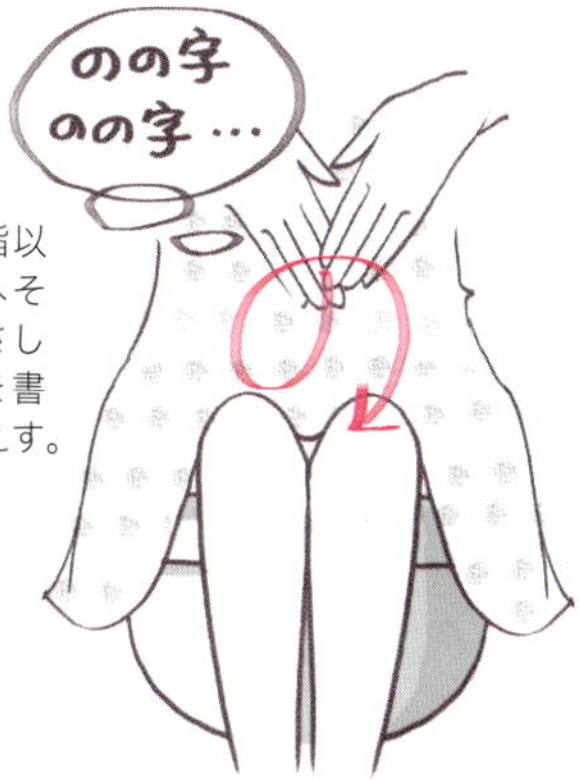

2

両手の指先を重ねて、親指以外の4本の指の腹で、おへそのまわりを時計回りにやさしく押していく。「の」の字を書くように。5〜10周繰りかえす。

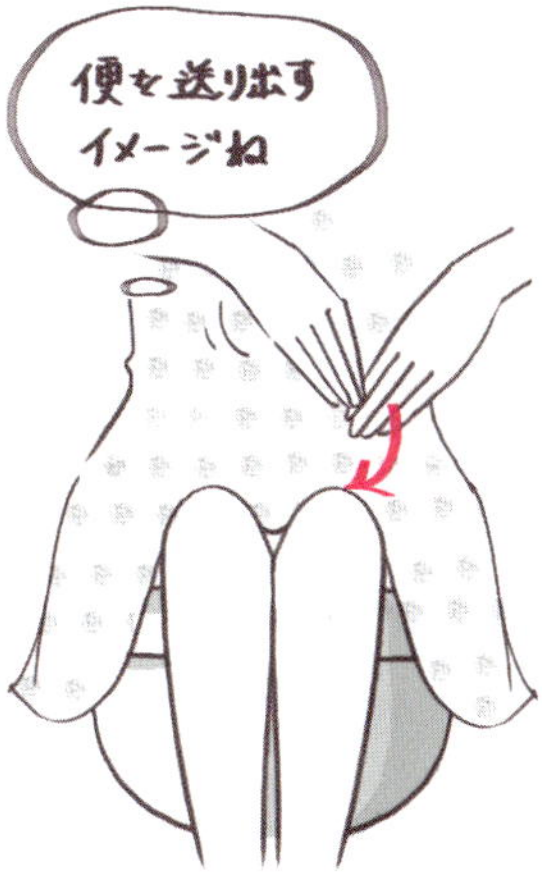

3

おへその左横10cmほどの位置から股間に向かって、親指以外の4本の指の腹でやさしく押していく。右手と左手で交互に便を送り出すように、2、3回ずつ押しながら進む。

APPROACH

鍛える
ストレッチ
リラクゼーション

階段をリズミカルに上るだけで運動効果

●消費するエネルギーは歩行の約2倍

毎日の通勤や生活のなかでできる、とても効果の高い運動が「階段の昇降」です。短時間の小間切れの運動でも、一度に長時間運動するのと同じ効果があることがわかっています。

平らな場所での歩行に比べると、階段を上るのに必要なエネルギーは約2倍で、ジョギングと同程度です。下りでも、歩行よりも多めです。息が少しあがるくらいの強度なので、心肺機能も高められます。

また、階段の昇降は、太ももの前面にある大腿《だいたい》四頭筋《しとうきん》が鍛えられます。大きな筋肉は、活動していない状態でも、より多くのエネルギーを必要とします。ここを鍛えると基礎代謝が上がるほか、下半身の血行もよくなり、老廃物のデトックス効果なども期待できます。

階段の昇降をおこなう際には、次のポイントに注意することで腰やひざを痛めず、運動効果をより高めることができます。

◆スピード　一段飛ばしなどで駆け上がるより、ゆっくりと、リズミカルに、使っている筋肉を意識して上り下りします。ケガをするリスクも少なく、運動効果も高くなります。

◆姿勢　背筋を伸ばして肩の力を抜きます。目線だけを落として階段の位置を確認します。

◆上るとき　ひざを上げ、足の裏全体を次の段につけたら、後ろの足で蹴り出すようにグッと身体を押し上げます。

◆下りるとき　ひざに体重がかかるのでバタバタ着地せず、そっと足を下ろして、ゆっくりと体重を移動。大腿四頭筋への負荷を意識するようにします。

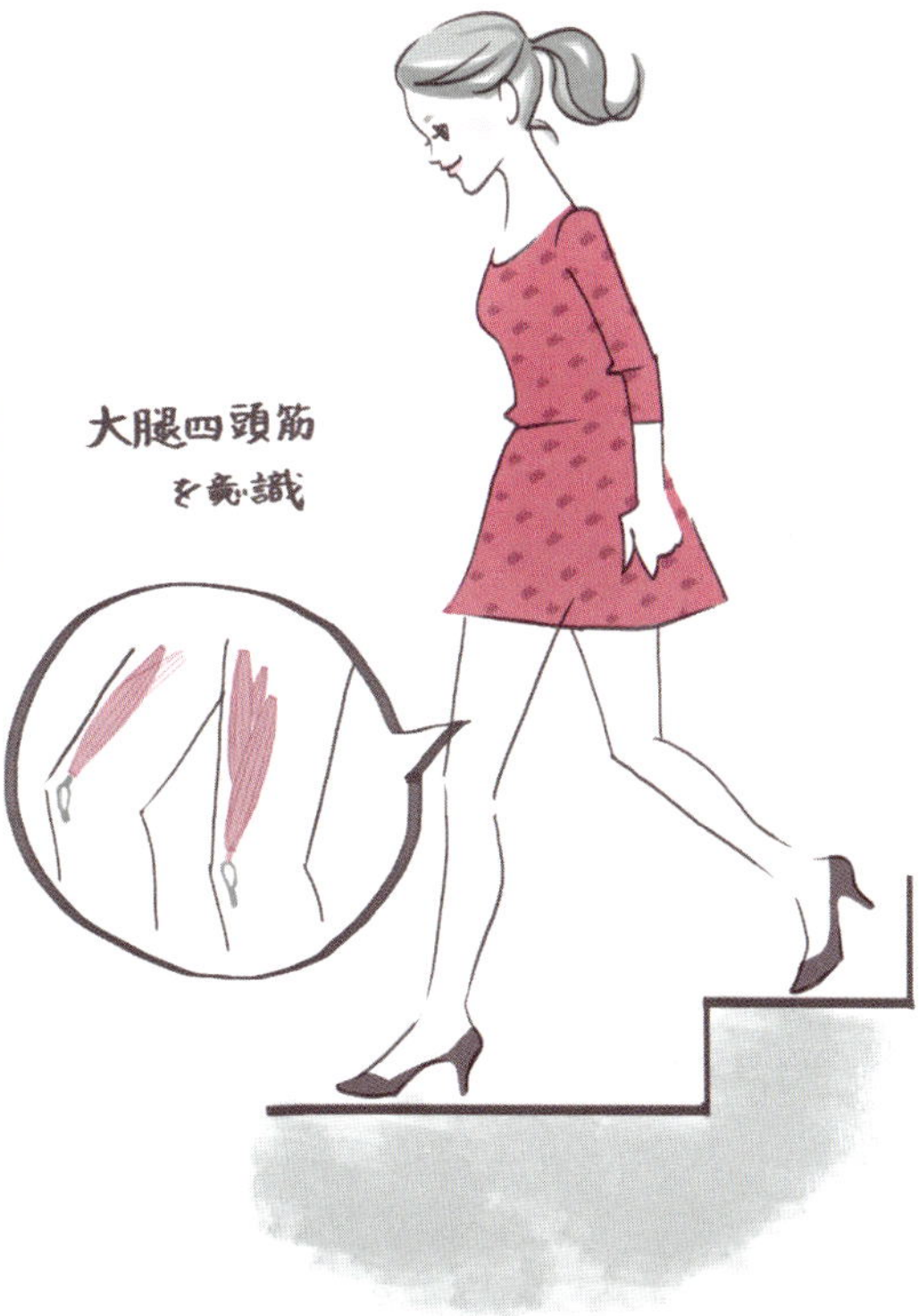

背筋を伸ばして大腿四頭筋を意識。
足の裏全体を使うのがポイント。

APPROACH

鍛える

ストレッチ

リラクゼーション

見た目年齢を若くする「つり革トレーニング」

気づいたときに、どこでもできるトレーニング

ショーウインドウや電車の窓に映った自分の老け込んだ姿にがく然としたことはありませんか？　特に背中の丸まった姿勢は、体にストレスをかけるうえ〝見た目年齢〟を5歳も10歳も老けさせます。そこで、電車の中でも街中でも、ちょっとした合間にできる背中の筋肉を鍛える運動を紹介します。

ひとつは、肩甲骨のまわりのトレーニングで、肩甲骨を背骨側に寄せ、肩を下げてしばらくキープします。肩甲骨の内側にある脊柱《せきちゅう》起《き》立筋《りっきん》は、エネルギー消費の多い赤筋です。肩甲骨のまわりの筋肉をゆっくりと動かすと、その脊柱起立筋が働いてエネルギー消費量がアップします。また、この筋肉が鍛えられることで、基礎代謝量が増えてダイエット効果も期待できます。

もうひとつは、腹筋と背筋を鍛えるトレーニングです。まず、片手でつり革につかまって、脚を少し開き、上体をまっすぐに保ちます。次にひざの力を抜いて重心を少し落とします。このときに体幹を意識して、腹筋と背筋で支えるようにします。そしてかかとを上げて、しばらくの間この姿勢を維持。8回ほど呼吸を繰りかえしたら姿勢を元に戻します。

肩甲骨の周囲を動かす

通勤時間を利用して、
エネルギー消費量の多い
筋肉（＝赤筋）を鍛え、
基礎代謝量をアップする。

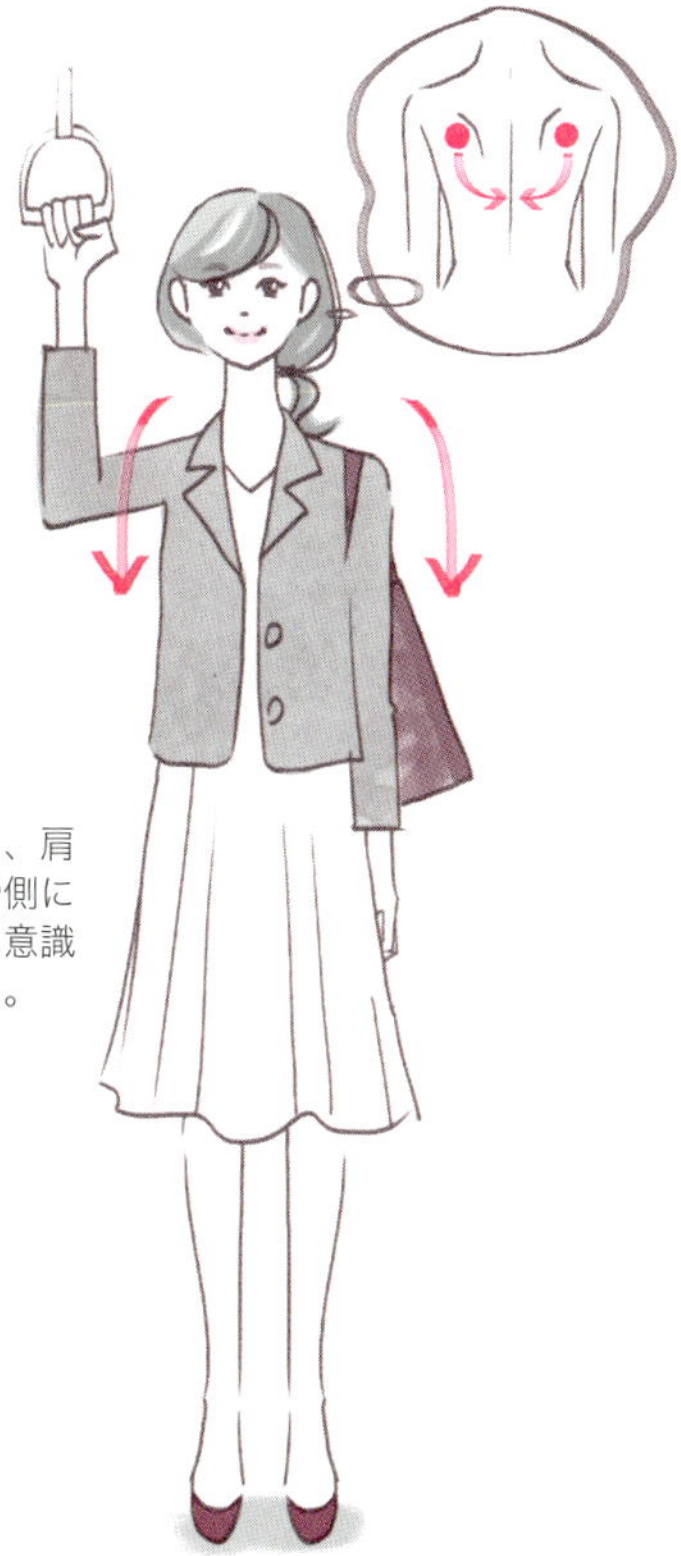

胸を張って、肩
甲骨を背骨側に
寄せ、肩を意識
的に下げる。

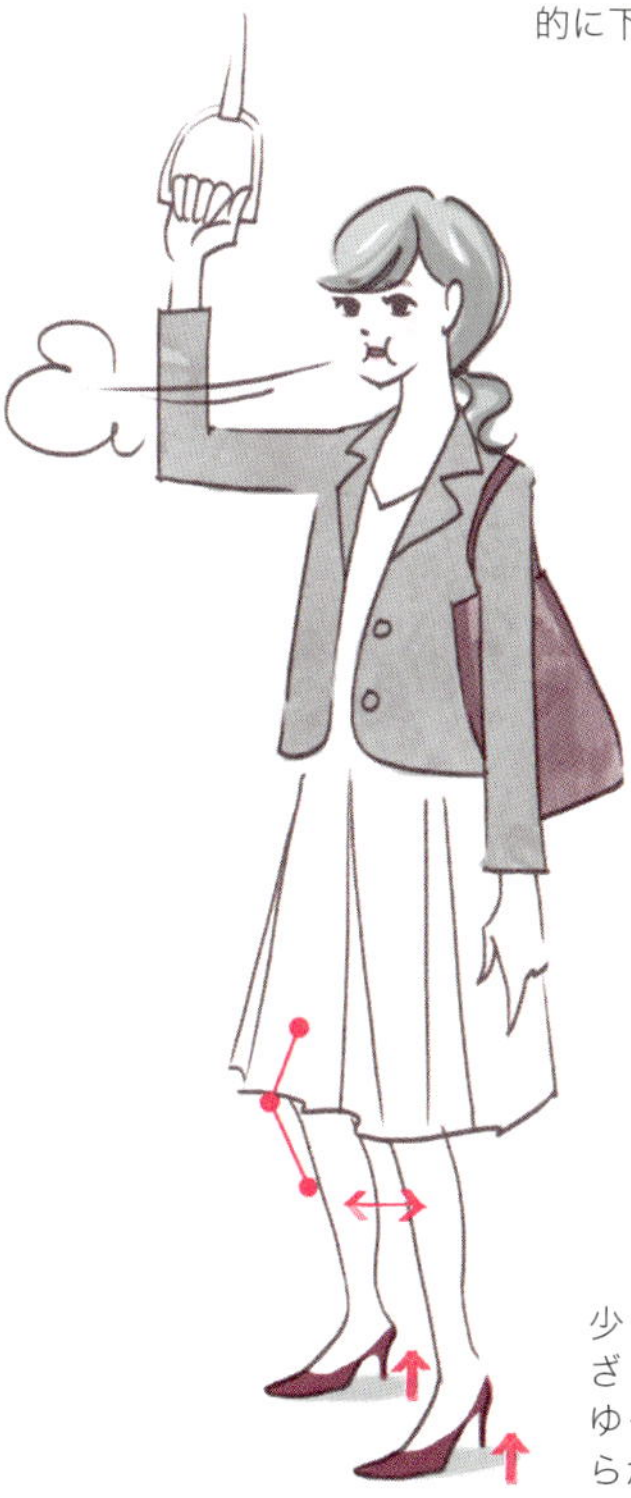

体幹を意識した「かかと上げ」

身体の深層部にある
筋肉（＝インナーマッスル）を鍛えて、
基礎代謝量をアップする。
電車の揺れが程よい負荷となる。

少し脚を開き、ひ
ざを曲げ、息を
ゆっくり吐きなが
らかかとを上げる。

APPROACH

鍛える

ストレッチ

リラクゼーション

1分もも上げ＆1分腹筋で簡単サーキットトレーニング

持久力がつき心肺機能も高まる万能エクササイズ

「運動不足を解消しよう！」と意気込むと、「スポーツジムに入会しなきゃ」とか、「毎日1時間ウオーキング」とか、自分でハードルを上げてしまいがちです。まずは気軽に家でできることから始めてみませんか。

オススメは有酸素運動と無酸素運動を短い時間で繰りかえす「サーキットトレーニング」です。筋力アップだけでなく、持久力がつき心肺機能も高めることもできます。

まず、その場で1分間もも上げをして、すぐに1分間腹筋運動をします。もも上げは、息を止めずにリズミカルに足踏みします。腹筋運動は、上体を完全に起こすのがつらいようであれば、肩甲骨が地面から離れる程度から始めて。回数には捉われずにできる範囲で繰りかえしてみましょう。無理をせず、きついと感じたら、休憩をはさんでください。また、寝る前に激しい運動をするのは自律神経を乱してしまうので避けてください。いちばん効果的なのは、体温が最も高くなる16時ごろ。エネルギーの消費量が多く、ダイエット効果も期待できます。

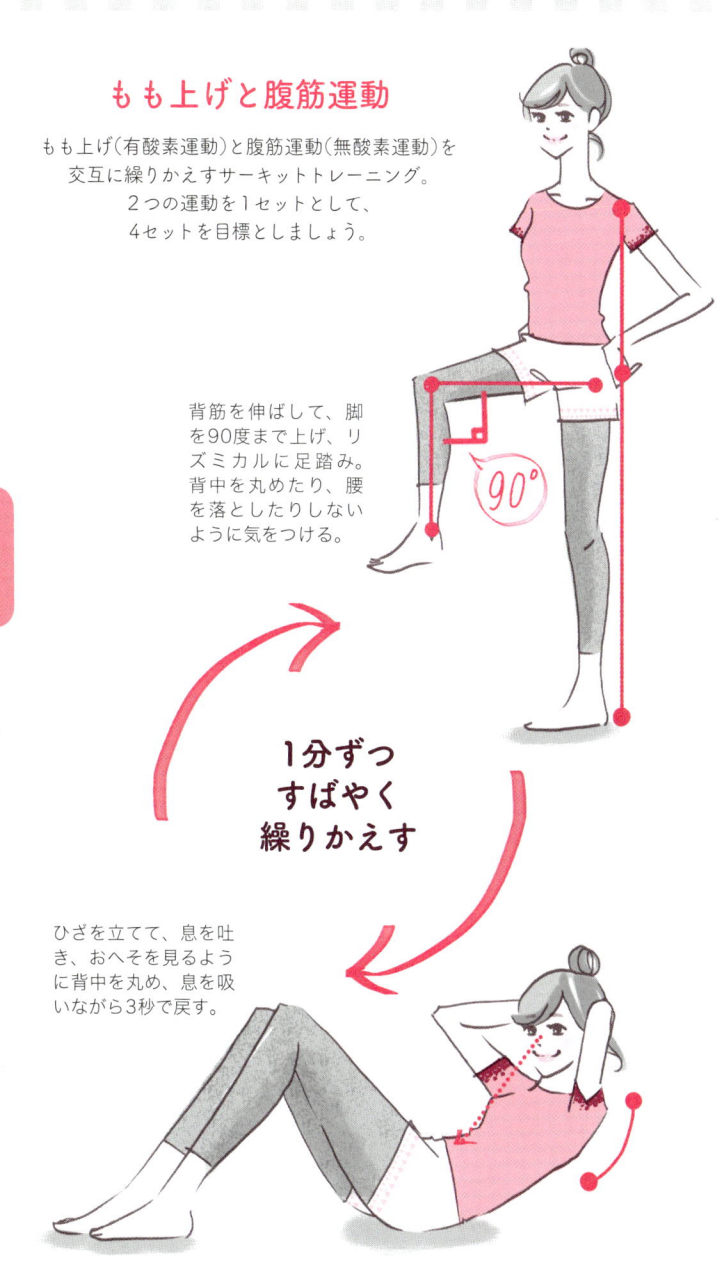

もも上げと腹筋運動

もも上げ（有酸素運動）と腹筋運動（無酸素運動）を
交互に繰りかえすサーキットトレーニング。
2つの運動を1セットとして、
4セットを目標としましょう。

背筋を伸ばして、脚を90度まで上げ、リズミカルに足踏み。背中を丸めたり、腰を落としたりしないように気をつける。

**1分ずつ
すばやく
繰りかえす**

ひざを立てて、息を吐き、おへそを見るように背中を丸め、息を吸いながら3秒で戻す。

APPROACH

鍛える

ストレッチ

リラクゼーション

ぞうきんがけで全身を鍛える

●運動不足を解消しながら部屋もキレイに！

部屋の床がフローリングや畳、クッションフロアであれば、普段の掃除にぞうきんがけを取り入れましょう。

四つん這いになって床に手をつき、腰を高く上げた姿勢でおこなうぞうきんがけは、二足歩行の生活で生じた背骨や股関節のゆがみを矯正してくれます。肩こりや腰痛の予防、症状改善にもつながります。また、全身運動なので、エネルギーもたくさん消費します。ひざや足首を使うので、キュッと引きしまった美脚効果も得られるでしょう。

日々の暮らしのなかで、ちょっとした合間を使って運動不足が解消できるプチ習慣を、身につけてみてください。最初は週に1回からでも大丈夫。慣れてきたら床だけでなく、棚や机の上などもぞうきんがけしてみましょう。肩を大きく動かしたり、わき腹の筋肉を使ったり、意識しなくても全身の筋肉を鍛えることができるでしょう。

部屋もキレイになることでメンタル面もスッキリ。じつは細かいほこりは、掃除機やウェットタイプワイパーよりも、ぞうきんがけのほうがしっかりと取り除けます。ぞうきんをすすぐ水に、

ぞうきんがけを習慣にする

肩やわき腹、脚の筋肉など全身の筋肉が
効率的に鍛えられるほか、
背骨や股関節のゆがみが矯正される効果もあり。

スイートオレンジのアロマオイルを垂らしておけば、油汚れに効果的。運動不足が解消できるとあれば、部屋の掃除も苦にならないはずです。

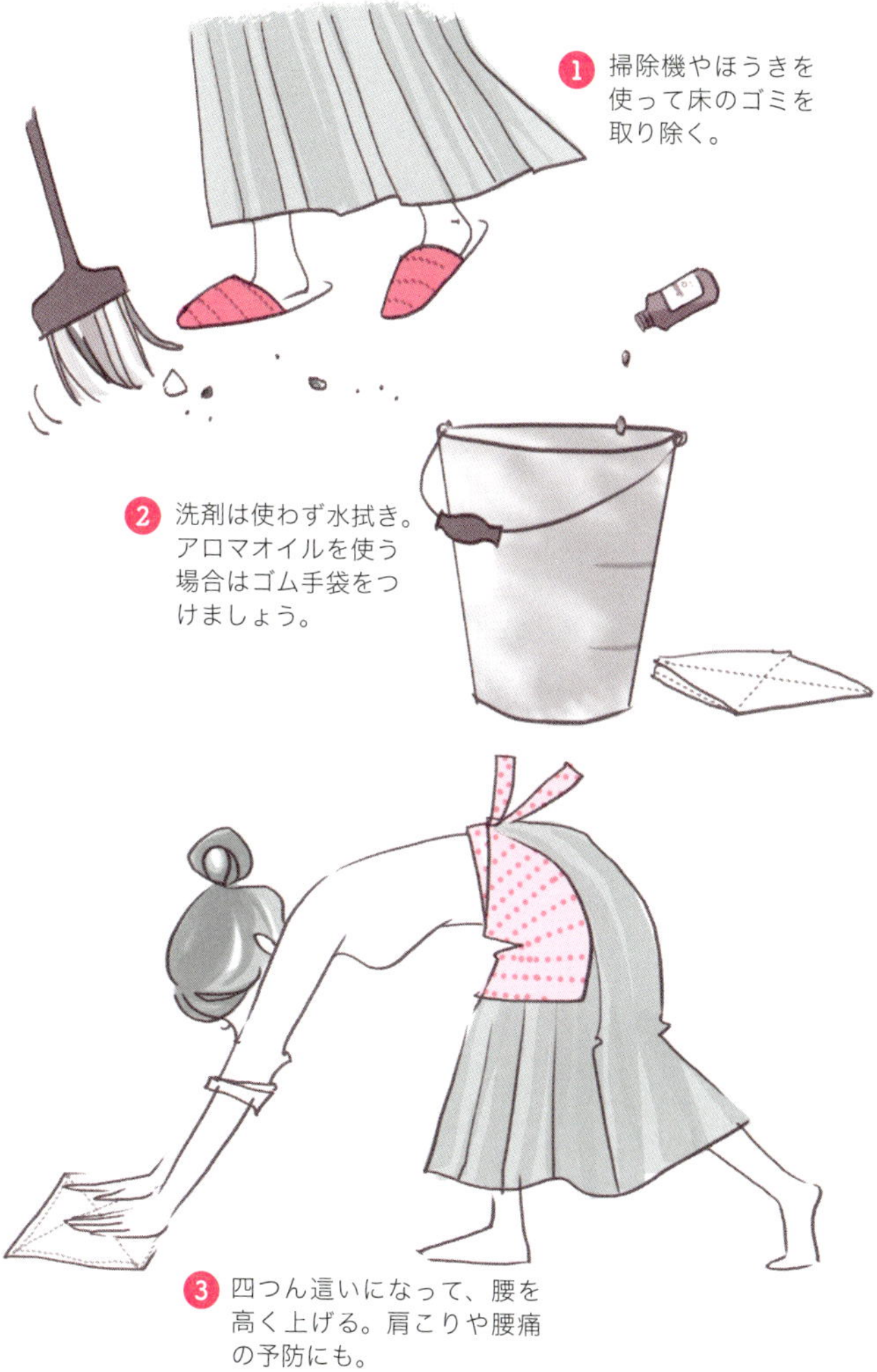

1 掃除機やほうきを使って床のゴミを取り除く。

2 洗剤は使わず水拭き。アロマオイルを使う場合はゴム手袋をつけましょう。

3 四つん這いになって、腰を高く上げる。肩こりや腰痛の予防にも。

APPROACH

鍛える

ストレッチ

リラクゼーション

足の裏マッサージで血行不良の悪循環を断つ

●足の裏からむくみや冷えを解消！

すきま時間の有効活用がオススメとはいえ、オフィスや通勤電車の中では、さすがにはばかられるのが足の裏のマッサージ。ならば自宅で、テレビやDVDを見ながらほぐしましょう。ストレッチや筋力トレーニングと違って、視線も意識もテレビ画面に向かったままできます。

足の裏は血行不良→むくむ→冷える、という悪循環に陥ってしまいがちですが、足の裏をほぐしてこの悪循環を断ち切ると、体全体の調子もアップします。

方法は、まず手と足の指をしっかり組み合わせて、足の甲を伸ばしたり反らせたりします。

手と足をしっかり握手

足の指は血流の折りかえし地点なので、しっかりほぐして、老廃物や血液、リンパ液を心臓へ送りかえす。

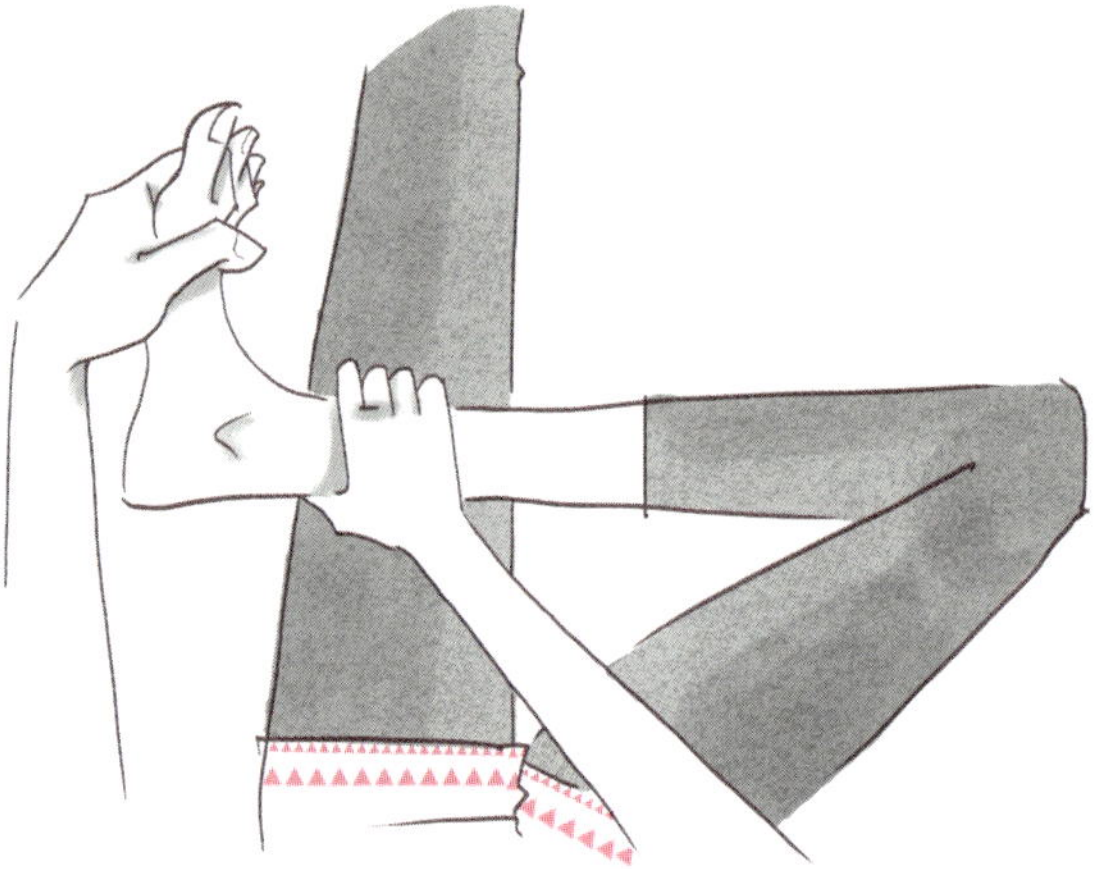

手の指と足の指を組み合わせて、いろんな方向へ引っ張る。

足の裏のツボ押し

足の裏のツボは、体の不調のバロメーター。
押すと痛かったり硬かったりするところは要注意！

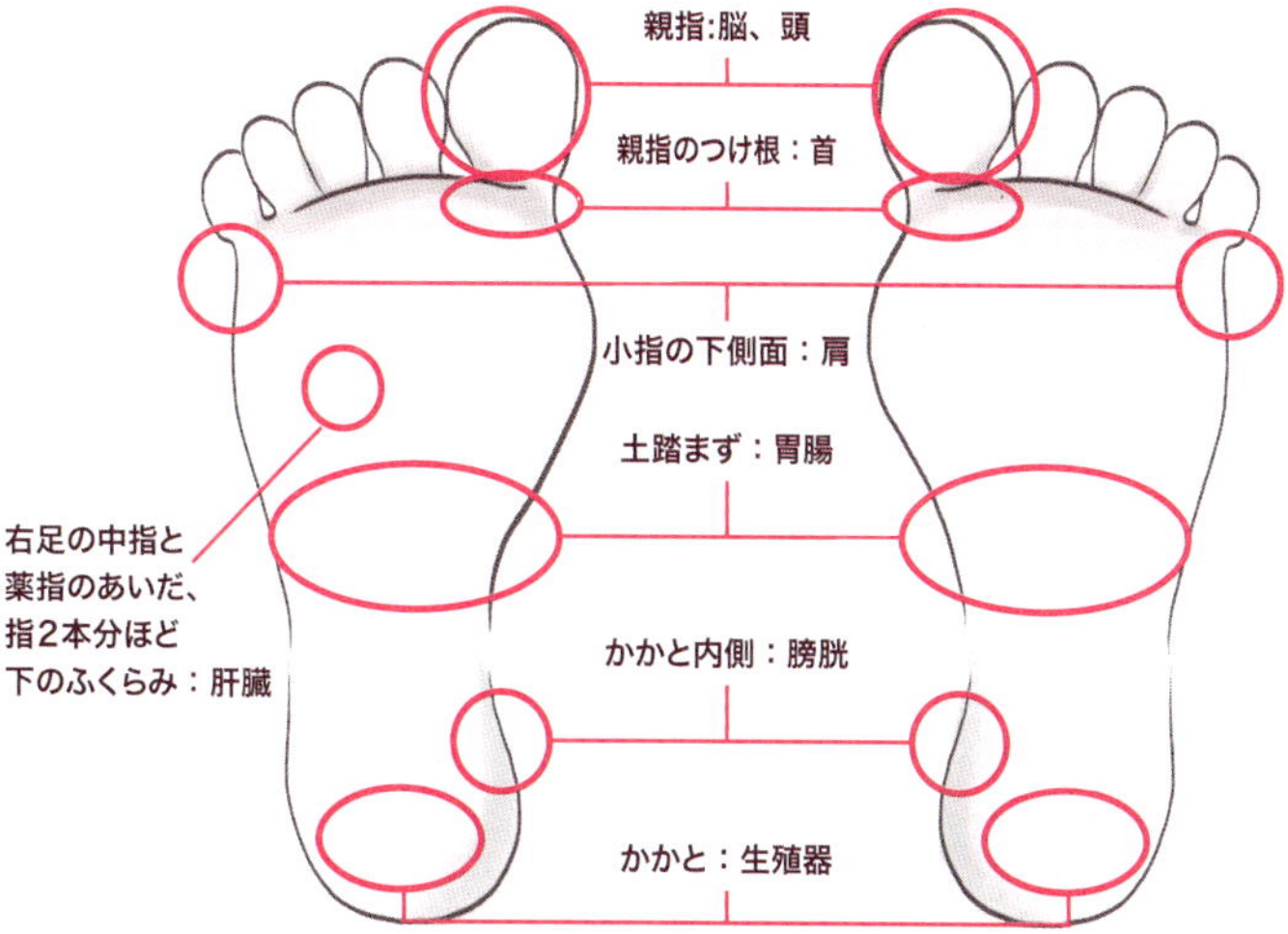

次に、足の指を1本ずつ左右前後に引っ張って、ほぐします。

続いて、足ツボを押していきます。上の図を参考に体の気になる部分に対応しているポイントを、イタ気持ちいいぐらいの強さでグーッと指圧してください。

パソコンに向かう時間が長く、脳が疲れている人は足の親指を、首のこりには親指のつけ根、肩こりには小指のつけ根の外側が効果的です。

胃があれていたり、便秘が続いたりしているなら胃腸に関連する土踏まずを、飲み会続きで肝臓を酷使しているようなら、右足の中央よりやや上外側を押してみましょう。

かかとは、クーラーや冷たい飲みものなどによる生殖器の不調、生理痛などに効きます。かかとの内側は、膀胱炎など泌尿器系に効果的だといわれています。

APPROACH

鍛える
ストレッチ
リラクゼーション

骨盤のゆがみを整える

●女性特有の病気には骨盤底筋群の強化を

臓器が入ったおなかを下から支えているのが骨盤底筋群《こつばんていきんぐん》。骨盤の底にあたる、恥骨から尾骨までの範囲にある筋肉の集まりです。膀胱、子宮、直腸などの臓器を支え、それらの位置を正しく維持する働きや、尿道、膣、肛門をしめたりゆるめたりする働きをしています。

この骨盤底筋群のトレーニングは、女性がかかりやすい過活動膀胱《かかつどうぼうこう》や尿失禁などの予防や改善につながります。また、骨盤の歪みは自律神経にも影響を与えます。そのため、骨盤底筋群のトレーニングによって骨盤の歪みが改善されると、自律神経も整います。

骨盤底筋群は、身体の深層部にある筋肉（＝インナーマッスル）。鍛えるのには、トレーニングマシンもダンベルも不要です。まずは左ページのイラストのように、筋肉の緊張や弛緩を意識できる姿勢で始めてみましょう。

慣れれば、立っていたり、座っていたりなどどんな姿勢でもできるので、電車を待つ合間やテレビを見ながら、仕事の休憩中など、思いついたときにおこなえます。

骨盤底筋群を鍛える

内臓や骨盤を支えている骨盤底筋群を鍛えると
自律神経やホルモンバランスが整う。
尿失禁や過活動膀胱の予防、改善にも効果が。

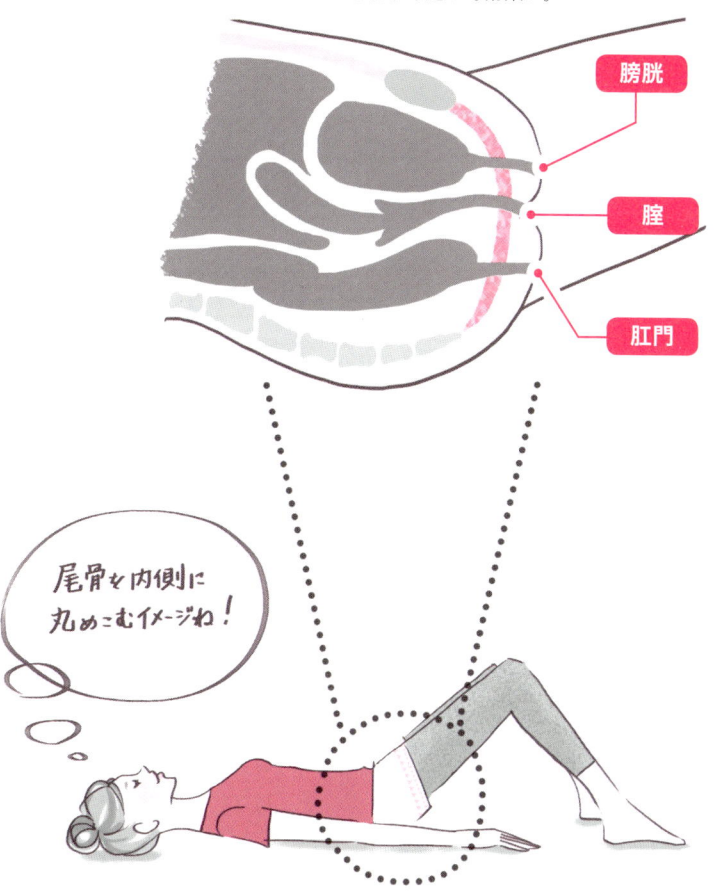

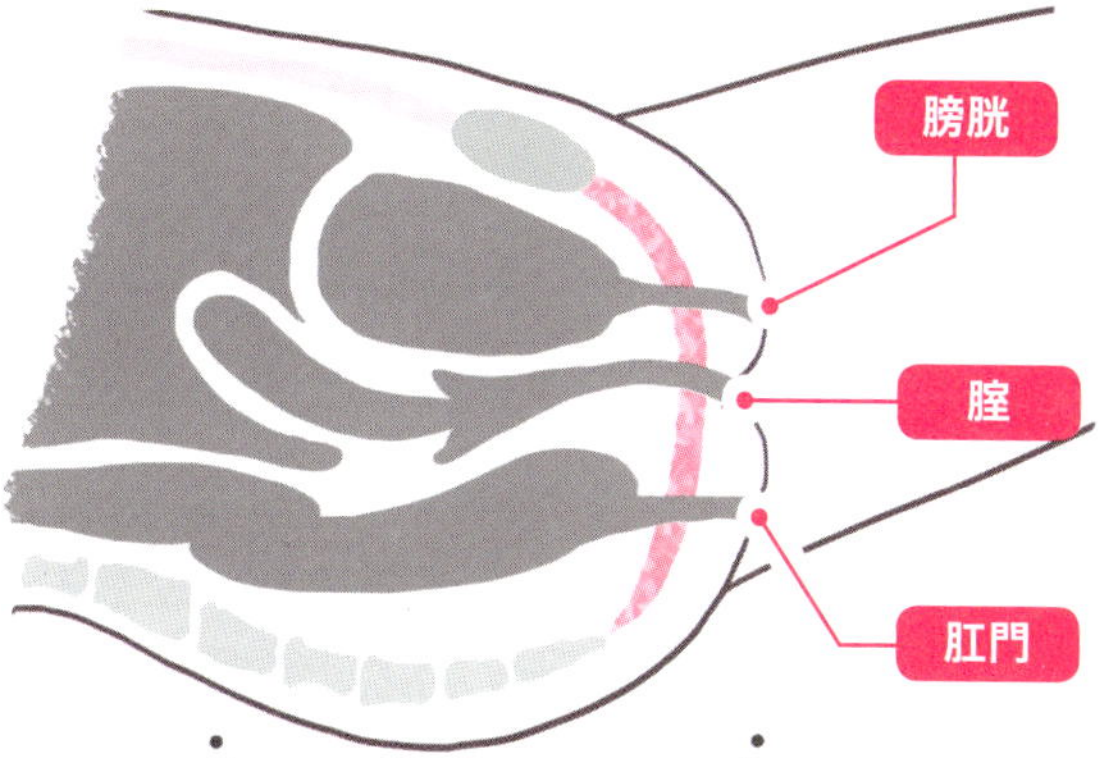

あおむけに寝て力を抜き、両ひざを立てて、尿道や肛門、膣をゆっくりとしめたりゆるめたりします。ギューッとゆっくりしめながら、尾骨を身体の前のほうに巻き込むイメージで。このとき、気をつけたいのは、呼吸を止めないこと。筋肉をしめる時にはゆっくりと息を吐き、ゆるめるときは自然に吸うように心がけます。10回を1セット、1日に3～5回ほど繰りかえしてください。

APPROACH

鍛える

ストレッチ

リラクゼーション

散歩とストレッチで血の巡りをスムーズに

プラス10分散歩

仲のいい人とおしゃべりしながら歩く、
脳の活性化には効果的。

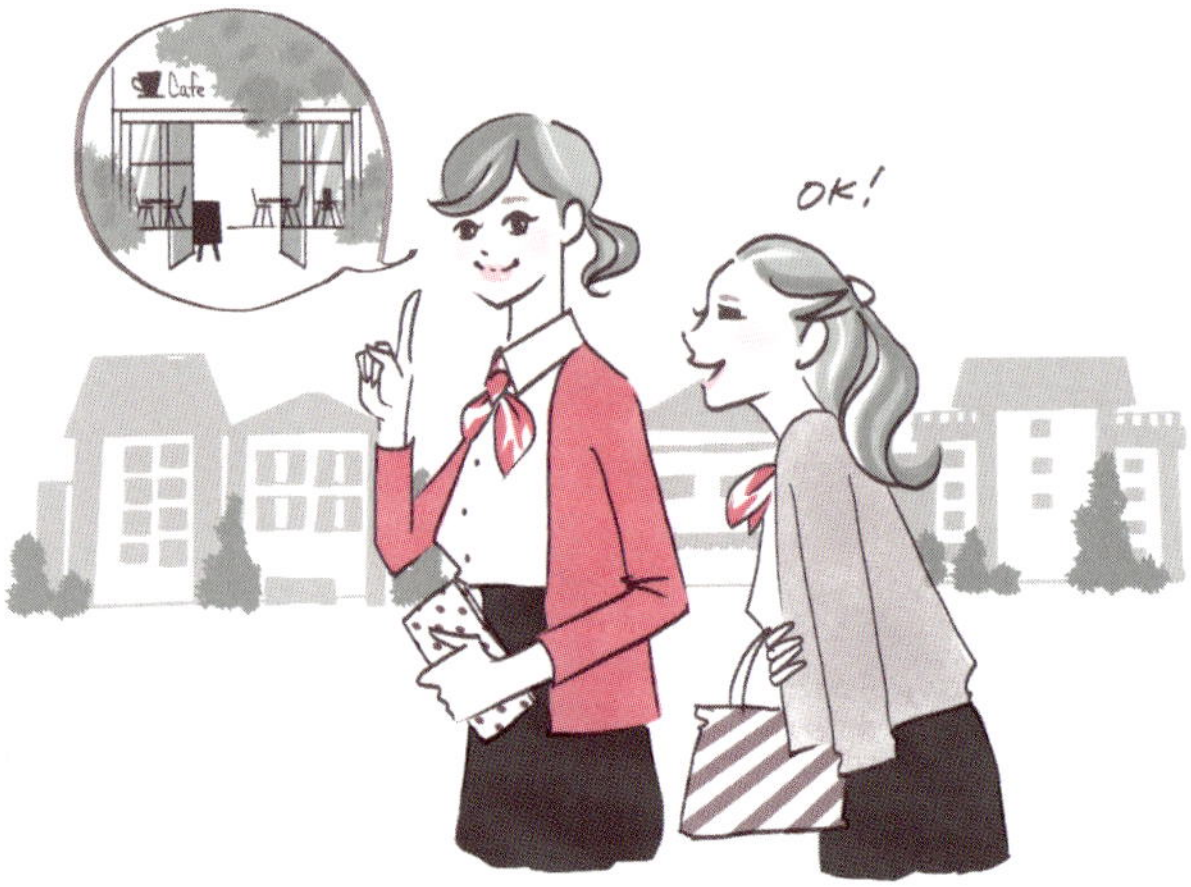

いつもの近場ではなく、ちょっと離れた
お店まで。それだけなら習慣にしやすい。

●興奮をもたらさない軽い運動

運動不足の解消には、当然ながら運動をするのがいちばんの処方箋。かといって、アスリートのような激しい運動は不要です。自律神経を整えるには、軽い運動で十分です。興奮を高めて交感神経を優位にするハードな運動よりも、日常生活の延長としてウオーキングやストレッチなどを取り入れることをオススメします。

散歩やウオーキングは、体内にしっかり酸素を取り込む有酸素運動です。ジョギングやランニングに比べると、心肺機能や筋肉、関節への負担が圧倒的に少ないので、運動習慣に馴染みのない人でもトライしやすいでしょう。歩くこ

股割りストレッチ

就寝前のおちついた時間にゆっくりとストレッチ。
大きく呼吸しながら、関節が伸びているのを
意識して身体をほぐす。

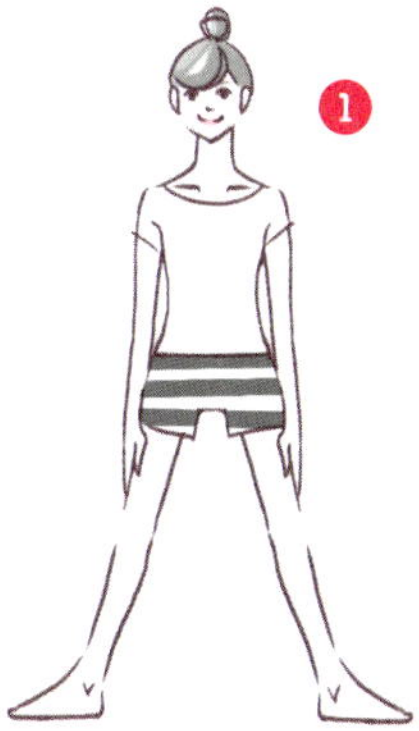

1

背筋を伸ばし、両脚を広めに開く。

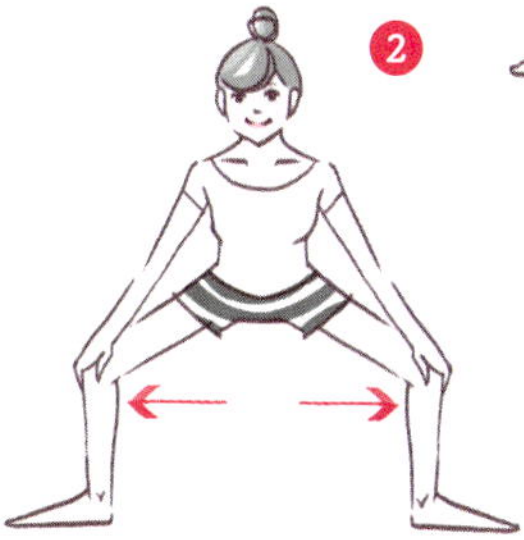

2

両手をひざの少し上に置き、股関節を広げながら腰を落とす。

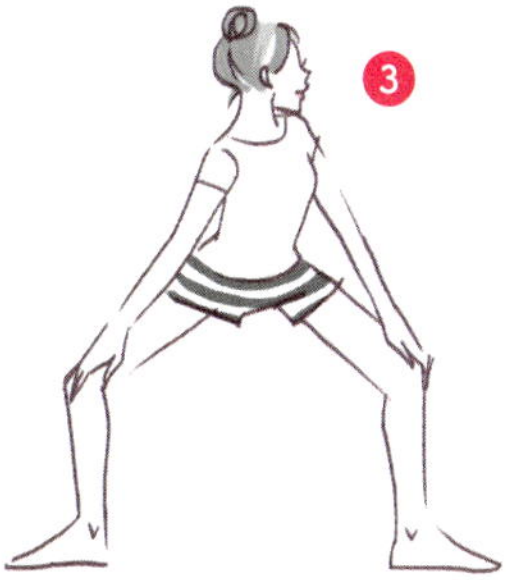

3

息を吐きながらゆっくりと身体を左側にひねる。首は左に向け、右腕が右ひざの内側に入り、右肩が前に出る。20秒間キープしたら、息を吸いながらゆっくり正面に戻す。

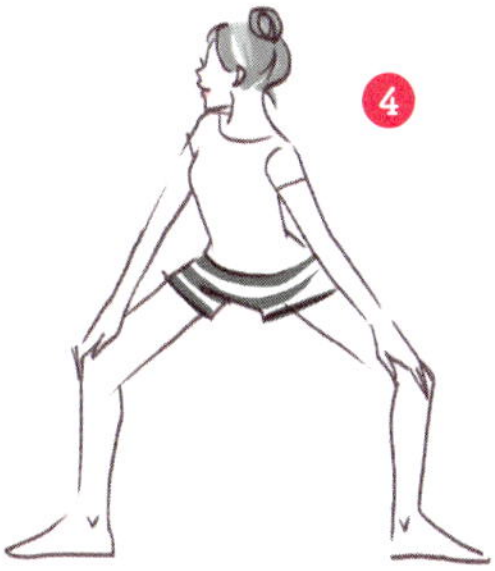

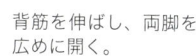

4

右側も同様におこなう。

とでふくらはぎの筋肉が使われ、全身の血流がスムーズになります。酸素は呼吸によって体内に取り込まれ、血液によって体のすみずみに運ばれます。

オススメのストレッチは、日本人大リーガーのイチロー選手が、打席に立つ前におこなうことで有名な「股割りストレッチ」です。大臀筋や腸腰筋、内転筋を刺激して、運動不足で滞りがちな血液やリンパ液の流れをスムーズにします。就寝前の習慣にしましょう。

COLUMN 4

柔軟剤、消臭剤、殺虫剤に注意する

行きすぎた清潔志向は体に悪影響!?

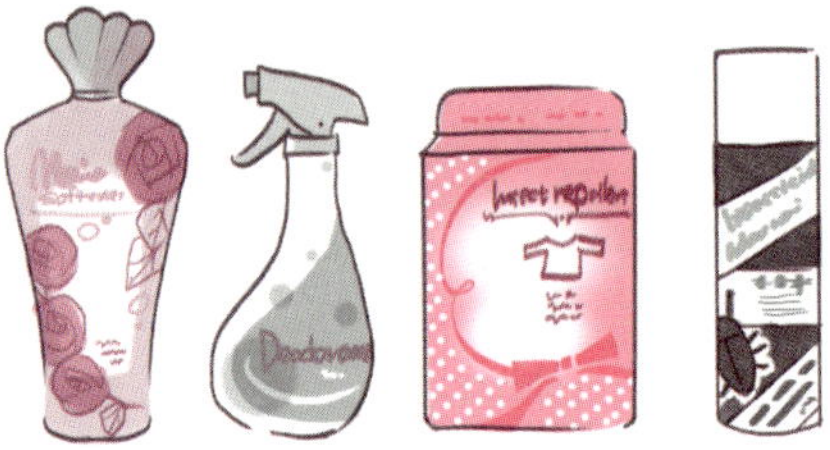

頻繁に除菌、消臭をすると、肌あれの原因になることがあります。近頃人気の香りつき柔軟剤のなかには匂いの強いものもあり、頭痛など体調不良を引き起こすこともあります。

殺菌、除菌、抗菌……石けんやスプレー、シートなど、さまざまなグッズで手軽に清潔をキープできるようになりました。より衛生的に、よりきれいにという清潔志向が年々ヒートアップして、やや「行きすぎ」といえなくもありません。

もともと人の体にはさまざまな菌が存在していて、皮膚を守ったり、病原菌と戦ったりと、健康を維持するための役割を担っています。除菌グッズを使いすぎると、有益な菌までも退治しかねません。また、あまりに菌の少ない環境に慣れてしまうと、免疫力の低下も心配です。

過剰な清潔志向のあらわれのひとつに、消臭効果や芳香効果の高い柔軟剤のヒットも挙げられます。汗の臭いや体臭を、薬剤で消そうというものです。しかし、体への影響がまったくないとは言い切れません。

菌だけではなく、害虫などの過剰な駆除も気になるところです。殺虫剤を頻繁に噴霧したり、携帯型の虫除けを持ち歩いている人も見かけますが、これだと殺虫剤の化学成分に四六時中接しているということになります。人体に及ぼす悪影響のリスクもよく考えてみるべきでしょう。

病原菌などを寄せつけないように清潔であることは必要です。だからといって、過剰に反応しないように、ほどほどを心がけたいものです。

第5章

睡眠習慣を整える

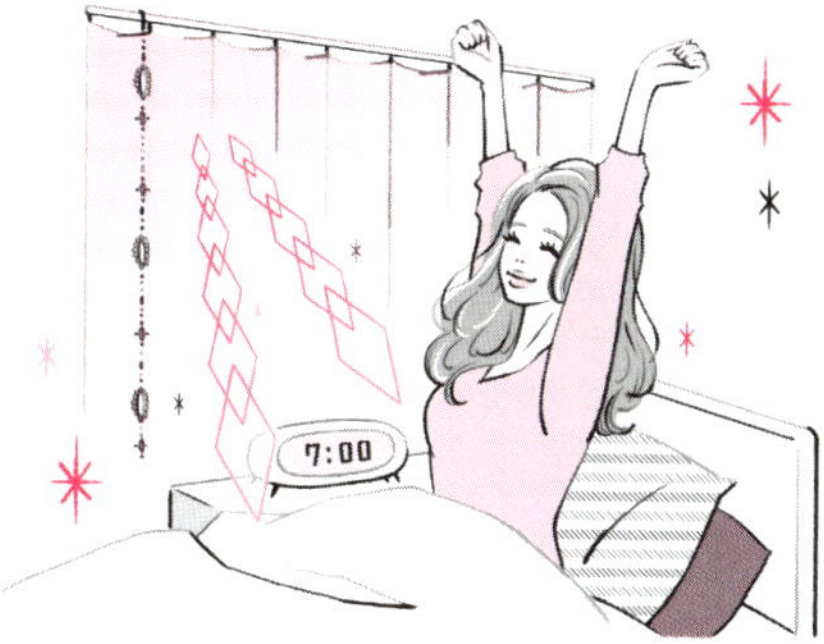

眠りの質が悪いと、心身は修復されず、

イライラや不安感、便秘やめまいなど、

さまざまな不調が起こります。

この章では、見直したい悪習慣、寝る環境づくりなど、

質の高い睡眠につながる習慣を紹介しています。

睡眠
sleep
introduction

睡眠をしっかりとって体内時計を安定させる

睡眠の恩恵にあずかっていますか？

心身の調子と睡眠は、密接な関係にあります。人は、日中に自律神経の交感神経が働き、その後、夕方から夜にかけて副交感神経に切り替わることで徐々にリラックスして、睡眠を取りやすい状態へと移行していきます。

ところが、必要な睡眠時間を確保できていないと、体に備わっているサーカディアンリズム（体内時計）が崩れて、自律神経が乱れ、睡眠の質が落ちます。

睡眠は、脳の休養タイムでもあります。睡眠が充実していないと、心身のコントロールを司る脳に疲労が蓄積していき、やがてさまざまな不調があらわれます。

本来、睡眠には心身の修復効果があり、多少の不調は睡眠がとれていれば、ある程度は回復するのです。不調を引きずっている人は睡眠習慣を見直してください。

また、特に睡眠に悩みを感じていない人でも、十分な睡眠を心がけ、睡眠の質を高める意識を持ってください。

POINT

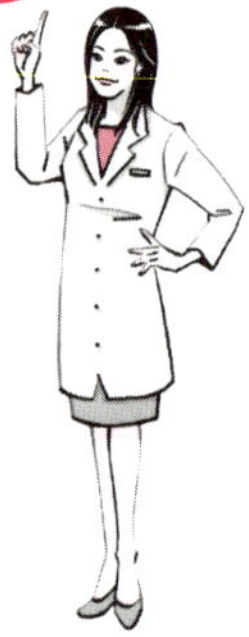

睡眠時間は人それぞれですが、睡眠は「質」が大事です。まずは睡眠の質を高めましょう

あなたは大丈夫!?
サーカディアンリズムをくるわす現代人の生活

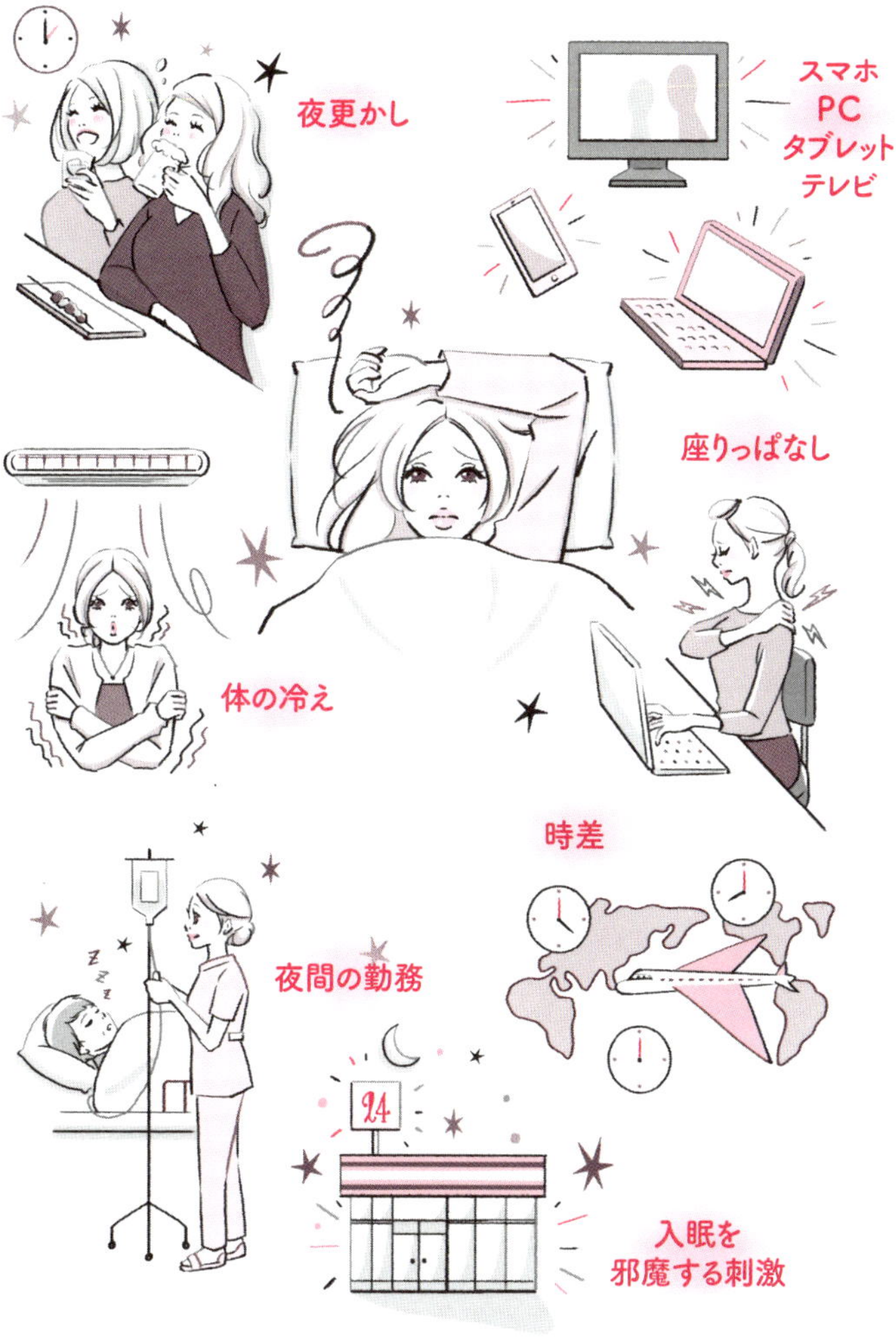
夜更かし
スマホ
PC
タブレット
テレビ
座りっぱなし
体の冷え
時差
夜間の勤務
24
入眠を
邪魔する刺激

現代社会の環境では、サーカディアンリズム（体内時計）をくるわせるあらゆる要素が転がっています。日の出とともに起き、日の入りとともに寝るというわけにはいかない現代ですが、意識的に自然のサイクルに合わせるよう心がけましょう。

睡眠習慣を整える 3つのアプローチ

習慣づけやすい「睡眠」

良質な眠りを得るためのいい習慣をおこないましょう。起きてから寝るまでのなにげない日常生活のなかに、睡眠の質を左右する習慣が多くあります。

夜、なかなか寝つけない人や、寝ているはずなのに疲れがとれない眠りの浅い人は、習慣の見直しが必要です。この章では、眠りの質を上げる習慣を「いい習慣を取り入れる」とし、眠りの質を下げる習慣を「ダメな習慣を断つ」として紹介していきます。また、環境面から眠りの質を上げる習慣を「寝室の環境を整える」として紹介します。

習慣を見直したら、良質な眠りを得るためのいい習慣をおこないましょう。まず、就寝時間を決め、時間のけじめをつけるのです。また、心地いい入眠のためにも、夕方以降にコーヒー、紅茶、緑茶などカフェイン入りの飲みものを飲むのはやめる、布団に入ったらあれこれ反省したりせず、いいことだけを考えて眠るようにすることなどもいい習慣になります。

続けることでサーカディアンリズムも整ってきて、朝スッキリ起きられるようになります。

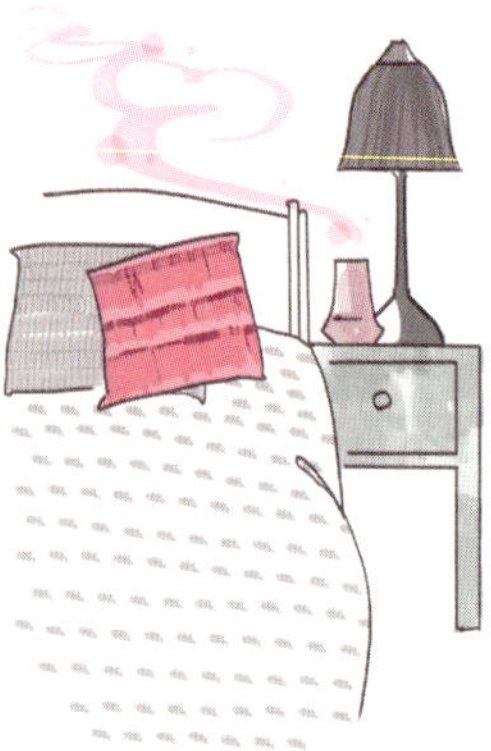

APPROACH

❶いい習慣を取り入れる

良質な睡眠が
健やかな身体をつくる

毎朝同じ時間に起きるといったリズムづけや、寝る前のストレッチなど血行を促進して体を眠りに誘う習慣が、睡眠の質を上げ心身の修復効果をアップします。

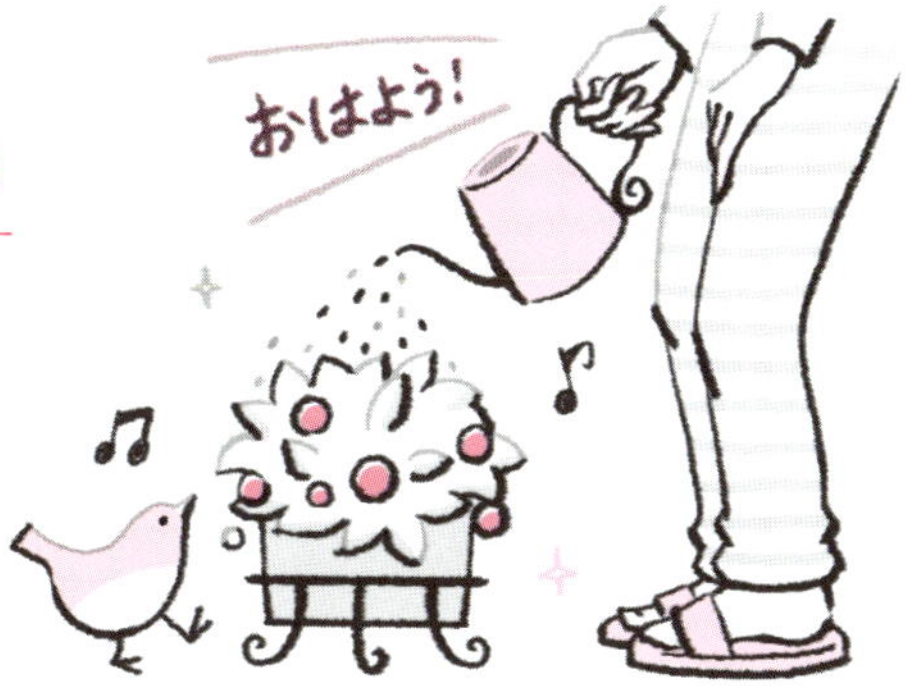

APPROACH

❷ダメな習慣を断つ

自覚していますか?
睡眠を妨害するあなたの悪習慣

ダラダラとテレビを見たり、ゲームにハマって夜更かしするなどの悪習慣に心当たりはありませんか。サーカディアンリズムがくるい、体調不良の原因になるので要注意。

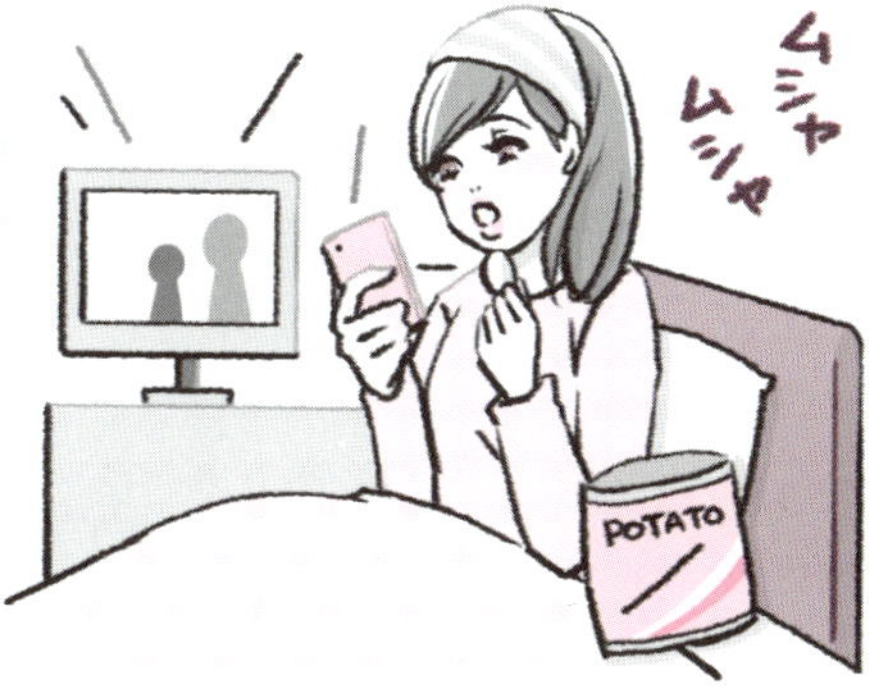

APPROACH

❸寝室の環境を整える

1日の疲れを
リセットできる寝室に!

人の生体リズムにとって大切な光をはじめ、音や温度、湿度など快適な眠りのための環境を保つには、いくつかのポイントがあります。できるところからひとつずつ改善しましょう。

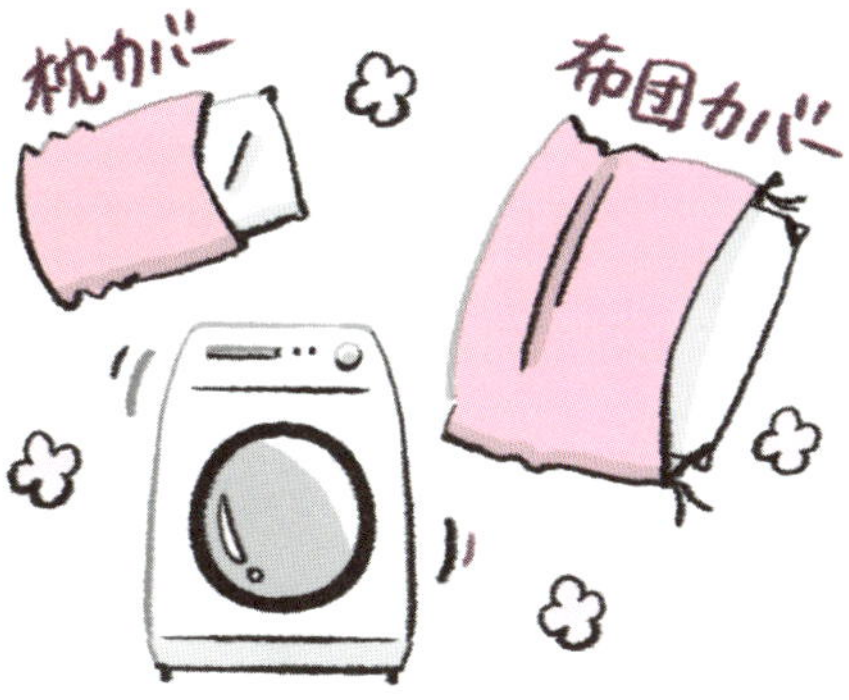

APPROACH

いい習慣を取り入れる

ダメな習慣を断つ

寝室の環境を整える

コーヒー、紅茶、緑茶を飲むのは夕方までにする

目覚めのコーヒーがいちばん理に適っている

一日のさまざまなシーンで、コーヒーや紅茶、緑茶などを飲むと、リフレッシュできるものです。それは、こうした飲みものに含まれるカフェインに覚醒作用があるからです。カフェインは、交感神経を刺激して気分を高揚させたり、集中力を高めたり、頭を冴えさせたりします。また近年は、がんや糖尿病、認知症などの病気予防に効果があるという研究発表も次々とされ、健康面からも注目されています。

しかし、カフェインによって眠気がなくなるのも、広く知られるところです。睡眠をしっかりとりたい人は、カフェインのとり方に注意が必要です。

個人差はありますが、カフェインは摂取してから30分程度で覚醒作用のピークに達し、その後も約3～6時間は作用が持続します。そのため、良質な睡眠の確保には、夕方以降のカフェインの摂取を避けるのが望ましいでしょう。

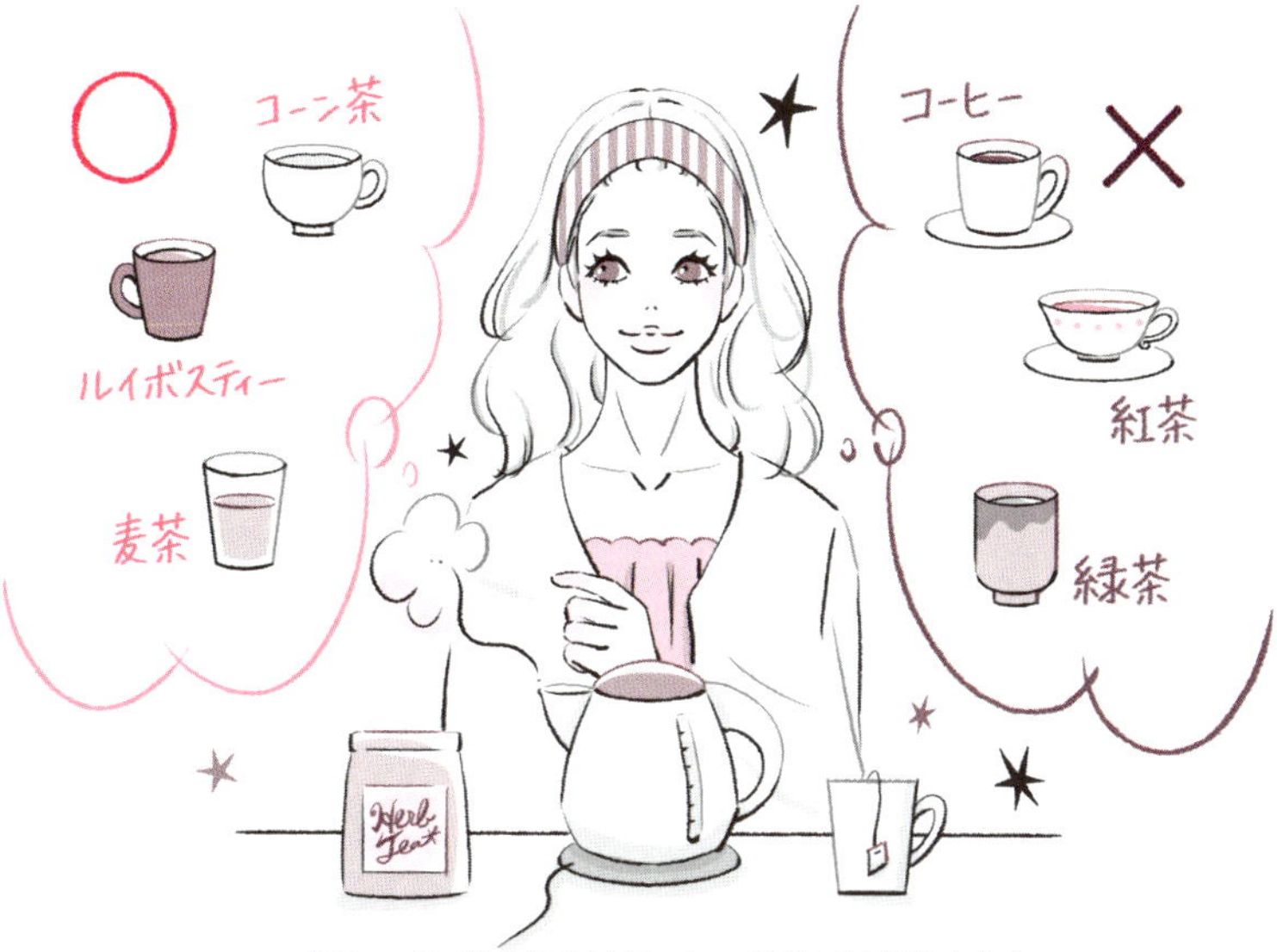
コーン茶
ルイボスティー
麦茶
コーヒー
紅茶
緑茶
Herb Tea
カフェインを含むのはコーヒーだけではありません。
良質の睡眠には、ノンカフェインを。

なかには、「寝る前にコーヒーを飲んでもしっかり眠れる」という人がいるかもしれません。しかし、実際はカフェインが眠りの質を下げて、睡眠がもたらす恩恵を十分に受けていない可能性があります。質のよい睡眠を目指すなら、就寝の6時間前くらいからはノンカフェインの飲みものに切り替えることを習慣にしましょう。

ノンカフェインの飲みものとしては、麦茶やほうじ茶、ルイボスティーや各種ハーブティー、コーン茶、ミルクなどがあります。いろいろ試して、好みのものを探してみましょう。

どうしてもコーヒー党だという人は、デカフェ（カフェインレスコーヒー）や、コーヒーの味わいに似たタンポポコーヒーを代用するといいでしょう。

カフェインはとるタイミングが肝心です。朝の一杯がいちばん、よさを引き出してくれるでしょう。

APPROACH

いい習慣を取り入れる
ダメな習慣を断つ
寝室の環境を整える

朝日を浴びられる寝室づくりをする

起きる前から浴びていたいのが朝日

安定した睡眠リズムは、安定したサーカディアンリズム（体内時計）によって生まれます。サーカディアンリズムは、約24時間周期でリズムを刻み、体温や血圧、ホルモンの分泌などの身体機能の働きに大きく関与しています。自然に日中は活動モード、夜間は休息モードに切り替わるのは、備わっているサーカディアンリズムのおかげです。

ところがサーカディアンリズムは、ピッタリ24時間ではなく、少しずつズレが生じます。それを調整する大切な役目を担うのが太陽の光で、光の刺激でリズムがリセットされます。加えて、睡眠を誘うメラトニンというホルモンも太陽光を浴びないと分泌されません。しかも、分泌されるのは、朝日を浴びてから約14時間後という特徴があります。朝日の入らない部屋で寝起きをしていると、サーカディアンリズムのズレを修正できなくなるうえ、メラトニンの恩恵も十分に受けられなくなり、おのずと睡眠の質も低下してしまいます。

そのため朝日を浴びながら起床できる寝室の環境づくりは、とても大切です。「うちは地下室ではないから大丈夫」などと思ってはいませんか。しかし、遮光カーテンによって昼夜がはっき

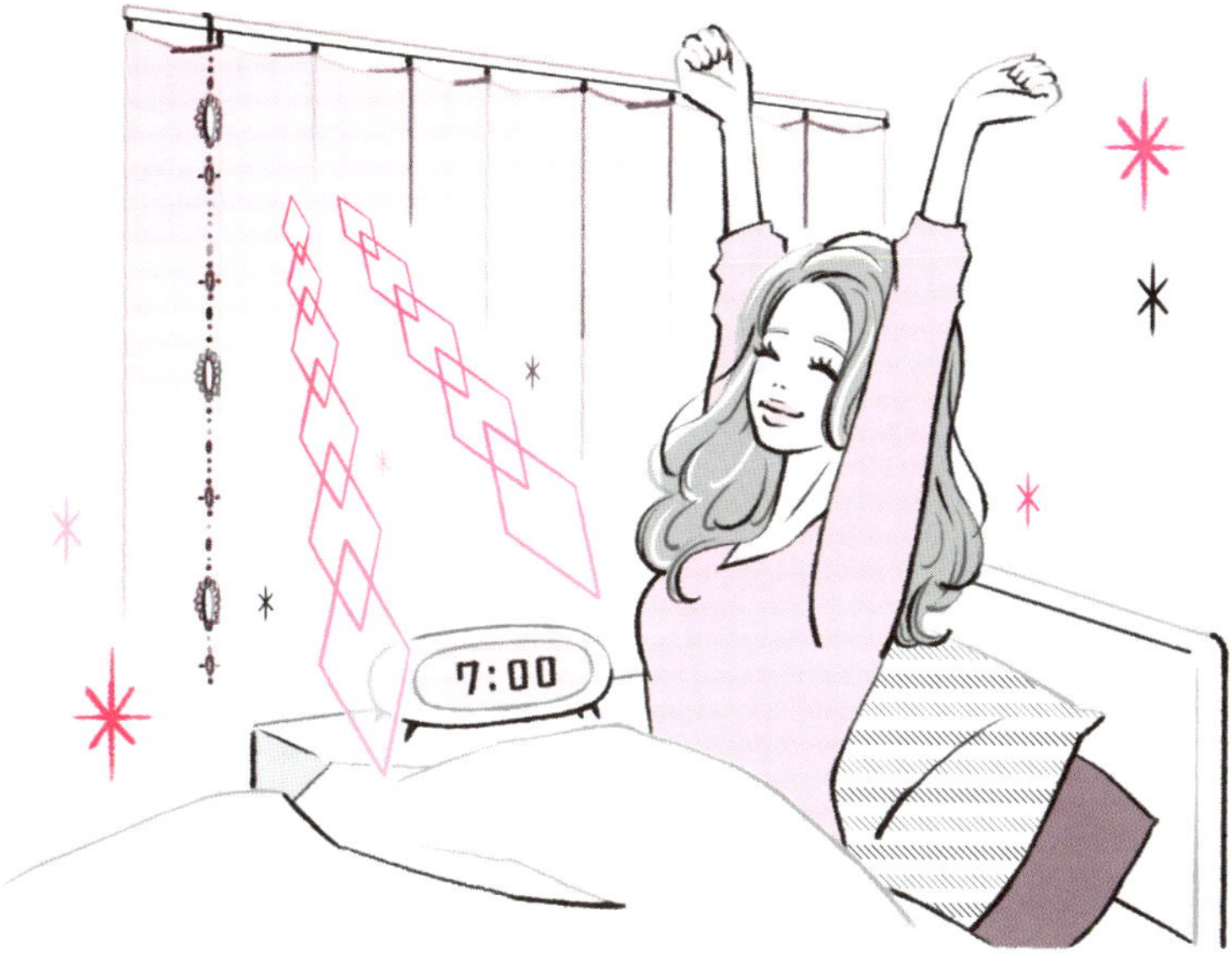

朝日の差し込む寝室で、気持ちのいい目覚めで一日をスタート。

りしないような寝室は、地下室みたいなものです。

ただし、遮光カーテンには、室内の明かりを外にもらさず、安易に生活の状況を知らせないという防犯の役目もありますよね。女性のひとり暮らしなど、防犯の役目を兼ねて使用している場合は、就寝前に消灯した後、レースのカーテンはそのまま、遮光カーテンを少しだけ開けておくといいでしょう。

また、カーテンの色合いを工夫することで、眠りに適した寝室空間をつくることもできます。スムーズな入眠を大切にするなら、交感神経を刺激して脳を覚醒させる赤やオレンジなどの暖色系は避けるようにしましょう。寒色系でも、パープルはやや刺激的。もっともリラックス効果があるのは、神経の興奮を落ち着かせるブルー系です。

APPROACH

いい習慣を取り入れる
ダメな習慣を断つ
寝室の環境を整える

歯みがきと入浴は就寝の1～2時間前に終える

●交感神経を刺激しないようにする

スムーズな入眠のために、歯みがきと入浴のタイミングを意識していますか？「お風呂と歯みがきは寝る直前」、あるいは「朝目覚めてからシャワー」、という生活パターンは、いずれも一般的です。ところが、睡眠に問題を抱えている人は見直すべきポイントでもあります。

まず歯みがきですが、リフレッシュ効果が高く、交感神経を刺激するので、入眠の2時間前には済ませましょう。また、ミントなどの刺激的なフレーバーの歯みがきペーストや、口をすすぐときに冷水を使うと、これらの刺激も交感神経を刺激し、眠りの妨げになる可能性があるので注意してみてください。

入浴のタイミングは、就寝の1～2時間前がベストです。体温が下がるとともにスムーズに眠りにつくことができるので、まずはゆったりと入浴して体温を上げます。お風呂から上がったら、発汗がおさまるまで、リラックスして過ごしましょう。冬は15分、夏は30分ほどが目安です。ゆっくりしすぎて体が冷えてしまうと、睡眠促進どころか逆効果になるので気をつけましょう。

APPROACH

いい習慣を取り入れる

ダメな習慣を断つ

寝室の環境を整える

必ず「パジャマ」を着る

素材も機能もパジャマがいちばん!

最近では、パジャマを着ないでTシャツと短パンという組み合わせや、部屋着のまま、あるいは「裸族」といってはばからない何も着ないで寝る人までいるようですが、これらは安眠のためにはオススメできません。パジャマは、ナイトウエア専用だけあって、安眠をもたらす機能性に長けています。

ひとつは、体をしめつけない、ゆったりしたデザインになっていることです。ポイントは寝がえりを妨げないというところです。人にとって寝がえりは重要で、十分におこなえないと、マットレスに対して一定の部分にだけ重力がかかり、血流障害を起こしやすくなります。目覚めたときに、体が重くて気だるさを感じるのは、寝がえり不足の可能性があります。もうひとつは、冷えの防止です。就寝中は毎晩コップ1杯分の汗をかくといわれています。これをしっかり吸収してくれるので、汗による冷えを防ぐことができます。このほか、パジャマに着替えるという習慣は、眠りを誘うための「儀式」にもなります。就寝前のルーティンによって、体が寝るための準備態勢を整える効果も期待できます。

APPROACH

いい習慣を取り入れる
ダメな習慣を断つ
寝室の環境を整える

深夜のコンビニ通いをやめる

●就寝前に小腹を満たすのはNG

夜中、どうしてもお菓子が食べたくなったり、小腹を満たしたくなって、コンビニに足が向かうことはありませんか。そんなちょっとした習慣が、太る要因となるだけでなく、睡眠の質を一気に落としてしまいます。

朝起きても空腹を感じない、朝食よりもギリギリまで寝ていたい、と感じている人は特に注意が必要です。そもそも就寝のどのくらい前までに食事をすませていますか？

就寝直前に食べると、胃の中に消化すべき食物が留まり、寝ている間も消化にエネルギーが費やされ、体に負担をかけます。すると、睡眠の質も低下してしまうのです。

睡眠の質も量も、どちらも足りていなければ自律神経が乱れます。飲食は、就寝のおよそ3時間前までには済ませましょう。そして、翌朝に少しでもいいので朝食をとって、交感神経をオンにし、体を目覚めさせることが大切です。自律神経はメリハリを求めるので、朝にしっかり交感神経を優位にすると、夜には副交感神経のスイッチが入りやすくなり、良質の眠りが確保できます。

夜、帰宅途中にコンビニへ立ち寄ったとしても、買うのは翌朝用にしましょう。「起きたら食

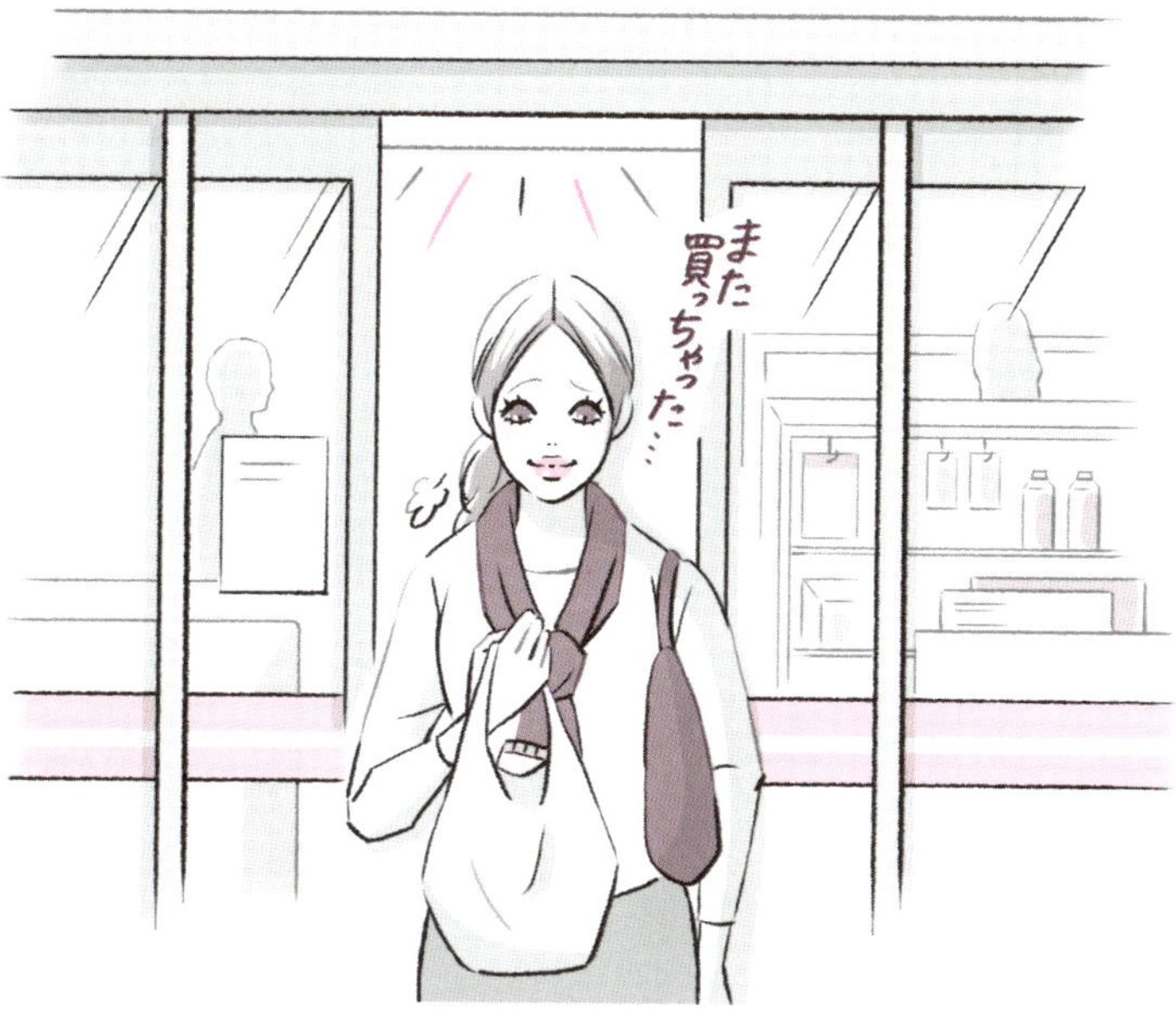

つい立ち寄ってしまう夜のコンビニ。食べるのは「明朝のごほうび」と自分に言い聞かせて。

べられる！」という楽しみをもって床に入れば、それほど苦ではありません。

なお、夜のスイーツは、安眠を妨げる要因となるだけでなく、同じ量でも日中よりも太る要因になることが明らかになっています。

さらに、コンビニの煌々とした灯りも、就寝前にはよくありません。夜のコンビニ店舗内の照度は、1500～2000ルクス。一般的な家庭のリビングが300～700ルクス程度なので、これはかなり明るい数値といえます。睡眠リズムを司るメラトニンというホルモンは、浴びる光の照度が高いほど、短時間で分泌が抑制されることがわかっています。夜中のコンビニ通いをいっさいやめる、そんな決断も大いにありです。

APPROACH

いい習慣を取り入れる
ダメな習慣を断つ
寝室の環境を整える

足湯につかって全身を温める

着衣のままで手軽にできるのが魅力

体が温まると、血の巡りがよくなり心身がリラックスし、入眠しやすくなります。特に手足の冷えは、睡眠リズムにかかわる自律神経の乱れと関係します。ケガなどの理由で入浴できない場合にも、ぜひ足湯を試してください。足首のあたりには比較的太い血管が体の浅い部分を走っているため、効率よく血液が温められて全身をまわり、心臓に負担をかけずにじんわり温まることができます。着衣のままで、読書などをしながら温まれるのは魅力的です。

やり方も簡単で、大きめの洗面器に、少し熱めのお湯（42～43℃）をはり、足首から下を浸けておくだけです。15分ほどで体がポカポカしてきます。ぬるくなったら差し湯をしましょう。加温できるタイプの市販のフットバス器があれば、差し湯をせずにのんびりと足湯を楽しめるでしょう。

お湯にアロマオイルを1～2滴垂らせば、さらに効果が倍増します。リラックス効果のあるラベンダーやゼラニウム、抗菌効果のあるティートリーやユーカリ、体を温める作用をもつブラックペッパーなどは足湯にオススメです。

APPROACH

いい習慣を取り入れる
ダメな習慣を断つ
寝室の環境を整える

就寝前に白湯を飲んで内臓冷えを改善する

速やかに胃腸に届いて体がじんわり温まる

快眠のポイントのひとつは、体を温めることです。冷えを感じる人は、「すべての体質に合う健康法」と評される白湯を試してみてはいかがでしょう。

白湯とは、一度沸かしたお湯を50〜60℃前後まで冷ましたものです。余分な成分を含まないので、消化器官への負担もなく、温かい状態のまま胃腸に速やかに届き、内臓を効果的に温めてくれます。

まずは、朝目覚めたときに、布団の中でわきとおなかを触って「冷え」の自己チェックをしてみましょう。もし、おなかの方がひんやりしていたら、内臓冷えといえます。その原因はさまざまですが、本来、熱をもっているはずの内臓が冷えていては、身体の機能や免疫力の低下を引き起こしやすく、ホルモンや自律神経も乱れやすくなります。

そうした傾向がある人は、内臓を温めることによって、体内から元気をとり戻せるでしょう。また、便秘の一因でもある水分不足を解消し、水分代謝がスムーズになることでむくみ改善にも一役買います。就寝前の白湯で、おなかからじんわりと温め、眠りにつきましょう。

APPROACH

いい習慣を取り入れる
ダメな習慣を断つ
寝室の環境を整える

ベッドにスマホを持ち込まない

寝る前のスマホやパソコン操作はエスプレッソ2杯分!?

睡眠障害の原因として、最近はパソコンやタブレット端末、スマホなどの電子機器の使用が指摘されています。使い方によって、睡眠に与える影響はさまざまですが、もっとも注目されているのは、ディスプレイの光です。

ディスプレイから発せられるのは、ブルーライトです。人の目で見ることのできる光（可視光線）のなかでは、もっとも強いエネルギーを持ちます。自然界では太陽光に多く含まれ、私たちの体に不可欠な役割を果たしています。この光を朝浴びることで体内時計が夜間にしっかりと脳と体を休めるように調整をしてくれるのです。

たとえば、ブルーライトの刺激を受けた脳は「朝」と判断して覚醒します。逆に、ブルーライトを浴びる量が減少すると、脳が「夜」と判断して、睡眠を促すメラトニンを活発に分泌します。

このように睡眠リズムを大きく左右するブルーライトを就寝前に浴びたら、睡眠障害が起こりやすくなるのは、想像に難くないでしょう。

特にスマホは、寝床にも手軽に持ち込めてしまうため要注意のツールです。眠る直前までスマ

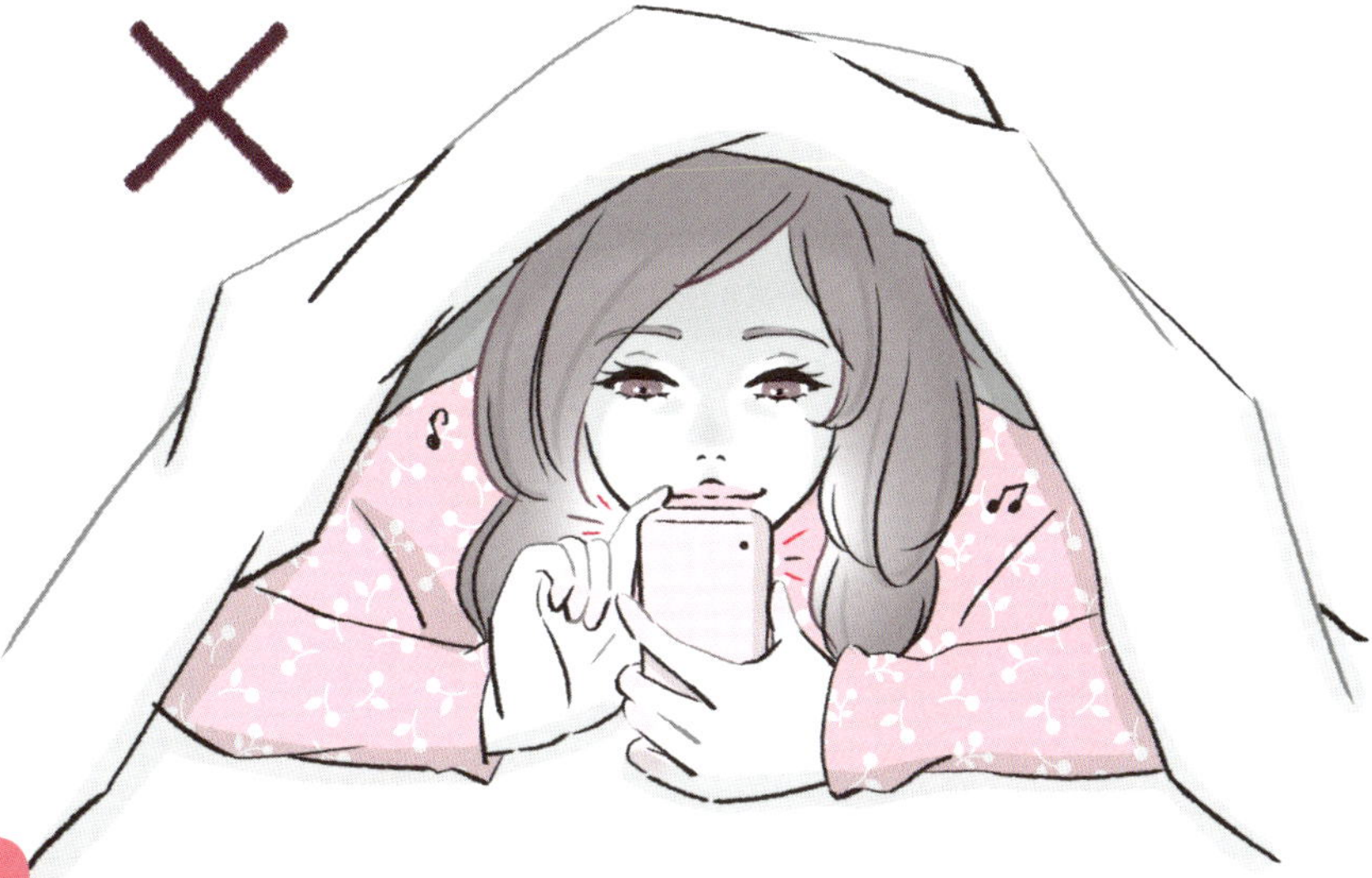

寝る前のスマホ使用は、心身に不調をもたらす元凶に！

ホでゲームやメールチェックをしたり、動画やSNSを見たりして過ごしている人は少なくありません。厚生労働省も公式に、ブルーライトが心身に大きな影響を与えることを認めており、労働衛生管理のためのガイドラインを発表して警鐘を鳴らしています。「VDT（ヴィジュアル・ディスプレイ・ターミナル）症候群」別名「テクノストレス眼症」ともいって、長時間ディスプレイを見て過ごすことが心身のトラブルを引き起こす、としているのです。

入眠前のスマホ利用は、眼の網膜を通じ、脳に「朝」という信号を送ります。それは、エスプレッソ2杯分の覚醒効果があるともいわれています。安眠を心がけるならば、少なくとも寝床にスマホを持ち込んで寝ながらいじるのは控えましょう。

APPROACH

いい習慣を取り入れる

ダメな習慣を断つ

寝室の環境を整える

照明は段階的に暗くしていく

体のほうから「もう寝るのね」と感じるように

蛍光灯の明るい光は、交感神経を刺激して活発に働かせるため、夜間は避けたいところです。就寝前に適しているのは、おぼろげな間接照明。もっともリラックスできて、安眠を誘います。

専用のインテリアライトがなくても、隣室のスモールライトをつけて扉を少し開けておいたり、窓の外の街灯が入るような透過性のあるカーテンを選んだりといった方法で、薄明かりをつくればよいのです。できれば、帰宅して用事をおこなう時間と、お風呂上がりのゆったりした時間、そして入眠前といった具合に、時間の経過とともに段階的に明かりを落としていくのが理想的です。こうすることで、徐々に副交感神経が働き出し、快眠へのステップを踏んでいけます。

そして、眠るための「入眠儀式」もオススメです。薄明かりのなかでは、視覚でなく臭覚や聴覚に働きかけるものがいいでしょう。

臭覚への代表的なアプローチ法はアロマテラピー。ラベンダーなどの鎮静作用のある香りを枕元に置きます。

聴覚ならば、好きな音楽を聴くこと。毎回違う楽曲ではなく、聴き慣れたもののほうが安心します。

APPROACH

いい習慣を取り入れる

ダメな習慣を断つ

寝室の環境を整える

寝室の照明を白熱電球にする

ブルーライトの悪影響はスマホやパソコンだけではありません

光と睡眠の因果関係は、昔から指摘されていますが、最近の研究で専門家に強く懸念されているのは、ブルーライトの弊害です。

ブルーライトは、パソコンやタブレット機器のディスプレイのほか、白色系の蛍光灯からも発せられています。エネルギーが非常に強く、なかには網膜障害を引き起こすケースも見られ、目への負担がとりざたされています。

対策としては、寝室やリビングなど、寝る前に過ごす部屋の照明は、刺激の強い白色系の蛍光灯をできるだけ避けることです。オススメは、白熱電球です。赤みを帯びた色が特徴的で、もっとも刺激が少なく、安眠には最適です。豆電球のスタンドライトやフットライトがあれば理想的でしょう。

しかし、リビングなどの普段の生活スペースでは、白熱電球は明るさに乏しいかもしれません。その場合、蛍光灯のなかでももっとも色温度が低く、柔らかいオレンジの灯りを放つ「電球色」、あるいは、電球色よりは明るいものの、やはりオレンジ系のやさしい光を放つ「温白色」の蛍光灯を選ぶといいでしょう。

APPROACH

いい習慣を取り入れる
ダメな習慣を断つ
寝室の環境を整える

首、肩のストレッチで体の「修復」を早める

睡眠中に自らを修復している!?

「頻繁に寝がえりをする」と聞くと、何となく眠りが浅くて疲れがとれないようなイメージがありますが、じつは寝がえりには、体内の血液を滞ることなく循環させる大事な働きがあります。人は、一晩に20～30回ほど寝がえりをするといわれています。

日中の生活習慣や姿勢、利き腕などのクセによって体にはゆがみが生じます。よく使われる筋肉には、疲労も溜まりがちです。その体のこわばった箇所をほぐすのは睡眠中の寝がえりです。眠りに落ちると副交感神経が働き、筋肉がゆるんで体は自然と力の抜けた姿勢をとり、寝がえりをします。ところが、あまりに疲れていると、体を横たえても肩や首の力がうまく抜けないことがあり、特に首や肩のこりがひどい人は、そこをほぐす必要があります。首や肩がほぐれてリラックスできると、副交感神経が優位に切り替わるので快眠効果もあります。

首のストレッチは、耳の後ろから鎖骨に至る胸鎖《きょうさ》乳突筋《にゅうとつきん》の伸びを意識しておこないましょう。

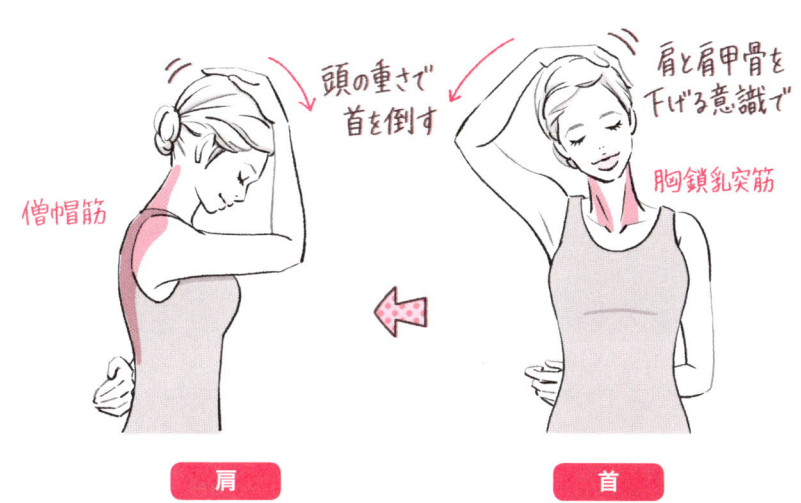

肩

首を伸ばすストレッチと同じポーズで、首のつけ根から肩の筋肉を意識して前へゆっくり倒す。

首

右手で頭を押して、首を右にゆっくり倒す。左肩と肩甲骨を下げることを意識すると、体が右に倒れない。逆側も同じようにおこなう。

首をまっすぐに支えたり、首を回したり曲げたりするときに働く筋肉で、ここの疲労は肩こりの原因にもなります。また、首や鎖骨まわりのリンパの流れにも影響を与えます。そのため、ここが「修復」されれば、リンパの流れがよくなり、老廃物が排出され、免疫力があがるので自律神経も整います。

肩のストレッチは、首から肩、背中を覆う僧帽筋を伸ばすといいでしょう。この筋肉は広い範囲におよぶので、ここをほぐして血流がスムーズになると、肩こり解消効果があります。首は真横だけでなく、斜め下や真下などに倒すと、まんべんなく伸ばすことができます。

手を頭に乗せ、頭の重さを利用してゆっくりと首を倒し、ゆっくりと戻します。このとき呼吸を止めないようにおこないましょう。

APPROACH

いい習慣を取り入れる

ダメな習慣を断つ

寝室の環境を整える

下半身のストレッチで体をリラックスさせる

骨盤まわりを伸ばして質のよい眠りへ

夜寝る前に、骨盤まわりのストレッチをおこないましょう。骨盤まわりの腰、股関節、太ももの筋肉は、起きている間、体を支えるために働きっぱなしです。なかでも、大腰筋や腸骨筋など体の奥にあるインナーマッスルは、上半身を支える腰椎への負担を軽減させる役目をもちます。それだけに疲労もたまりやすく、より丁寧にほぐしておくといいでしょう。

前ページの肩や首のストレッチは仕事の合間などでもできますが、骨盤まわりはおこないづらく、忘れがちです。一日の終わりに、骨盤まわりのストレッチを習慣づけるといいですね。また、副交感神経が優位になり、深い眠りと疲労回復も期待できます。時間にゆとりがある夜は、首と肩のストレッチとセットでおこなうとより効果的です。

左の2つのストレッチは、終わったらそのまま脚を伸ばして眠りに入れるポーズです、眠りに誘われるまま身を任せれば、翌朝はいつもより快適に目覚めることができるでしょう。

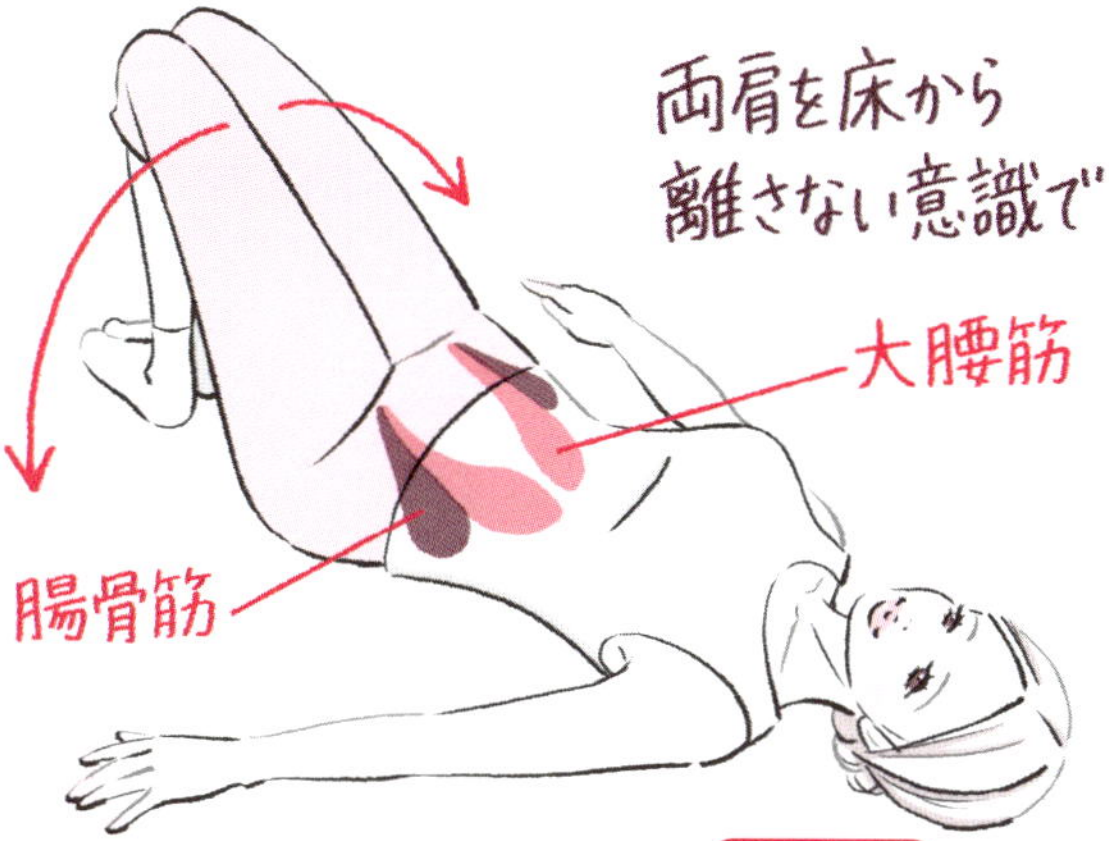

腰

❶あおむけに寝て、立てたひざをゆっくりと右か左に倒します。このとき、腕や肩は床につけたままで、ひざの動きにつられて浮かないように気をつける。
❷ゆっくりとひざを戻す。
❸同じように反対側に倒す。

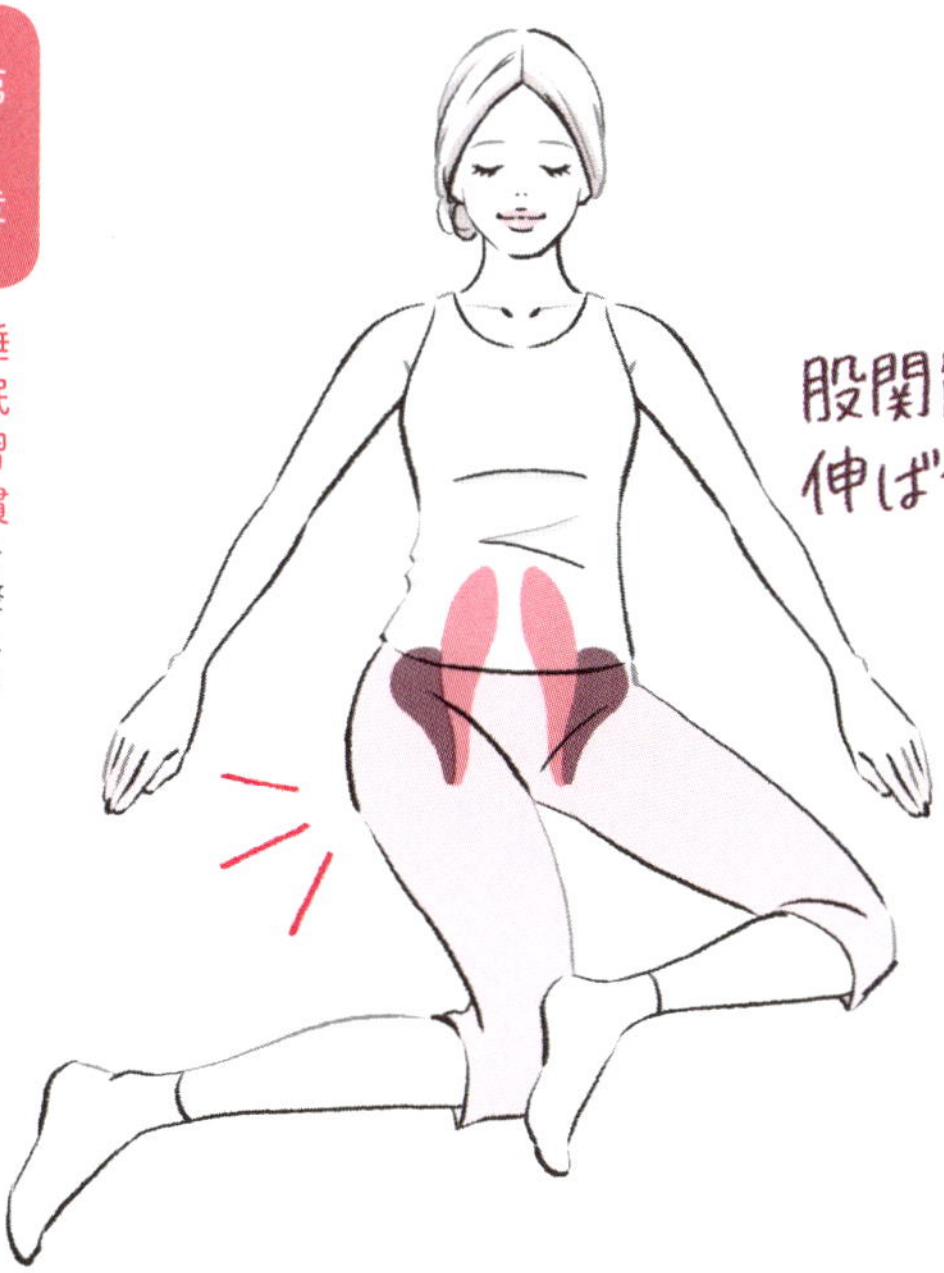

股関節～太ももを
伸ばす

股関節と太もも

❶あおむけに寝て、右脚のひざを立てる。
❷太ももを内側にひねって、ひざを床につける。
❸左脚のひざも曲げ、足首を右脚のひざにかける。右脚の太ももの筋肉がまっすぐに伸びていることを意識する。
❹ゆっくりと脚をもどす。
❺左脚も同じように伸ばす。

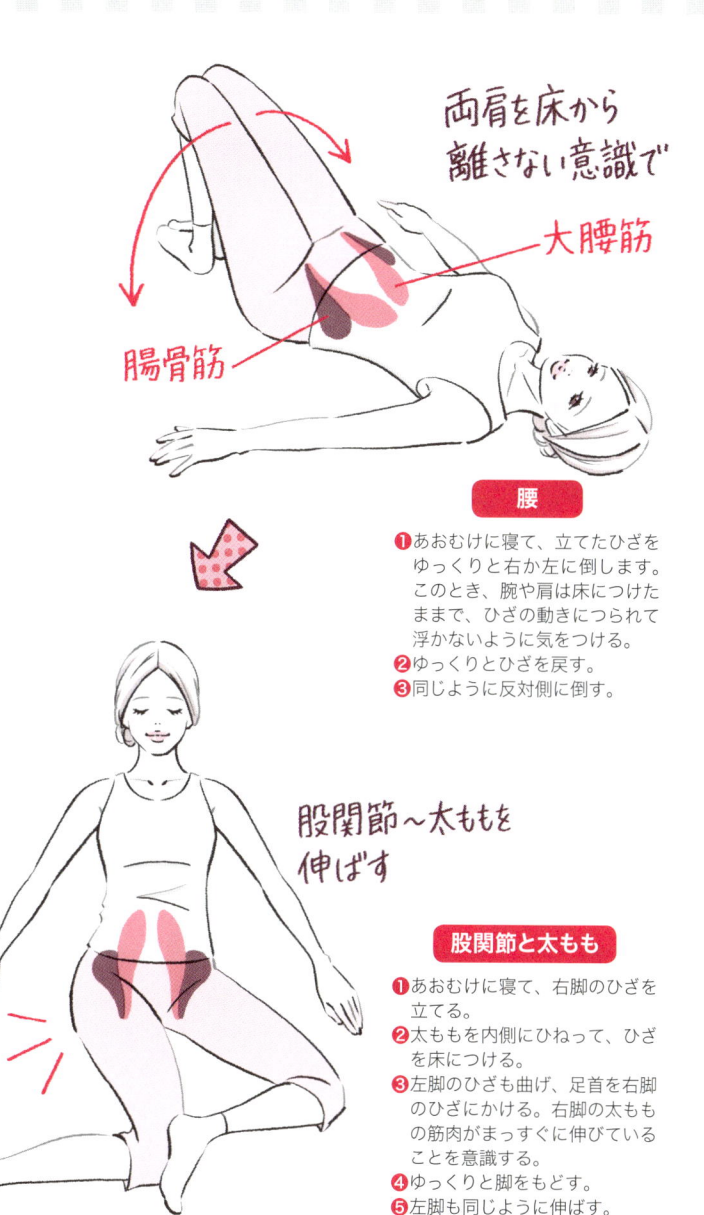

APPROACH

いい習慣を取り入れる

ダメな習慣を断つ

寝室の環境を整える

よいことだけを思い浮かべながら寝る

妄想でならあの人ともデートできる!?

寝つきのよし悪しには、実は「ポジティブマインド」が大きく影響します。

プライベートや仕事、趣味、人間関係、あれこれ思い悩むタイプの人は、寝る前にもいろいろと考えがちです。しかも、夜の考えごとは、ネガティブな方向へ向かうことが多いため、イライラや怒りなどの感情が高まり、脳内にノルアドレナリンなどの脳を覚醒させる作用のある物質が多くつくられてしまいます。そのため寝つきも悪くなりますし、翌朝も気分よく目覚められません。ですから、就寝前に後悔したり、反省したり、イヤなことを思い出しそうになったら頭の中を一掃するようにかき消して、おもしろかったこと、うれしかったこと、気持ちよかったこと、なんでもいいので気分のよかった出来事をひとつ思いかえしてください。ほんの一瞬の出来事でも、些細なことでも構いません。

この、意識的な思考の切り替えは、入眠をスムーズにするだけでなく、ストレス発散にもなるので、自律神経が整い、快眠、安眠につながります。脳の疲れも回復するので、スッキリした気持ちで翌朝を迎えられます。

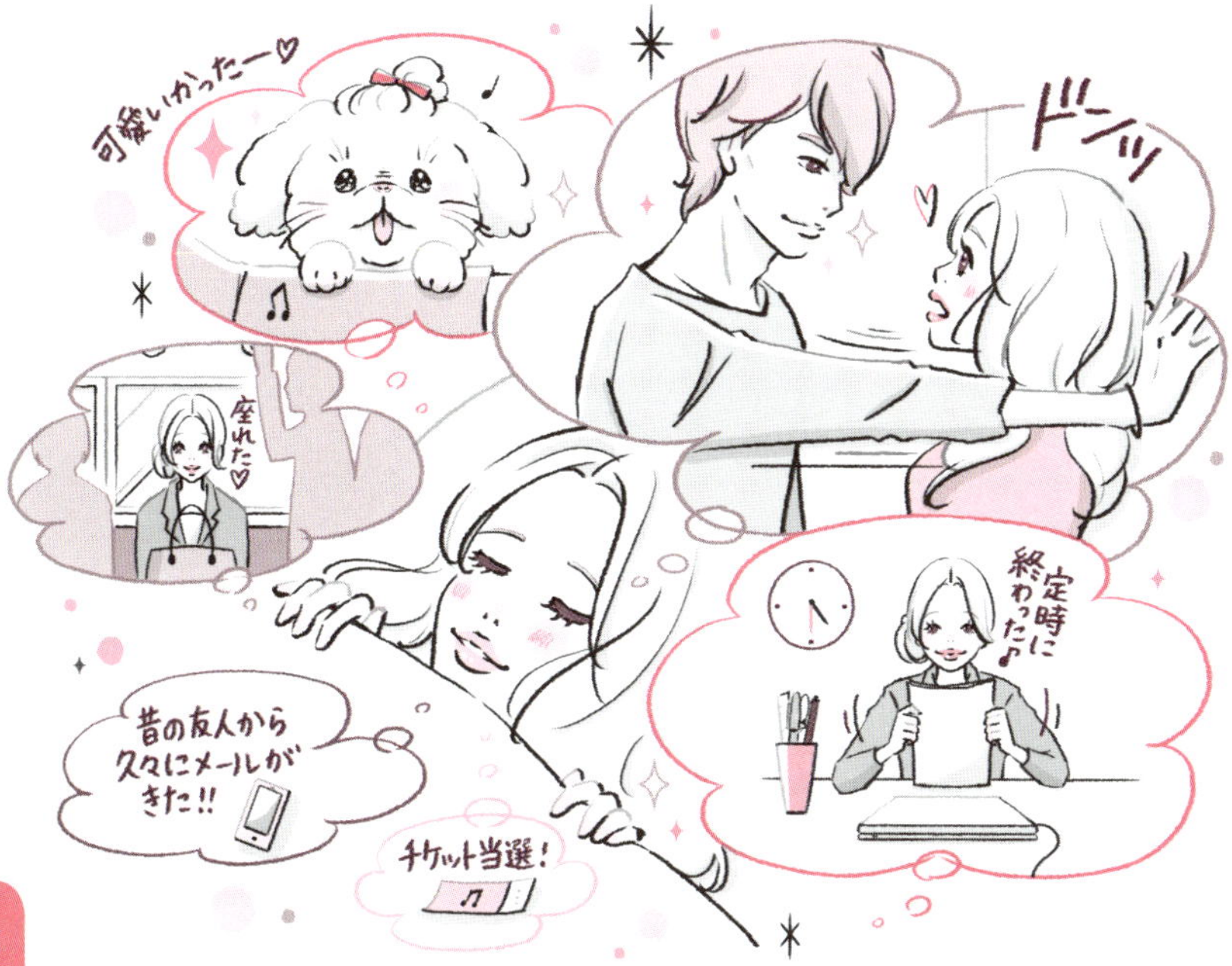
可愛いかったー♡
ドンッ
座れた♡
定時に終わった♪
昔の友人から久々にメールがきた!!
チケット当選!

イヤなことは思い出さずに「ポジティブな妄想」を楽しんで。

「何ひとつよいことなどなかった」というときは、「ポジティブな妄想」を楽しんでください。

ポジティブであればどんな内容でも構いません。たとえば、「恋愛妄想」。芸能人でも身の回りの人でも、素敵だと思う人とのデートを思い浮かべてみましょう。恋人がいない人、パートナーに不満を感じている人にこそ、高い効果が得られます。

恋愛以外には、旅行を思い浮かべるのもオススメです。温泉に入っておいしいものを食べ、きれいな海を眺めるなど、好きなプランを思い浮かべてください。次第に気持ちが明るくなってくるはずです。寝つきのよくない人はさっそく今日から始めてみてくださいね。

APPROACH

いい習慣を取り入れる

ダメな習慣を断つ

寝室の環境を整える

毎日同じ時間に起床する

休日でも寝坊は1時間まで

睡眠に問題のない人であれば、寝ついたら朝まで目が覚めないのが普通のはず。しかし、夜中に目が覚めてしまう「中途覚醒」や、明け方早くに目が覚める「早朝覚醒」、なかなか寝つけない「入眠困難」、非常に眠りが浅い「浅眠」が2週間以上続くようなら、医療機関での受診をオススメします。浅眠の自覚症状としては、朝起きられずに寝坊したり、日中や夕方に異常なほど眠気がくるなどです。そこまでの症状ではないとしても、睡眠に不満を感じるなら、まずは毎朝同じ時間に起床することからトライしましょう。たとえば、朝7時に起きると決めたら、毎日同じ時刻に起きるように努力します。休日、もっと寝たいと思っても最大誤差は1時間までとします。つまり遅くても8時には起きることです。

このように起床時間を一定にするだけで、睡眠のリズムが整います。理想としては、就寝時間も定めたいのですが、まずは無理をせず「起床時間を一定にする」ことから始めてください。

自力では難しい人は、一時的に睡眠薬を用いる手もあります。早めに専門医を受診して、自分に合った処方をしてもらうことも一案です。

APPROACH

いい習慣を取り入れる

ダメな習慣を断つ

寝室の環境を整える

「二度寝」はせずに「昼寝」する

朝つらいときこそ早寝の習慣づくりのチャンス

睡眠時間は十分なはずなのに、なかなか起きられない、二度寝の誘惑に負けそうになる。こんな人は、睡眠の習慣を見直し、体内時計を整えることから始めます。

朝はどんなに眠くても、定刻に起きましょう。起きたらすぐに朝日を浴びるのです。夜更かしをして寝足りなくても、「二度寝」はNGです。おそらく、その日はしばらく眠いでしょうが、それに耐えれば、その夜から早寝の習慣づくりをするよいチャンスとなります。

「二度寝」をしてしまうと結局、午前中は眠気を引きずったままでスッキリせず、夜になると目が冴えてしまうもの。その日の充実度も低下します。どうしても眠くてがまんできない場合は、昼寝にとどめましょう。

正午すぎ、お昼ごはんを食べたあとは誰でも眠気を感じるものです。このタイミングを利用して上手に昼寝をしましょう。ただし昼寝は、20分前後にとどめておきます。それ以上寝てしまうと、その日の夜うまく入眠できないといった悪影響が出てしまいます。

APPROACH

いい習慣を取り入れる
ダメな習慣を断つ
寝室の環境を整える

起床時のプチ運動でこわばりをとる

毎朝、布団から出る前のプチ運動を習慣に

寝起きに体のこわばりを感じること、ありませんか？　寝間着や寝具の状態、寝姿のクセ、寝がえりの頻度などによっては、寝ている間の体は硬直ぎみになっていて、特に冬になると寝違えを起こしやすくなります。こわばりの主な原因は、体の冷え。血行が悪くて冷えた体は、筋肉が硬くなりやすいのです。そこに、布団が薄い、室温が低い、といった寒さを助長する環境が加わると、起きがけの体はガチガチになります。

そんな冴えない体で一日を過ごさないためにも、起床時に布団の上でちょっとしたプチ運動をするのがオススメです。ほんの短い時間、体を動かすだけで、全身に血が巡り、血流が良くなります。硬くなった筋肉をゆるめたり、小刻みに揺らしたりすることで、筋肉に収縮と弛緩を与え、体が温かくなってきます。

プチ運動は、ヨガ、ストレッチなど、自分の好みで構いません。ここでは、左ページで、手足の先の毛細血管まで血流を流す「ブラブラ体操」と、ヨガの定番「チャイルドポーズ」をご紹介します。

朝、布団から出る前に、こうしたプチ運動をおこなう習慣を、ぜひ取り入れてみましょう。

ブラブラ体操

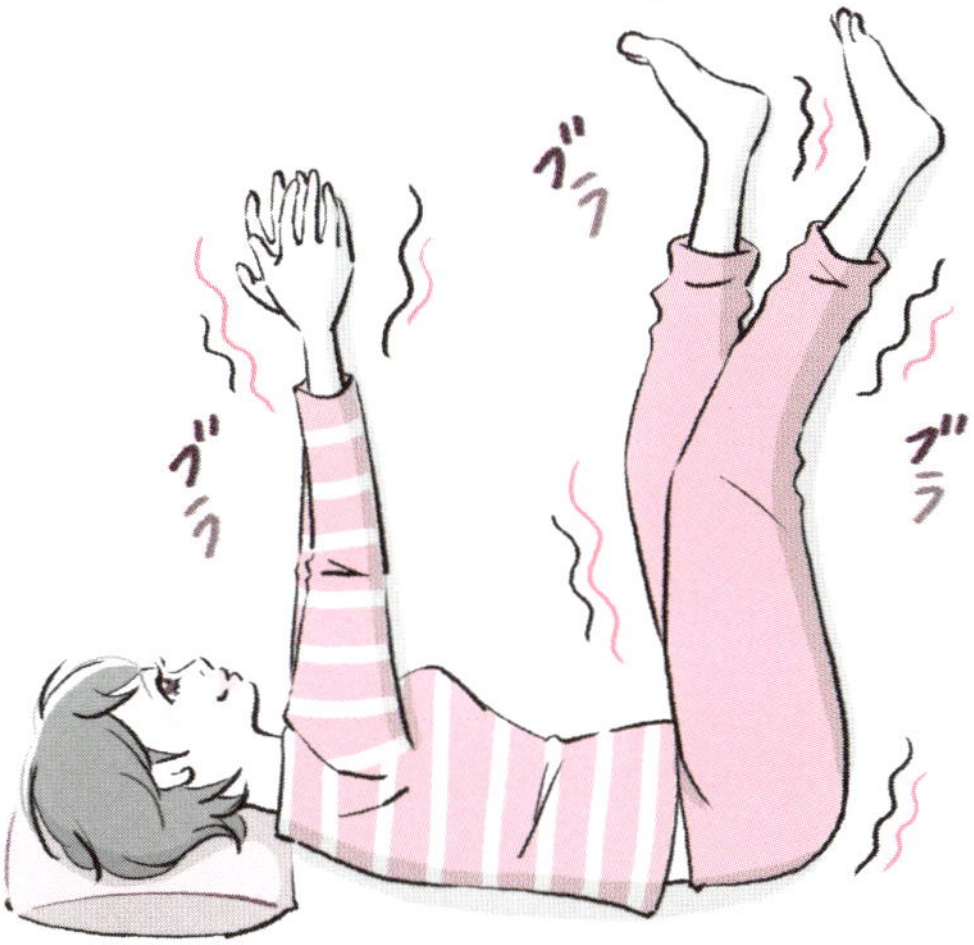

枕はそのままで、あおむけに寝ます。両手両脚を上へ持ち上げ、できるだけ細かくブラブラと振ります。１分ほど動かしましょう。

チャイルドポーズ

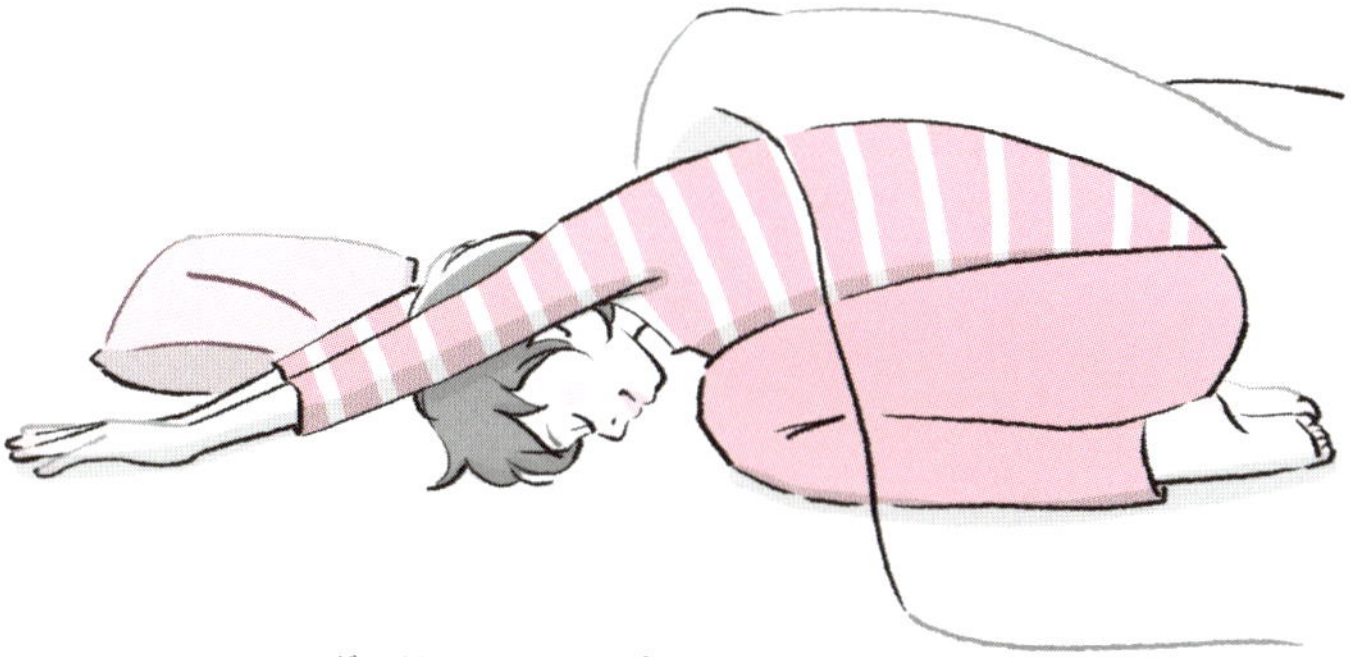

ヨガではチャイルドポーズと呼ばれています。四つん這いから、お尻を落として、上半身を前に倒し込んでいきます。肩の力を抜き、ゆっくり呼吸をします。布団にもぐりこんだままできるので、寒い冬でも継続しやすいのでオススメです。

APPROACH

いい習慣を取り入れる
ダメな習慣を断つ
寝室の環境を整える

睡眠は脳の休養タイムだと知る

「昨日の疲れがとれているかどうか」がボーダーライン

睡眠不足は、自律神経を乱すいちばんの原因といっても過言ではありません。睡眠は、一日活動した脳を休ませてあげる休養タイムです。睡眠時間が短く、脳の疲労を回復しきれないと、脳の視床下部の働きが落ちます。視床下部は、ホルモンの分泌や自律神経のバランスにとってたいへん重要な役割を担うため、この機能が低下すると、ジワジワと不調があらわれて悪影響を及ぼします。医学的には、平均睡眠時間が6~7時間の人が、もっとも健康的とされ、睡眠時間が少なくても多くても、生活習慣病や肥満になりやすい傾向があるという報告もあります。多忙でも、せめて毎日6時間の睡眠は確保したいものです。

しかし、睡眠時間そのものの確保にこだわって、「6時間眠れていないからダメだ」と悩み、ストレスをためるのはよくありません。目安程度に思ってください。肝心なのは「昨日の疲れがとれているかどうか」です。

注意したいのが、睡眠時間は足りていても、寝つきの悪さや眠りの浅さなどによって、熟睡できていない場合です。この睡眠習慣のほかの項目を、できるところから実践してみましょう。

シーツ類はこまめに洗濯する

寝室の快適さは生活の満足度にも影響

一日の三分の一を過ごす寝室の快適さは、日々の生活の満足度に大きく影響するはずです。ところが日本では、その重要性があまり意識されていない傾向にあります。たとえば、アメリカの国立睡眠機構の調査によると、シーツを週に1回を越えて替えている人の割合はアメリカとカナダで6割以上。イギリスでは約7割、メキシコでは8割以上という結果が出ています。ひるがえって日本は、たったの1割程度でした。何とか週1回は交換しているという人でも3割程度、2週間に1回が約2割、3週間に1回が約1割、それ以上の期間替えない人は実に3割近くもいました。いかに日本人が、睡眠環境に無頓着なのかがわかります。日本人は元来、毎日布団を上げ下げする生活でしたので、それによって寝具の清潔を保ってきました。近年はベッド派が増えましたが、ベッドメイキングの習慣が根づいていないため、こまめなシーツ交換が苦手なのかもしれません。

しかし、これは気分の問題ではなく、ホコリや雑菌を除く目的があります。特に就寝中に口で呼吸するクセがある人は、ホコリなどを吸い込むリスクがアップします。これでは、せっかくの睡眠が不調をまねく原因になりかねません。ぜひ、シーツ類のこまめな洗濯を心がけましょう。

COLUMN 5

お風呂を至福のリラックスタイムにする

女性の美と健康はバスルームでつくられる！

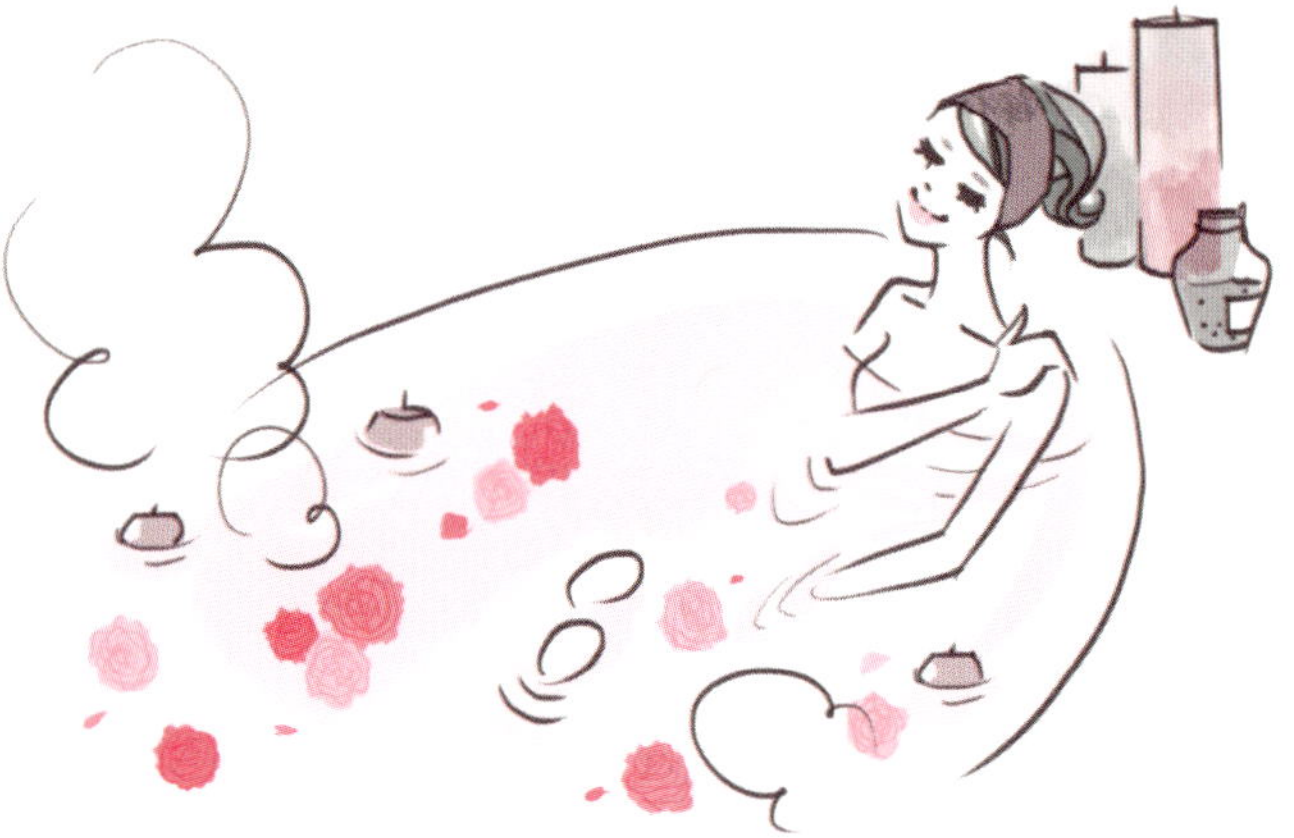

忙しさを理由に、湯船につからずシャワーですませてしまう人が増えています。しかし、湯船につかったときのお湯が体に与える水圧には、それだけでマッサージ効果があり、リラックスできるので、自律神経を整えるためにも、大切にしたい習慣です。体調の自己管理が求められる忙しいときこそ、しっかりと湯船につかってください。

注意したいのが、お湯の温度によって自律神経に作用する効果が変わることです。41℃以上の熱めのお湯は交感神経を刺激して心身を活動的にし、39℃以下のぬるめのお湯は、副交感神経を刺激して心身を落ち着かせるといわれています。状況により使い分けましょう。

一日の終わりにオススメなのは、39℃前後のぬるめのお湯で、15～20分ほど半身浴をすることです。みぞおちから下だけお湯につかると、心臓への負担を軽くできます。ゆっくりと長めに入ると血行もよくなり、汗腺が開き、体内の老廃物や疲労物質が排出できます。美肌効果やリラックス効果が抜群です。バスタイムは、心身の“セルフエステ”といっても過言ではありません。

第6章

メンタル習慣を整える

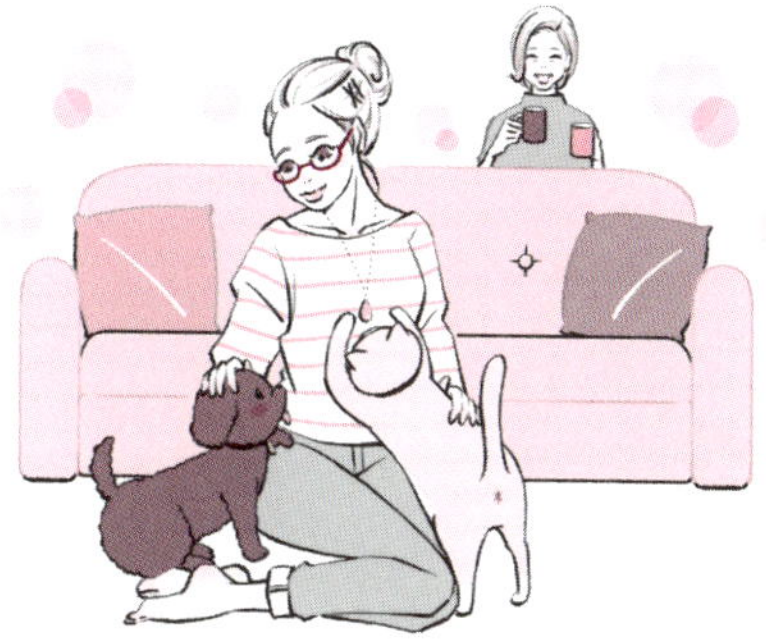

自律神経を乱す最大の元凶は

ずばりストレスです。

心身を健康に整えていくためにも

ストレスを上手に逃がすコツをつかみましょう。

メンタル

mental introduction

ストレスに負けない心と感情のコントロールを

自律神経が整うとストレスをプラスにできる

新しい体験で緊張しているときや、仕事に集中しているときなどは、脳は交感神経を優位にします。交感神経が適度に働いていると、前向きにものごとを考えることができ、実力を十分に発揮することができます。しかし優位な状態が長く続くと、心は興奮状態のままぐったりと疲れ、不安やイライラといった感情の不調が生まれます。

また、副交感神経が適度に働いている状態は、仕事中でも合間に息を抜くことができ、心身がリフレッシュされ、疲れも緩和します。しかし優位な状態が長く続くと、心身ともに緩みすぎて、無気力になったり、気分が落ち込みやすくなるなどの心の不調の原因となります。

メンタルを整えるためには、左の図のように、交感神経と副交感神経がかたよりなく働くことが大切です。自律神経を適度に切り替えることで、プレッシャーをやる気につなげたり、少々落ち込んでも気持ちを立て直せるようになるといった、感情のコントロールができるようになります。

POINT

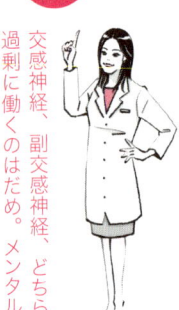

交感神経、副交感神経、どちらも過剰に働くのはだめ。メンタルを不調にさせてしまいます。

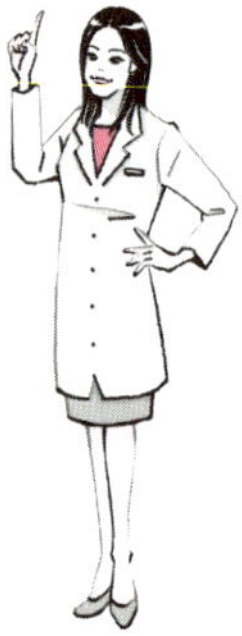

自律神経の均整がとれるとメンタルも整う

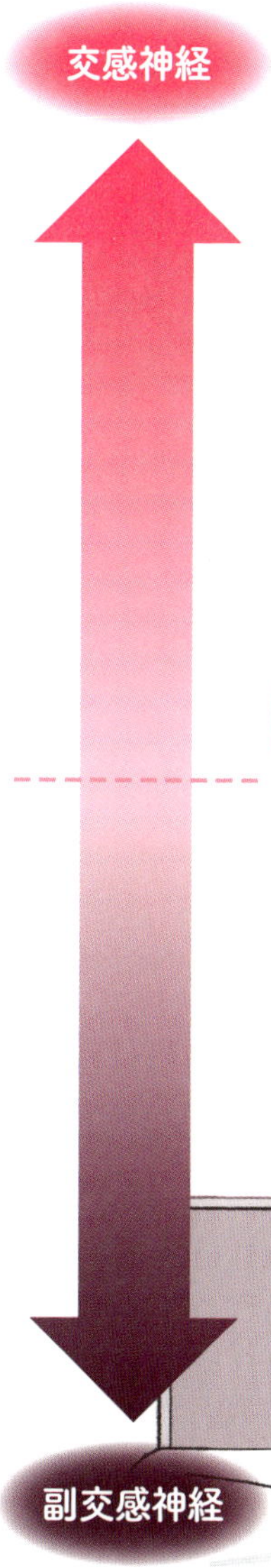

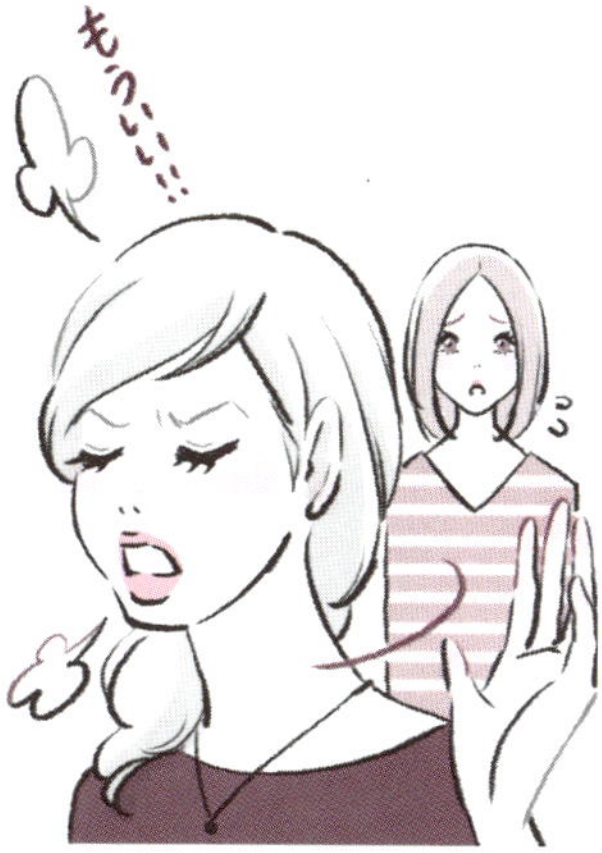

交感神経が過剰に働いている状態

不安感がわき、イライラも治まらず、攻撃的になります。また、心はぐったり疲れ、プレッシャーに押しつぶされそうになります。

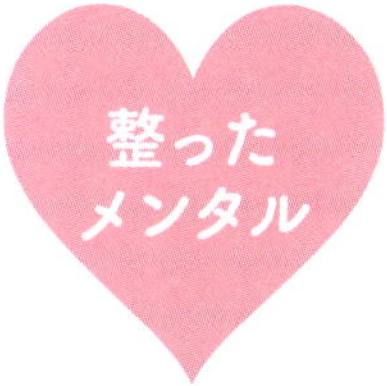

自律神経のバランスが整っている状態

何ごとにも前向きにのぞむことができ、心は落ち着いています。ほどよく緊張と休息のバランスがとれている理想的な状態です。

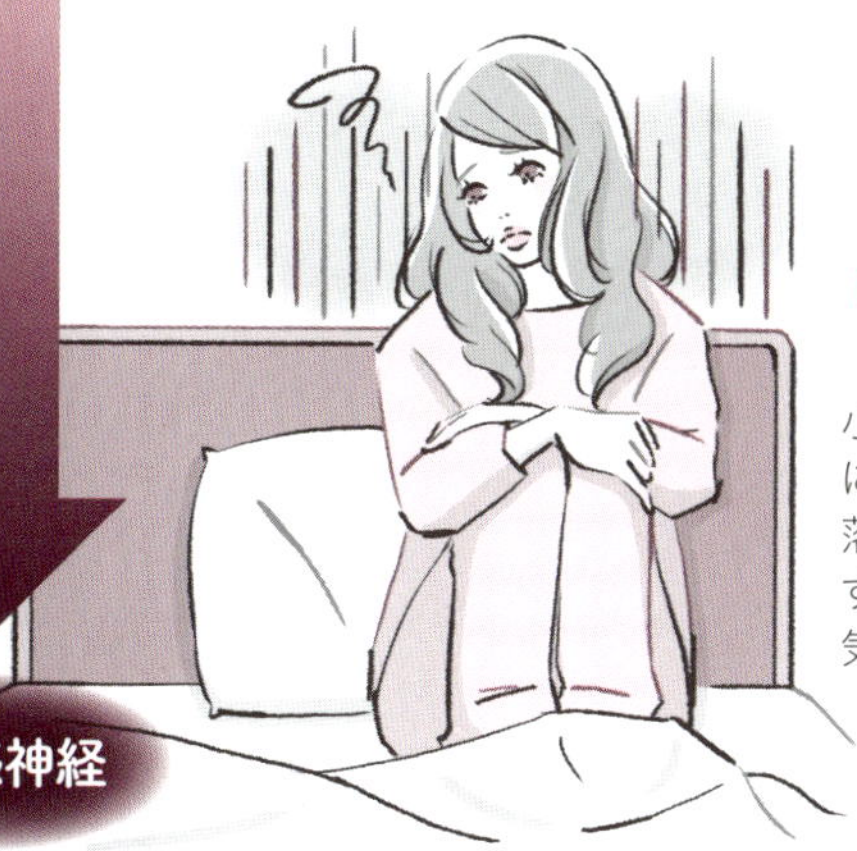

副交感神経が過剰に働いている状態

小さなことがストレスになり、くよくよしたり、落ち込みやすくなります。集中力がなく、無気力にもなりがちです。

メンタル習慣を整える
3つのアプローチ

マイナスの感情は早めにコントロールしよう

プレッシャーや悩みごとでイライラしたり、やる気がでないなどのマイナスの感情が働くことは往々にしてあるものです。そんなときは、自律神経のバランスを整えて、感情をプラスのほうへコントロールしましょう。効果的なアプローチが三つあります。どれも交感神経と副交感神経のどちらが優位な場合にも有効なので、自分にあったものを実践してください。

ひとつめは「体を動かす」ことです。体を動かして交感神経を刺激し、その後休息をとることで副交感神経に切り替わるので、自律神経の均整がとれます。二つめは「気分転換をする」ことです。感情の不調は、理性が強く働いて感情を抑制してしまうことも原因となります。楽しい経験をして笑ったり、映画を観て感動したりと、感情をおもてに出すことが有効です。三つめは、「腸内環境を整える」ことです。脳と腸は互いに影響しあっていて、腸の調子が悪いと脳は不安を感じ、脳がストレスを感じるとおなかが痛くなるといったことが起きます。この関係を利用して、腸を整えることでメンタルも整えます。

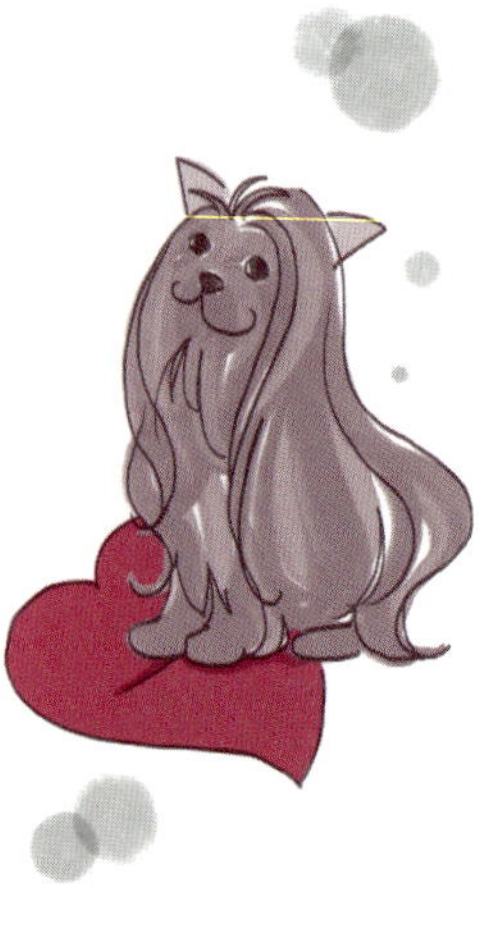

APPROACH

❶体を動かす

歩くだけでも精神安定効果がある

体を動かすことで、自律神経の切り替えがスムーズにおこなわれ、たまったストレスも発散されます。また、リズミカルに動くことで、セロトニンという精神を安定させる物質も分泌されます。

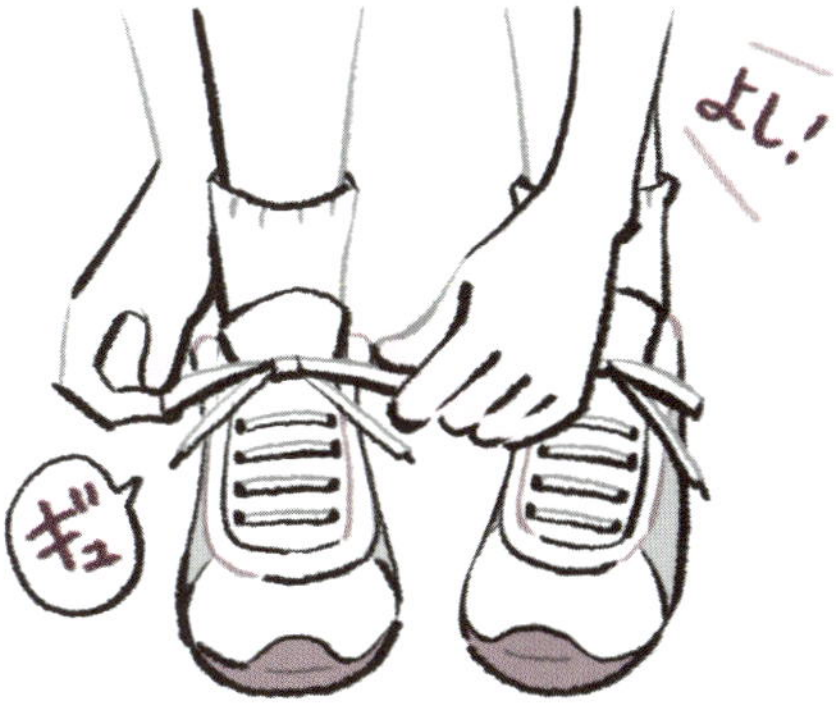

APPROACH

❷気分転換をする

悩むのを一時中断させてプラスの感情を揺り動かす

悩みとは関係がなく、「うれしい」や「たのしい」などプラスの感情を呼び覚ますことをして、「怒り」や「不安」などのマイナスな感情を発散させます。感情は抑えるのではなく発散させましょう。

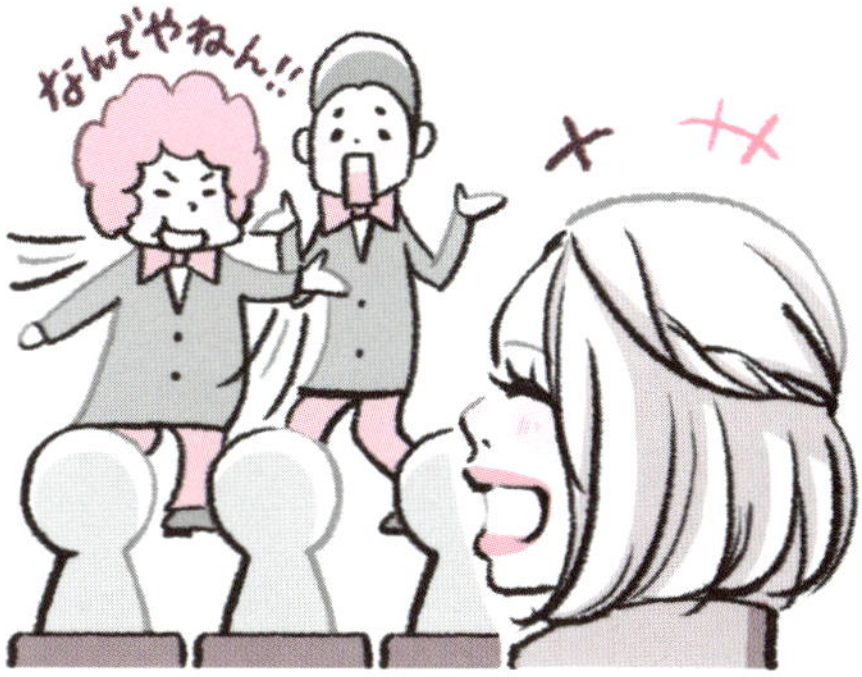

APPROACH

❸腸内環境を整える

腸内環境が整うものを食べるとメンタルも整う

ヨーグルトやみそ、キムチなど乳酸菌を含む発酵食品をとり、腸内の善玉菌を増やしたり、緑茶などのカテキンを含む食品をとり、悪玉菌を減らすなどで腸内環境を整えてメンタルも整えます。

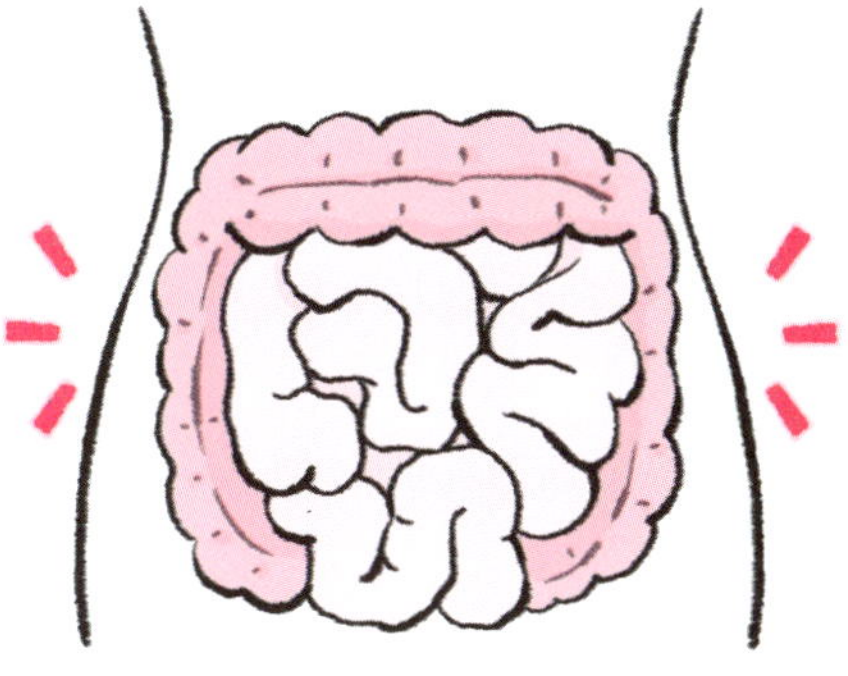

APPROACH

体を動かす

気分転換をする

腸内環境を整える

心がざわつく時はウオーキングをする

リズミカルな動きは〝心のモヤモヤ〟を撃退！

職場で上司から理不尽に怒られたり、家族や友だちとの小さなトラブルがあったり、「このまま年をとっていくのかな」と、自分の将来に漠然とした不安を抱えてしまったり……。そんな経験は、誰にでもあるものです。いつもなら放っておいても自然と消える「心の小さなトゲ」も、自律神経のバランスが乱れていると、ずっと刺さったままで心の不調をまねいてしまいます。そんなときは、考え込まないで「体を動かすこと」がいちばんです。

それも、一定のリズムで繰りかえす運動が最適です。同じリズムの動きを5分ほど繰りかえすと、セロトニンが脳内に分泌されます。これは精神を安定させ、幸せな気分をもたらしてくれる神経伝達物質です。20〜30分ほどで分泌がピークに達するので、負担の少ないウオーキングがベストです。

疲れていたり、時間の余裕がなければ、5分間歩くだけでもOKです。ゆっくりと思案したり、

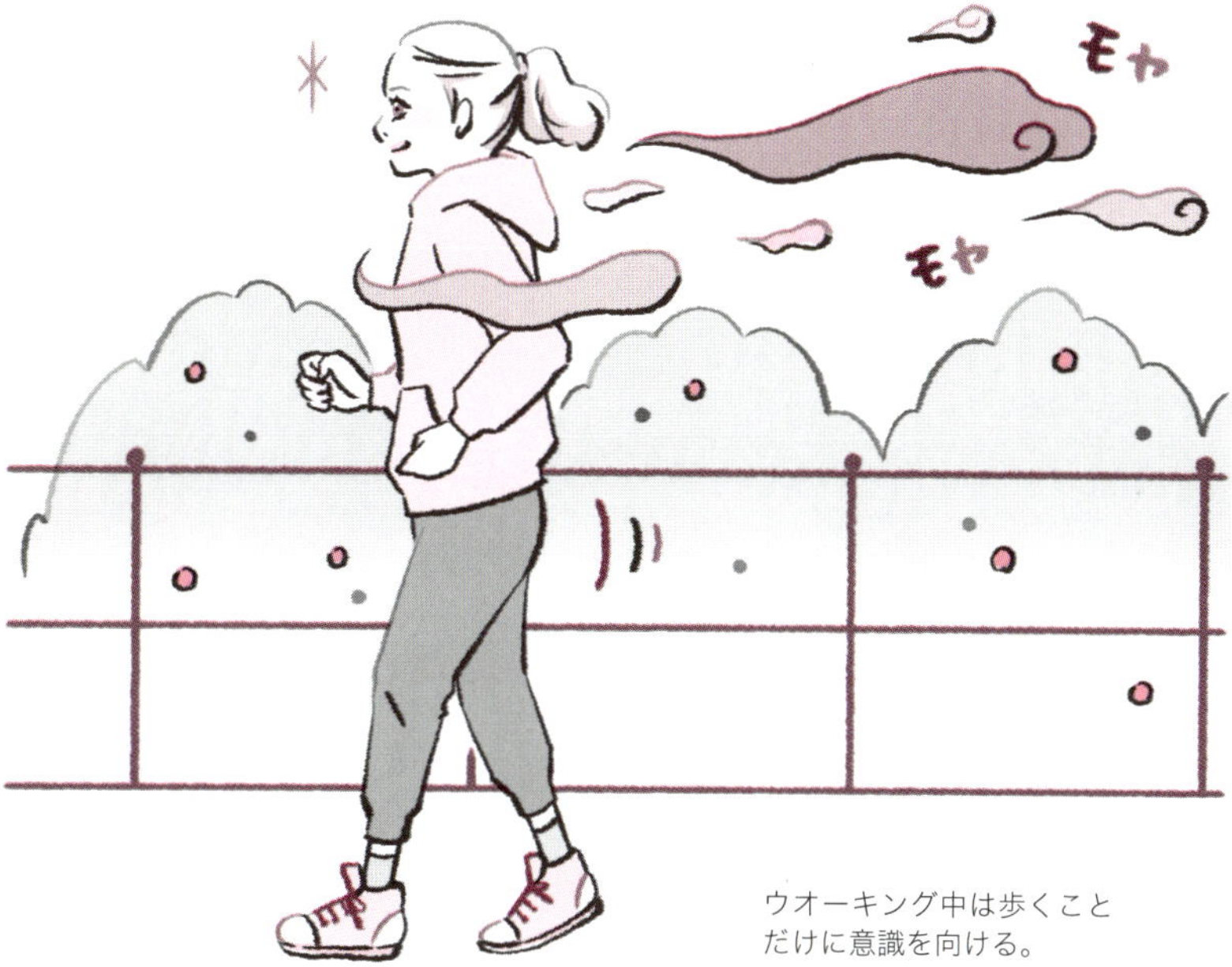

ウオーキング中は歩くことだけに意識を向ける。

周りの景色に目を向ける散歩ではなく、トントンとリズミカルに歩くことだけに意識を向けます。

このウオーキングには、より効果的なタイミングがあります。それは朝です。朝日を浴びてから約14時間後に、セロトニンはメラトニンという睡眠を誘うホルモンに変わります。つまり、朝8時に20分ほど朝日を浴びながらリズミカルにウオーキングすると、セロトニンがたっぷり分泌されてモヤモヤが晴れ、14時間後の夜10時にはメラトニンとなって快眠をもたらしてくれるというダブルの効果が期待できるのです。

雨の日や寒さで外に出るのがおっくうなときは、リズミカルに反復動作をおこなう、拭き掃除や鍋磨きがオススメです。そのほか、その場足踏みをしたり、階段の昇降（132ページ参照）をしたりするのもいいでしょう。

APPROACH

体を動かす

気分転換をする

腸内環境を整える

迷ったら出かけるほうを選ぶ

家飲みやネット通販よりも街に出よう

家飲みにはまっている人はいませんか？　同僚の誘いを断ったのに、帰りのコンビニでついついお酒とつまみを買ってひとりで晩酌。休日の昼間から、ビールを片手にカウチポテトで一日が終わり……。家飲みは、わずらわしい人づき合いもないし、終電を逃して帰れなくなる心配もなく、気楽なものです。

でも、気楽さゆえについ酒量が増えたり、他人とのコミュニケーションが減ってオシャレすることもなくなったり、ますます出不精になってしまいます。

たまには思い切って、近所のバーや居酒屋さんにでも立ち寄ってみましょう。気の合いそうなスタッフや、同じようにひとりで来ているお客さんに話しかけてみると、意外と会話が弾むかもしれません。自分の世界がちょっとだけ広がり、新たな好奇心が芽生えるきっかけになりますよ。そんなささやかな刺激でも、なんだか前向きな気持ちになっている自分を感じるはずです。アルコールが苦手な人は、カフェがオススメです。

また、クリックひとつで買えるネットショッピングは、忙しい現代女性にとって便利かもしれ

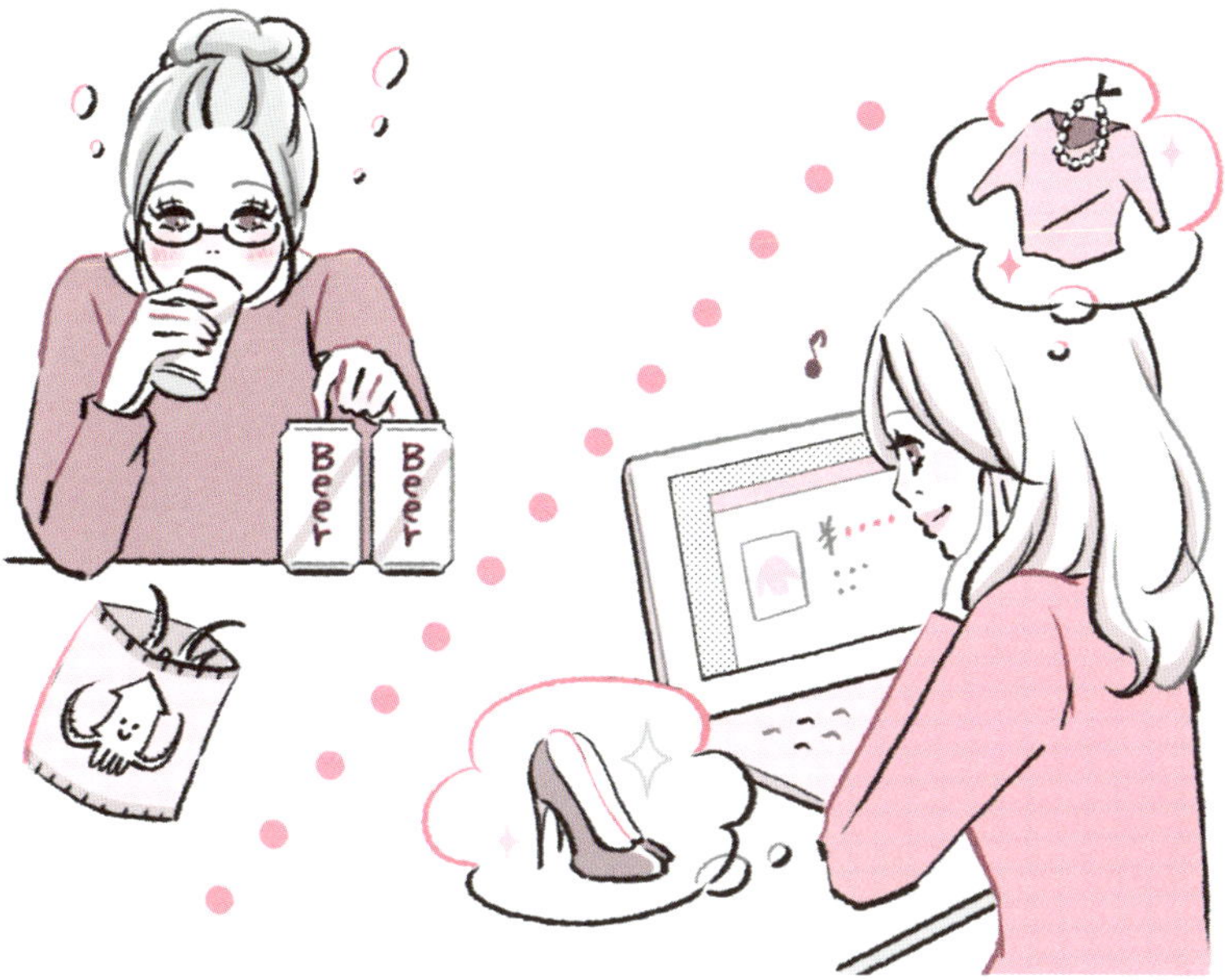

現代の気楽さ、便利さが、体調不良をまねくことも。

ませんが、時間に余裕があるときは、実店舗に買いに出かけることをオススメします。実物を手に取り、色や質感、着心地を五感で確認することは、脳への刺激にもなります。

いつもの商店街に新しいお店がオープンしていたり、ウインドーショッピングで眺めたディスプレイに触発されたり、自分好みのアイテムと巡り合うかもしれません。飲食店でも、スタッフのオススメメニューから、あなたの料理レシピの幅が広がることもあります。いつもと違うルートを歩けば、好奇心や探究心が刺激されて、精神的なモヤモヤも、気がつけばどこかへ消え去ってくれるはずです。

家飲みの気楽さや、ネットショッピングの便利さに流されず、迷ったときには「出かける」を選んでみてください。

APPROACH

体を動かす

気分転換をする

腸内環境を整える

五感を刺激して感性を磨く

情報をキャッチするだけでなく、実際に体験してみよう

最近、思いっきり泣いたり、笑ったりしていますか？　忙しくなると、自分の感情が揺さぶられるようなイベントからは遠ざかってしまいますが、そういったイベントは脳にとって大切な刺激です。涙や笑いなどの感情があふれ出ると、自律神経が整い心が安定します。

映画や小説の世界に浸るというのも手ですが、気軽にお笑いライブに足を運ぶのはどうでしょう。お笑いのテレビ番組やＤＶＤを見るのも結構ですが、ライブ会場での体験はひと味違います。ほかの観客と一緒になって、場の雰囲気に身を任せて、思いっきり笑う時間を過ごしてみましょう。

また、情報があふれた現代では、テレビ番組やインターネットなどで「あの店、知っている！」ということも多いですよね。でも、実際に食べに行ったことがあるか、泊まったことがあるかとなると話は別です。実際に行って、あなたの感覚で味わってみてください。おいしいものを食べにレストランへ！　いい湯に癒されに温泉へ！　足を運んでみましょう。

外には刺激があふれています。長めの休暇をとって、断食や瞑想など、非日常的な経験をするのもオススメです。ふだんの生活では、何も食べなくておなかがペコペコに減るほど空腹を実感

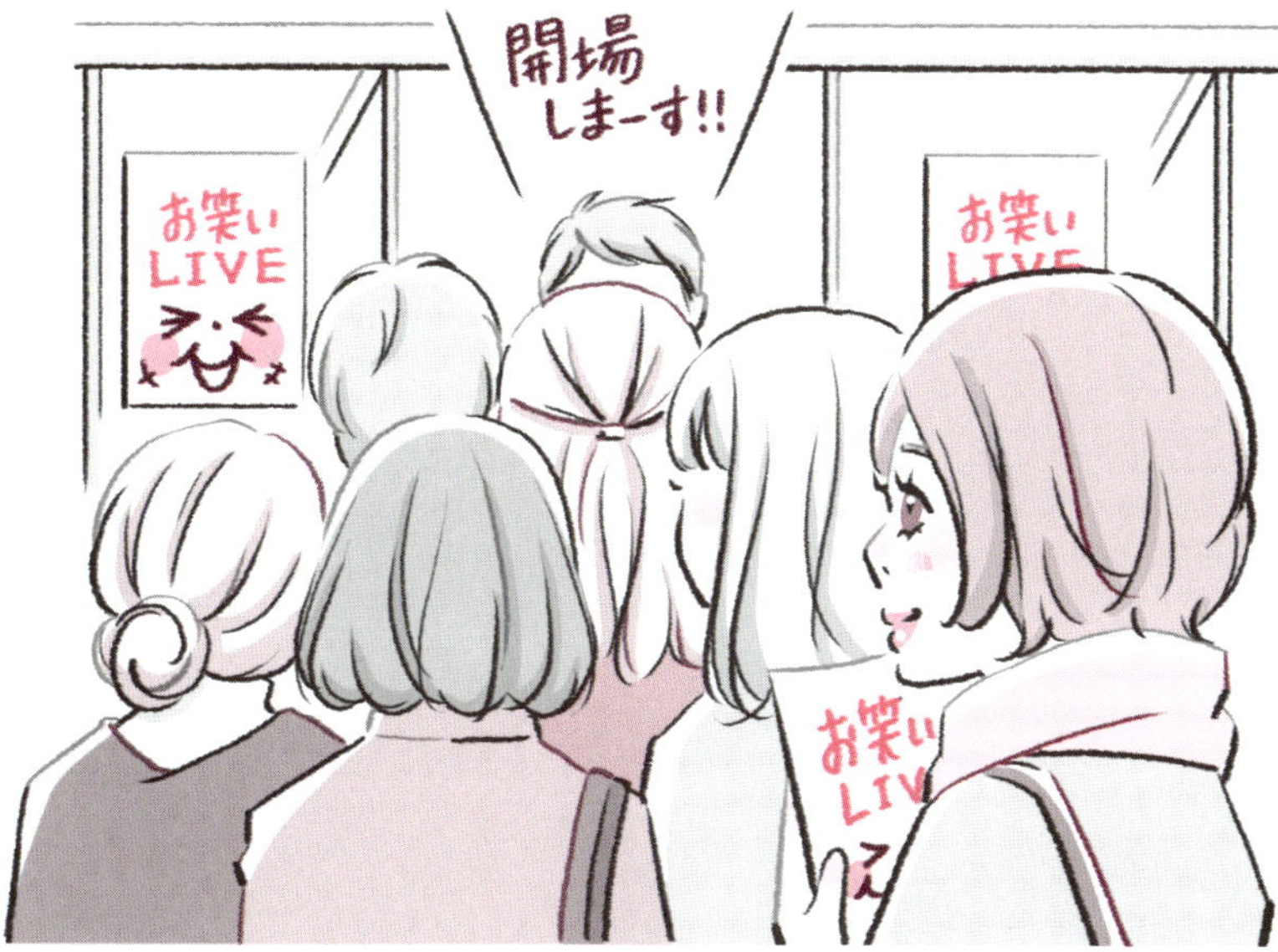

心の底から笑って、泣いて、癒されて……体調もアップ！

する機会はなかなかありませんよね。心の底から泣いたり、笑ったりするのと同じように、心底おなかが減るというのは、ときには脳にとってもいい刺激なのです。

五感、すなわち視覚、聴覚、味覚、触覚、嗅覚から感じとることで、副交感神経が刺激され、心をいやすことにつながります。

自分の好きなこと、心から楽しめること、好奇心がわくようなことを見つけようとあれこれ考える過程も心を和ませてくれます。

また、実際に見るだけ、聴くだけでもよいのですが、五感のうち複数を同時に刺激することはさらに効果的です。

行ってみたかったイベントに出かけて、並んで、見て、聴いて、笑って、来てよかったと感じることができたあとは、心と体がイキイキとしていることを実感するはずです。

APPROACH

体を動かす

気分転換をする

腸内環境を整える

ヘアサロンやエステは“ベストタイミング”で予約する

キレイに磨きをかけるなら生理後の時期に

ヘアサロンやエステに行くには、ベストな時期があります。朝、目覚めたときになんだかご機嫌で、鏡に映る自分がいつもよりきれいに感じたことはありませんか？

それは、生理が終わってから排卵までの期間ではないでしょうか。この頃はエストロゲンという女性ホルモンが活発に分泌されているため、女性らしさが高まるとともに、肌の調子なども絶好調です。肌あれのリスクが下がるのでキレイに磨きをかけるなら、ぜひこのタイミングを意識してください。エステで美肌にみがきをかけるチャンスです。

また、エストロゲンは、頭皮の状態にも影響します。ヘアカラーやパーマで頭皮があれるリスクも下がるので、いつもより大胆なスタイルにチャレンジしてみてはどうでしょう。

女子力が増している生理後の時期は、公私ともにぜひアグレッシブに活動してください。

APPROACH

体を動かす

気分転換をする

腸内環境を整える

生理周期から「落ち込みやすい日」を予測する

メンタルの変動を事前に知れば気持ちがラクに

些細なことで落ち込んだり、病気でもないのにだるくてしかたがなかったりと、ときに理由の見当たらない不調に振り回されてしまうこともあるものです。「来週は〝落ち込みウィーク〟だから、気持ちの負担になりそうなイベントはスケジュールに入れない」など、気分の波をあらかじめわかっていたら、ラクだと思いませんか？　いつもより神経が過敏になったり、不安になったり、イライラしてしまったりしたときのことを思い出してください。生理前の時期なら、それはいわゆるＰＭＳ（月経前症候群）で、ホルモンバランスの変動によるものです。生理前はエストロゲンの分泌が減ります。それと同時に、セロトニンという神経伝達物質の分泌も減ります。このセロトニンは私たちに幸福感ややる気をもたらしてくれるものです。それが減るため、体調だけでなく、メンタルも落ち込みやすく、気力もわきづらくなってしまうのです。

気分がふさぐ日があったらスケジュール帳に記録しておきましょう。そうすることで、次の周期のときの心構えができるのです。

APPROACH

体を動かす

気分転換をする

腸内環境を整える

片づけ、模様替えをする

心の状態は部屋の乱れにあらわれる

特に思い当たる大きな原因もないのに、気分がモヤモヤすることはありませんか？　人づき合いが面倒になったり、出かける気になれなかったり、朝起きづらくなったり……。「ちょっと普段と違うな」と感じたときは、部屋を片づけてみてください。

片づけは「心も整理」されて、メンタルによい影響を与えます。床に散らばっているものを拾い、掃除機をかけ、テーブルの上を拭くだけでもよいのです。ごちゃごちゃと散らかっていたら、視界も広がりません。空間がスッキリと広くなれば、頭の中もクリアになり、心も広くなるはずです。さらに、不要なものを処分して、よく使うものを使い勝手のよいように配置換えするなど整頓したら、気づかないうちに溜まっていたストレスも減っていくことでしょう。

室内が整ったら、次は心地よく感じられる香りのアクセント。嗅覚への刺激は、脳内の大脳辺縁系という部位に働きかけます。ここは本能や感情に関わります。心地よく感じる香りを嗅ぐことで、自律神経によい影響を与えるのです。最後にルームフレグランスをシュッとひと吹き、またはお香を焚いて、室内に好きな香りが漂えば、心も頭もリフレッシュ完了です。

APPROACH

体を動かす
気分転換をする
腸内環境を整える

自分を責めない、忘れる、流す、気にしない

ネガティブな感情の黒い雲、サラッと見送ろう

怒りや不安などのネガティブな感情は、交感神経を刺激します。〝闘争と逃走の神経〟とも呼ばれる交感神経が優位に働くと、心身が興奮状態になります。これが長引けば、自律神経のバランスが乱れ、心身に悪影響を与えてしまいます。加えて、男性ホルモンが活発になりすぎて、女性らしさが損なわれる恐れもあります。

怒りや不安がわいたら、抱え込まずに「忘れる、流す、気にしない」ことを心がけましょう。原因から遠ざかるのもひとつの手です。対象となるイベントや人などから、離れる、席を外す、第三者に介在してもらうなど、物理的に距離をおきます。でも、それが難しい場合なら、思い切り発散しましょう。新聞紙をビリビリに破ったり、クッションをサンドバッグ代わりにバシバシたたいたり……。体を動かすことで、ストレスに関わるホルモン、コルチゾールが減少します。

ネガティブになったとき、人は自分を責めてしまいがちです。ものごとは、思い通りにならないのが当たり前、特に人間関係などは、その最たるものです。むしろ「うまくいったらラッキー」くらいに捉えると、心がラクになりますよ。

APPROACH

体を動かす
気分転換をする
腸内環境を整える

「許せない」＝「ストレスがたまっている」ことに気づく

寛容さが心理状態のバロメーター

人は年を重ねるにつれて、〝許す〟ことが上手になっていきます。自分のミスや他人の誤ちなどを「そんなこともあるよ」と受け流すことができる、いわば「心のキャパシティ」が広がるのです。もちろん、ときには許せないことや、がまんできないこともあるでしょう。でも、注意したいのは、「許せないこと」が増えている場合です。

あなたが寛容になれないのは、心に余裕がないことのあらわれです。ストレスフルな生活が、物事を大らかに捉える柔軟さをなくしているのかもしれません。

あれもこれも許せなくて息苦しく感じたら、「ストレスがたまっているんだ」と自覚してください。自身の心理状態を客観視することで、ほんの少し心に余裕が生まれます。わずらわしい出来事を、心のなかから追い出してください。それでもセルフコントロールできないときは、ためらわずに思い切って、カウンセリングを受けたり、専門医を受診してみましょう。

抹茶をたてる

運動と栄養の一挙両得で優雅なひとときを

体調万全、心身ともに常に健康、という人はめったにいません。誰しも、悩んでも仕方のないことをくよくよ思い返したり、相手のなにげないひと言を引きずったりすることはあります。ところが、ほんのちょっとしたコツを使えば、そんな〝負の感情〟を早めに心から追い出すことができます。

運動からメンタルにアプローチする方法として特にウオーキングが効果的なことは184ページで触れました。じつはほかにも、室内でできる方法があります。それは抹茶をたてることです。「シャッ、シャッ、シャッ」という茶せんの心地よい音を耳にしながら、リズミカルな動きを繰りかえすことで、セロトニンが分泌され、心がスッと落ちつきます。

抹茶は、抗酸化作用のあるフィトケミカルのひとつ、カテキンをはじめ、ビタミンA、C、E、さらにはミネラルも豊富に含み、栄養面からもオススメです。しかし、カフェインの覚醒作用もあるので、明るい時間帯に立てましょう。抹茶のティータイムを優雅に楽しんでください。

APPROACH

体を動かす
気分転換をする
腸内環境を整える

動物とふれあう時間をつくる

アニマルセラピーでリラックス

頭の中が「あれをやらなきゃ、これもやらなきゃ」と渦巻いていると、交感神経が優位になり、常に体が〝オンタイム〟状態になります。どこかで切り替えて、うまく〝オフタイム〟にしないと、心身が疲弊してしまいます。10分でも、何も考えずにぼーっと過ごす時間をつくってください。

でも、心理状態によってはなかなかそれができない場合もあるでしょう。そんなときは、動物とふれあう機会を持ってみましょう。実家に戻ればイヌやネコがいるという方なら、ぜひ休暇を利用して帰省しましょう。ペットを飼っていなければ、ヤギやウサギとふれあえるミニ牧場や、乗馬クラブの体験など、動物とふれあうことができるところに繰り出しましょう。

生き物とのふれあいは、私たちに大きなリラクゼーションをもたらします。動物好きなら誰でもうなずくところですが、ちょっとなでるだけでも、ほっとして気持ちが安らぐものです。

これは、アニマルセラピーにも用いられる効果です。人は、動物と穏やかにふれあうと、「愛情ホルモン」と呼ばれるオキシトシンの分泌が促されます。それを受けて、自律神経のバランスに深く関係するセロトニンも分泌されます。

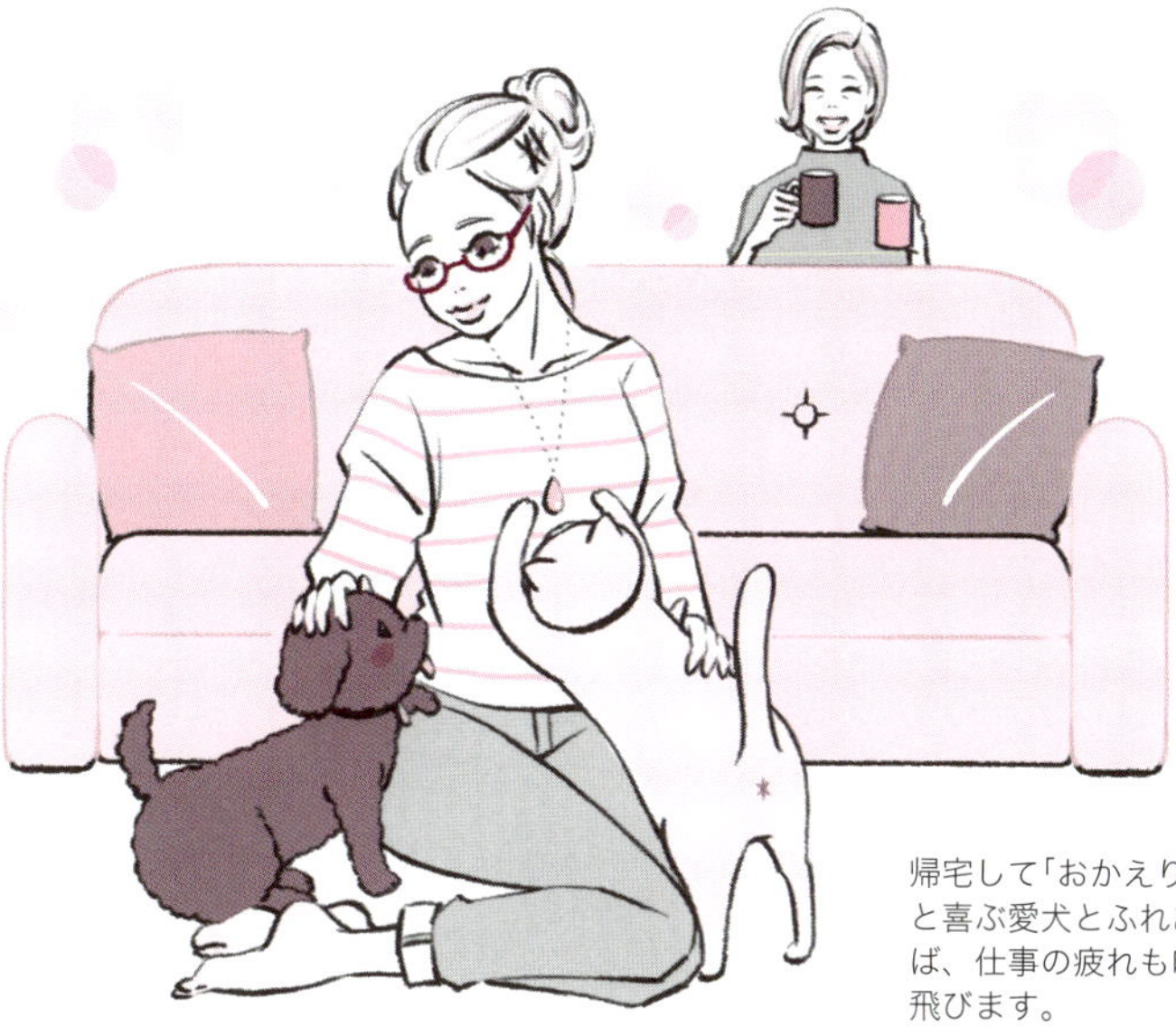

帰宅して「おかえり！」と喜ぶ愛犬とふれあえば、仕事の疲れも吹き飛びます。

セロトニンには、自律神経の乱れによる心の緊張感をやわらげてくれる役割があります。不足すれば自律神経失調症を引き起こすこともある、私たちの健康にとって大事な物質です。セロトニンの分泌を促すには、太陽の光を浴びることや、規則的なリズム運動をすることと並び、スキンシップが効果的であることがわかっています。

日本は文化的に、握手やハグといった他人とのスキンシップをはかる習慣が少ない国です。でも、動物となら思いきりふれあえるはずです。「人とイヌが見つめ合うことによっても、お互いのオキシトシン分泌が高まる」という研究報告もあります。心身の疲れを感じている人には、オススメです。

もちろん、動物が苦手な人は無理をする必要はありません。むしろ緊張や恐怖、拒否感が先立つのでストレスになってしまいます。

APPROACH

体を動かす
気分転換をする
腸内環境を整える

トイレやお風呂はスマホ厳禁スペースに

〝スマホNG〟の空間づくりで〝依存症〟を予防

就寝前のスマホ操作が入眠を妨げる悪習慣であることは、162ページでも触れました。それ以上にやっかいな問題として「スマホ依存症」がとりざたされるようになりました。「目の届くところにないと不安になる」「どんなときも手放せない」「家族や友人と一緒なのにスマホを触ってしまう」「目の前に相手がいるのにLINEなどで会話してしまう」など、スマホに依存するあまりに、当たり前のコミュニケーションをできなくなってしまう状態です。海外では、ネットゲームへの依存が薬物の中毒と同じくらい、脳にダメージを与えるというおそろしい研究報告もあるほどです。

依存症を防ぐには、四六時中スマホを触っている状態をどこかで断ち切る必要があります。そのために比較的簡単な方法は、「日常生活の中でスマホに触れない場面」を設定することです。安全マナーに反する「歩行中」はもちろんですが、脳を休めるために、「寝床」「トイレ」「お風呂場」には持ち込み厳禁と決めましょう。

APPROACH

体を動かす

気分転換をする

腸内環境を整える

他人のSNSに過剰な反応をしない

他人の投稿にイライラしたら見るのをやめよう

あなたはTwitterやFacebookなどのSNSを利用していますか？　友人知人と連絡したり、つながっている人の近況に触れたり、便利なコミュニケーションツールであることは否めません。

前ページのスマホ依存に関連した話ですが、最近、SNSに振り回され、夜も落ち着いて眠れない「SNS依存症」「SNS疲れ」になる人が増えているようです。自分に対する周りの注目度や評価を気にするあまり、自分の投稿への「いいね！」の数を気にして、一日に何度もチェックする。友人の投稿をチェックして、その反応に多くの時間を費やす。はたまた、他人のアップした楽しげな画像を見て妬ましく思う。そんな症状が当てはまったら要注意です。それが悪化すると、精神を病みかねません。

SNS依存から抜け出すには、何よりも〝離れる〟ことです。まず、投稿があったらスマホに通知される機能をオフに設定しましょう。またSNSのチェックも、たとえば一日1回と決めるのです。最初は気になって落ち着かないかもしれませんが、徐々に平気になり、イライラしなくなってきているのに気づくはずです。

APPROACH

体を動かす
気分転換をする
腸内環境を整える

口角を上げる習慣をつける

つくり笑顔でも幸福ホルモンは分泌される

笑うことがメンタルによい影響をもたらすということは、医学的にも解明され、広く知られています。諸外国では、「LAUGHTER THERAPY」などと呼ばれ、病人のセラピーとしても確立しています。

心から笑えることがもちろん理想的ですが、じつは、口角を上げて笑顔をつくるだけでも、そのときの精神状態に左右されず、βエンドルフィンという幸福感や満足感を感じるホルモンが分泌され、ハッピーな気持ちになるという作用があります。βエンドルフィンには、強力な鎮静・鎮痛作用があり、怒りやイライラの感情を効果的に鎮めてくれるのです。

この作用の原理は、脳が「楽しい」と感じると、口角が上がってβエンドルフィンを分泌しますが、意図的に口角を上げて脳に「楽しい」と勘違いさせることで、βエンドルフィンを分泌させることができるというものです。

口角を上げるだけで怒りやいらだちなどの感情が抑えられ、ハッピーになれるのですから、口角を上げる習慣を、ぜひ身につけたいものです。

APPROACH

体を動かす
気分転換をする
腸内環境を整える

善玉菌を増やして腸内環境を整える

“第二の脳”である腸の状態を改善

腸内環境が健康にとって大切なことは、近年クローズアップされています。最近、よく耳にする「脳腸相関」という言葉通り、腸は「第二の脳」とも呼ばれる臓器です。たとえば、消化管から放出するホルモンが脳の食欲中枢を刺激したり、腸のコンディションが崩れて不安感が増したりと腸から脳への影響も報告されています。安らぎをもたらしてくれる物質のセロトニンの前駆物質（セロトニンになる前の物質）は、9割以上が腸に存在しているともいわれています。

そこで心身のコンディションを整えるにあたり、まずは腸内環境を整えることから始めてみるのもいいでしょう。それには、腸内の善玉菌を増やして、悪玉菌、日和見菌（善玉菌にも悪玉菌にもなりうる菌）とのバランスを整えることです。腸内に定着する善玉菌の量や種類には、個人差があります。チーズや納豆、キムチなどの発酵食品に加え、最近は腸内環境改善を促す市販のヨーグルトなども数多く出ています。種類を限定せず、自分の腸内改善に合うのはどれなのか、最初はいろいろ試してみましょう。

COLUMN 6

更年期は「受け入れる」がキーワード

今から意識しておきたい、新たな体への「助走期間」。

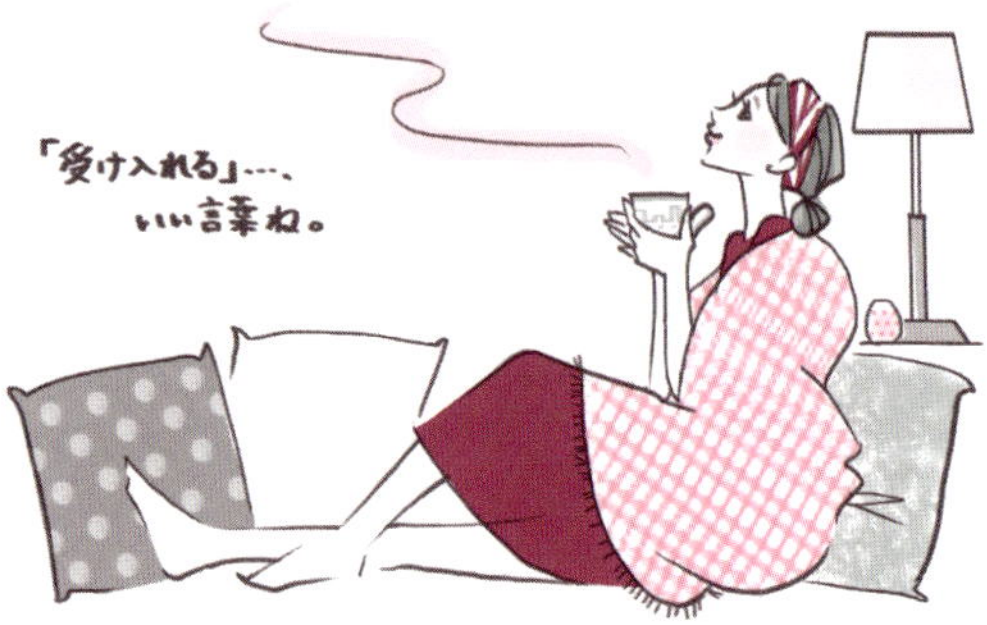

誰もが迎える更年期。病気ではないけれど不調をきたすその症状は、ネガティブなイメージがつきまといがちです。更年期は卵巣がその働きを終え、新たな体へと変わっていく節目です。その後の新しい人生の、いわば助走期間のようなものなのです。やみくもに不安になる必要はありません。まずは更年期にホルモンがどのように変化するのか、それによって心身がどうなるのかを正しく知ることが大切です。どんな変化が訪れるのかを今から知っておけば、恐れる必要はありません。閉経の前後各５年間が更年期と言われますが、この時期、卵巣の機能が急激に低下していきます。それに伴い、エストロゲンの分泌が減り、やがてほとんど分泌されなくなります。この過程で、自律神経系が乱れ、発汗やイライラ、ほてりなどのいわゆる更年期症状が起こるのです。

更年期の症状も、自律神経を整える生活習慣を身につけていれば、やわらげることができます。

更年期をむだに恐れたり不安がらず、「受け入れる」がキーワード。穏やかに受け入れることが、新しい人生をイキイキとしたものにしてくれるのです。

巻頭付録

基礎体温測定シートで

体の好調、不調の“波”がわかる。
毎日の生活の参考に!

測ってみましょう 基礎体温

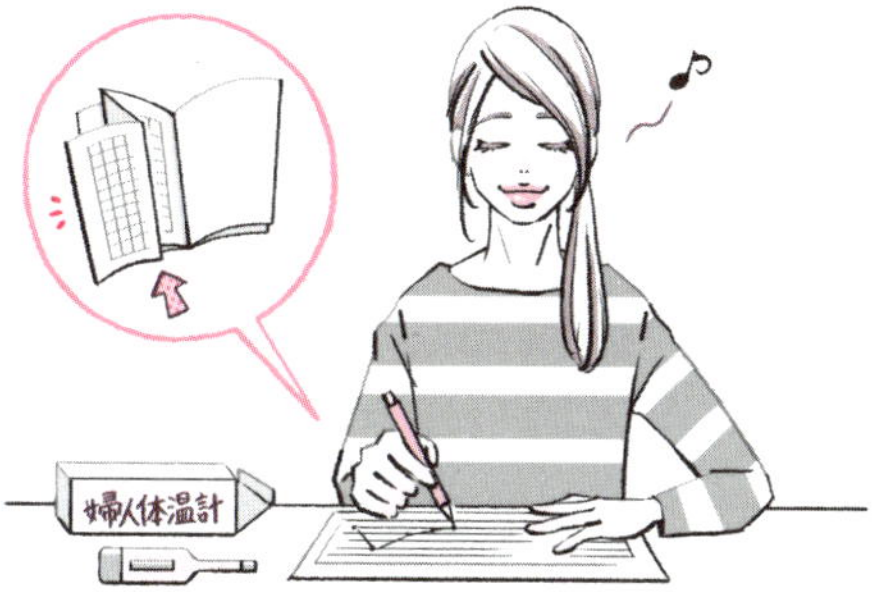

女性の体調の変化、健康管理の強い味方、「基礎体温」

基礎体温のチェックは、妊娠または避妊したい人がすることと捉えられがちですが、決してそれだけではありません。女性の体の変化をつかむ、女性にとっては身近な健康管理法です。

自分の体調のリズムを把握できると、生活上のイベントに適切な対応がしやすくなります。

また、イライラしたり気分がすぐれないときでも、「これはホルモンのせい。もう少ししたら浮上できる」と客観視できれば、沈んだ気持ちもラクになり、より快適な暮らしができます。

ルール 1

毎朝、目が覚めて「起き上がる前」に測る。

基礎体温とは、本来は就寝中の体温を指します。なるべくそれに近い体温を記録するには、目覚めてから体を起こす前に測ります。毎回同じ時刻に測るのが望ましいのですが、神経質になる必要はありません。

ルール 2

専用の「婦人体温計」で測る。

一般的な体温計は「36.5℃」と小数点第1位までしか表示されません。でも基礎体温は0.00単位の微妙な変化を知ることが大事なので、小数点第2位まで精密に測れる「婦人体温計」を使いましょう。

ルール 3

わきの下でなく「舌下」で測る。

皮膚表面は外気に左右されるため、体内の「深部体温」を測ります。もっとも深部体温に近く、測りやすくて安定しているのは「舌下」。わきの下は外気の影響を受けやすいので、婦人体温計を用いて舌下で測りましょう。

「基礎体温を記録すると、どんなことがわかるの？」

基礎体温には、女性の体に必要な情報がたくさん詰まっています。

- **次の生理の予測**
- **更年期症状の早期発見**
- **体調のよい時期、悪い時期の目安**
- **女性ホルモンの分泌状況**
- **妊娠の可能性**
- **排卵の有無**
- **流産の可能性　など**

1カ月の体と心のバイオリズムがわかるので、仕事や遊びのペースもうまく調整できるようになります。

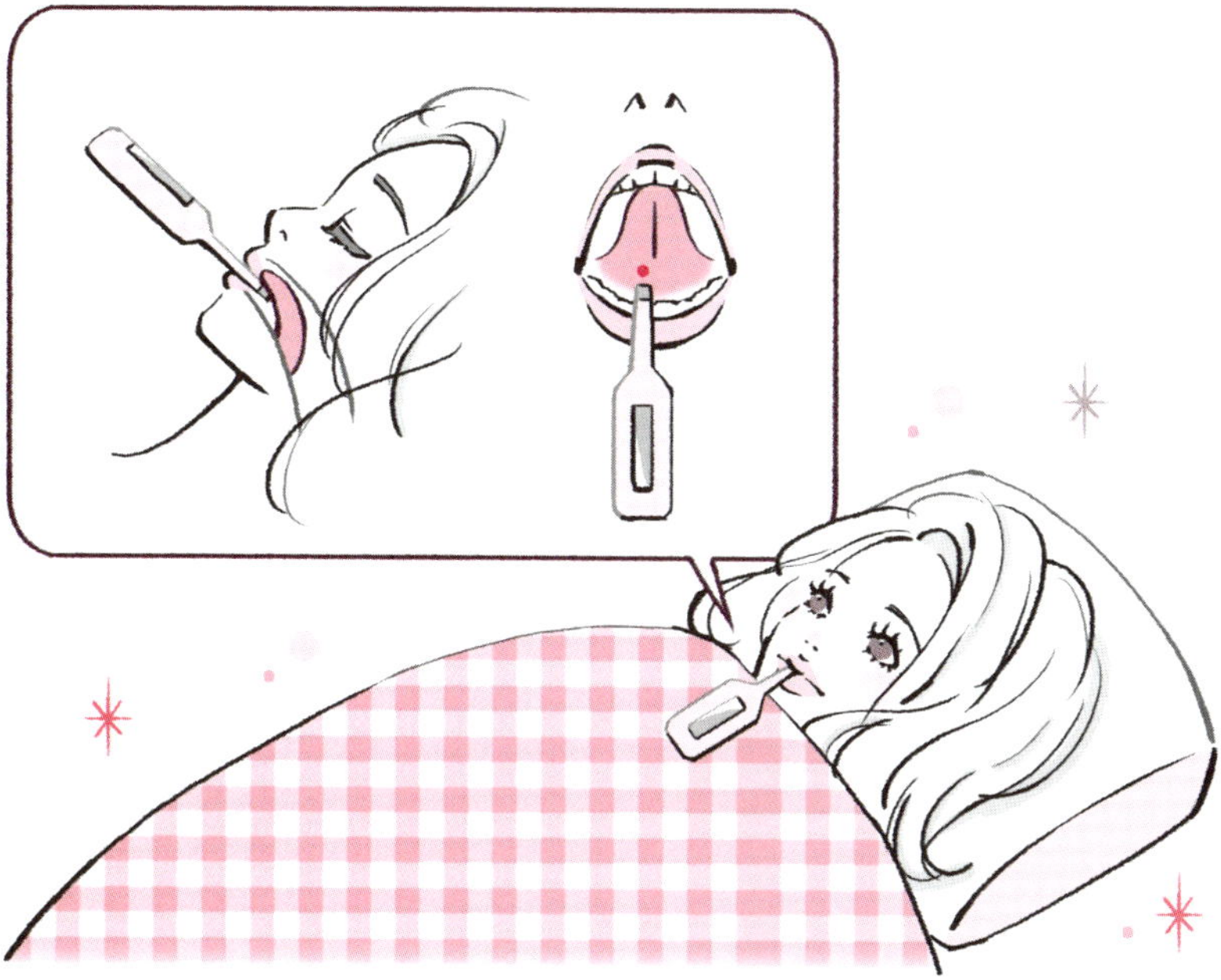

まずは1カ月測ってみましょう。自分の体調がハッキリとグラフにあらわれます

巻頭の付録をコピーして、手帳に貼るなどし、まずは1カ月測ります。検温、グラフ化、生理開始日の記入だけでも、PMS（月経前症候群）や不調の波の目安になります。健康な女性の生理周期は約25〜38日。生理が規則的なら、一般的には、ホルモンのバランスがうまくとれている証拠といえます。

最近では、基礎体温と生理開始日だけ打ち込むだけの無料携帯アプリも登場しています。自分の体調がわかることで、毎日の生活にメリハリも出てきますよ。

私たちには、婦人科の「かかりつけ医」が必要！
～25歳を過ぎたあなたへ～

自覚症状がなくても年に一度の婦人科検診を

あなたには、婦人科の「かかりつけ医」がいますか？　月経のトラブルから妊娠、更年期障害など、女性にとって婦人科は生涯にわたってつき合うものです。

●婦人科と産婦人科の違い

その大きな違いは「お産を扱うかどうか」。産婦人科では分娩と、妊婦健診など妊産婦の診療と産後のケアをおこないます。一方、婦人科はお産を扱いません。生理痛や生理不順などの月経トラブル、更年期障害などのホルモンバランスの不調を診てもらえます。なかには、骨密度の測定が可能な医療機関もあります。ほかにも子宮頸がん・子宮体がん検診や、子宮筋腫・子宮内膜症などの診療、性感染症の検査・治療まで、女性の抱えるさまざまな問題にかかわるのです。費用は、症状がある場合の診療には保険が適用され、妊婦健診やブライダルチェック（性感染症、がん検診などを組み合わせたもの）は自費になります。

特に症状がなくても、一年に一回は必ず婦人科検診を受けましょう。子宮頸がんなど初期にはほとんど自覚症状のない疾患は、検診による早期発見が大事です。

●専門医とともに正しい知識と心構えを

インターネットは手軽に情報を得られますが信頼度は玉石混交です。不確かな情報に振り回されて、間違った思い込みや必要のない不安を抱いてしまう女性も少なくありません。専門医に正確に診てもらいましょう。また、不調も「疲れているだけ」などと自己判断せず、きちんと受診すべきです。

病気の不安を抱いてからあわてて婦人科を探すより、25歳を過ぎたあなたには、信頼できる「かかりつけ医」を見つけることがオススメ。日頃から健康を見守ってもらえる安心感は、替え難い財産です。

おわりに
Postscript

自律神経の乱れを整えるためのさまざまな習慣を紹介してきました。仕事も、食事も、運動も、睡眠も、メンタルも、習慣を整えていくということは、自律神経が整うだけでなく「ていねいに生きること」につながります。

私自身、最近になってより痛感しているのが、ていねいに生きることの大切さです。忙しい毎日のなか、なにごとにもアグレッシブに立ち向かってきましたが、それは自分の体を過信してしまうことでもありました。ていねいに生きることを意識すると、自分の体の声にも敏感になるので、早めのケアができるようになりました。

30代、そして40代、50代と年を重ねていくと、体調管理はより大切なものになっていきます。今日できることから少しずつはじめてみる、そんなスタンスで大丈夫です。本書で紹介している自律神経を整える習慣は、不調を遠ざけ、体を守る、確実な土台となっていきますので、ぜひ続けてくださいね。

本書が、あなたがイキイキと健康に、そして毎日を笑顔で過ごしていくための一助となってくれることを、心から願っています。

成城松村クリニック 院長　松村　圭子

著者プロフィール

松村圭子（まつむら けいこ）

成城松村クリニック院長。婦人科医。広島大学医学部卒業。同附属病院などの勤務を経て、現職。若い世代の月経トラブルから更年期障害まで、「女性の一生」をトータルでサポートする診療をモットーにしている。西洋医学のほか、漢方やサプリメント、オゾン療法なども積極的に治療に取り入れる。『女性ホルモンがつくる、キレイの秘密』（永岡書店）、『女性ホルモンを整えるキレイごはん』（青春出版社）など著書多数。テレビや雑誌など幅広いメディアで活躍中。携帯アプリ「ルナルナ」顧問医。

女30代からのなんだかわからない
体の不調を治す本

2016年6月1日　初版発行

印刷・製本所　株式会社　光邦
発行者　近藤和弘
発行所　東京書店株式会社
〒160-0022　東京都新宿区新宿1-19-10-601
TEL：03-5363-0550　FAX：03-5363-0552
http://www.tokyoshoten.net
郵便振替口座　0018-9-21742

Printed in Japan ISBN 978-4-88574-799-1
C2077

STAFF
制作　株式会社ヒルダ　中田紀一
イラスト　かねまつかなこ　清水利江子
装丁・本文デザイン　根本綾子
編集　中島ナナ
新井麻子　大田仁美　大野理美　島田環